U0335259

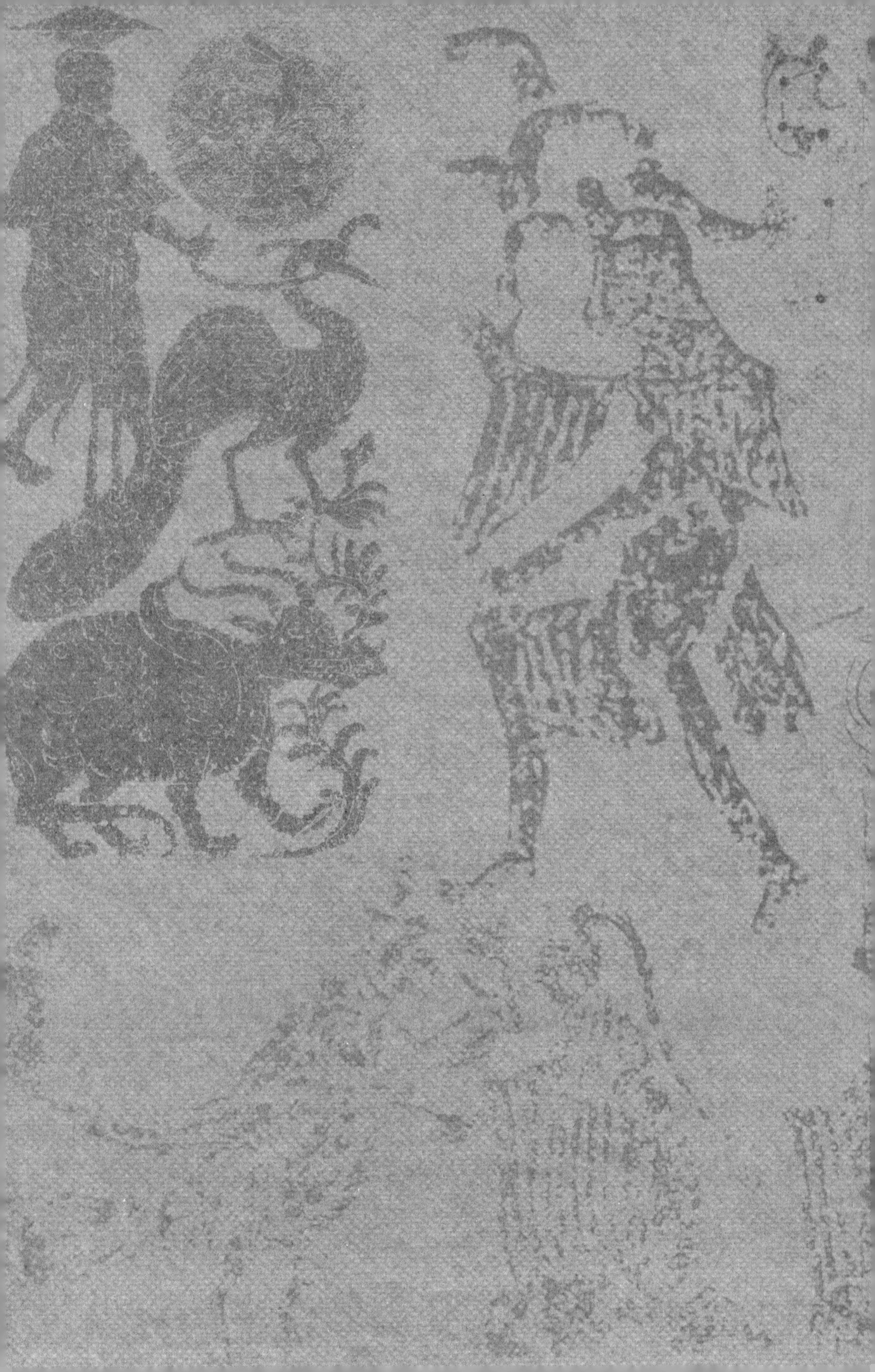

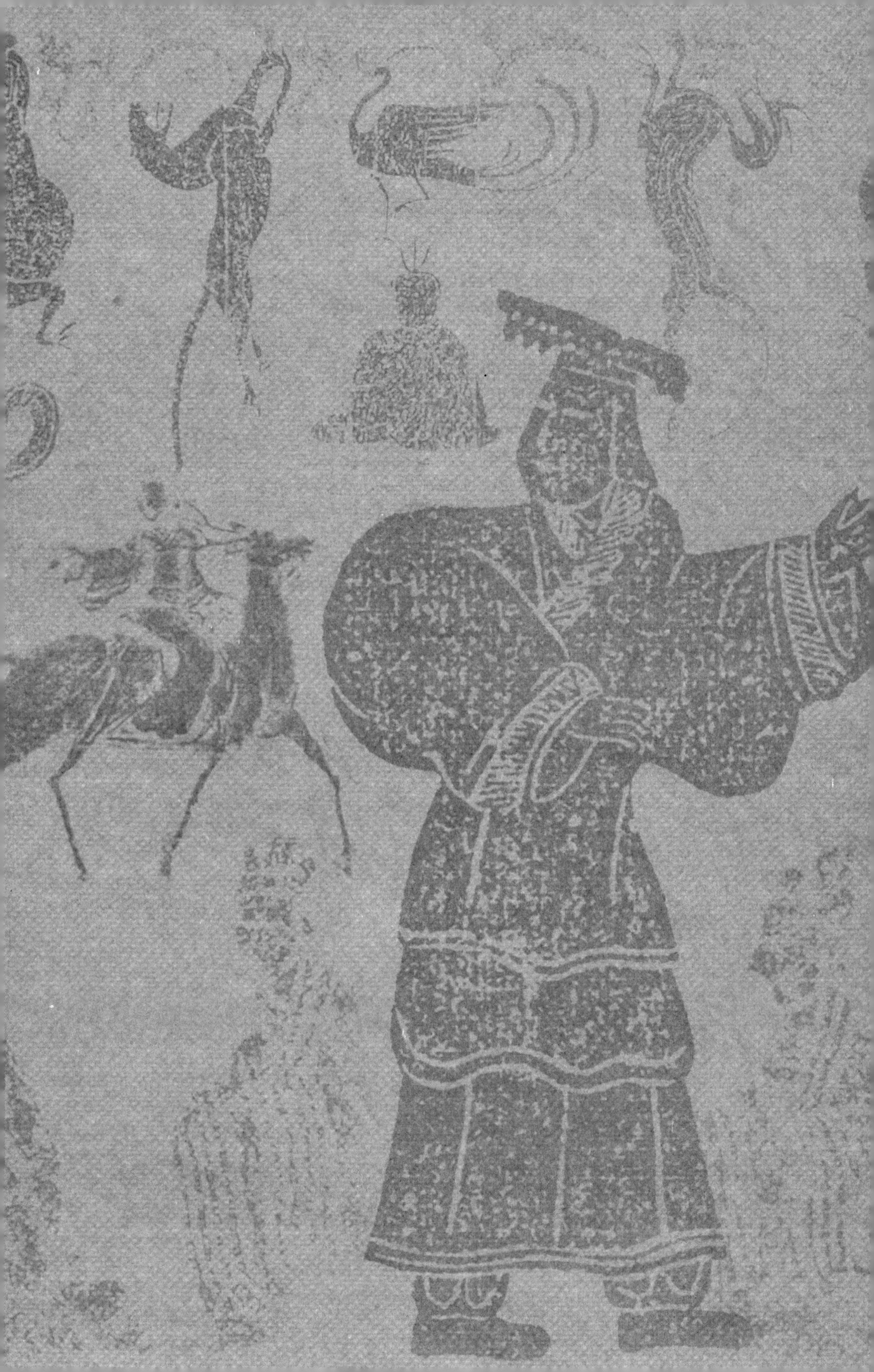

中国古医籍整理丛书

伤寒论集注

清·徐赤　撰

清·吴士镇　增订

汤晓龙　校注

中国中医药出版社

·北　京·

图书在版编目（CIP）数据

伤寒论集注/（清）徐赤撰；（清）吴士镇增订；汤晓龙校注.—北京：中国中医药出版社，2015.12

（中国古医籍整理丛书）

ISBN 978-7-5132-3030-8

Ⅰ.①伤… Ⅱ.①徐… ②吴… ③汤… Ⅲ.①《伤寒论》—注释 Ⅳ.①R222.22

中国版本图书馆 CIP 数据核字（2015）第 310177 号

中国中医药出版社出版
北京市朝阳区北三环东路 28 号易亨大厦 16 层
邮政编码 100013
传真 010 64405750
保定市中画美凯印刷有限公司印刷
各地新华书店经销

*

开本 710×1000 1/16 印张 29.75 字数 245 千字
2015 年 12 月第 1 版 2015 年 12 月第 1 次印刷
书 号 ISBN 978-7-5132-3030-8

*

定价 75.00 元
网址 www.cptcm.com

社长热线 010 64405720
购书热线 010 64065415 010 64065413
微信服务号 zgzyycbs
书店网址 csln.net/qksd/
官方微博 http://e.weibo.com/cptcm
淘宝天猫网址 http://zgzyycbs.tmall.com

国家中医药管理局
中医药古籍保护与利用能力建设项目
组织工作委员会

主　任　委　员　王国强

副 主 任 委 员　王志勇　李大宁

执行主任委员　曹洪欣　苏钢强　王国辰　欧阳兵

执行副主任委员　李　昱　武　东　李秀明　张成博

委　　　　　员

各省市项目组分管领导和主要专家

（山东省）武继彪　欧阳兵　张成博　贾青顺

（江苏省）吴勉华　周仲瑛　段金廒　胡　烈

（上海市）张怀琼　季　光　严世芸　段逸山

（福建省）阮诗玮　陈立典　李灿东　纪立金

（浙江省）徐伟伟　范永升　柴可群　盛增秀

（陕西省）黄立勋　呼　燕　魏少阳　苏荣彪

（河南省）夏祖昌　刘文第　韩新峰　许敬生

（辽宁省）杨关林　康廷国　石　岩　李德新

（四川省）杨殿兴　梁繁荣　余曙光　张　毅

各项目组负责人

王振国（山东省）　王旭东（江苏省）　张如青（上海市）

李灿东（福建省）　陈勇毅（浙江省）　焦振廉（陕西省）

蔡永敏（河南省）　鞠宝兆（辽宁省）　和中浚（四川省）

项目专家组

顾　问	马继兴	张灿玾	李经纬		
组　长	余瀛鳌				
成　员	李致忠	钱超尘	段逸山	严世芸	鲁兆麟
	郑金生	林端宜	欧阳兵	高文柱	柳长华
	王振国	王旭东	崔　蒙	严季澜	黄龙祥
	陈勇毅	张志清			

项目办公室（组织工作委员会办公室）

主　任	王振国	王思成			
副主任	王振宇	刘群峰	陈榕虎	杨振宁	朱毓梅
	刘更生	华中健			
成　员	陈丽娜	邱　岳	王　庆	王　鹏	王春燕
	郭瑞华	宋咏梅	周　扬	范　磊	张永泰
	罗海鹰	王　爽	王　捷	贺晓路	熊智波
秘　书	张丰聪				

前 言

中医药古籍是传承中华优秀文化的重要载体，也是中医学传承数千年的知识宝库，凝聚着中华民族特有的精神价值、思维方法、生命理论和医疗经验，不仅对于传承中医学术具有重要的历史价值，更是现代中医药科技创新和学术进步的源头和根基。保护和利用好中医药古籍，是弘扬中国优秀传统文化、传承中医学术的必由之路，事关中医药事业发展全局。

1949 年以来，在政府的大力支持和推动下，开展了系统的中医药古籍整理研究。1958 年，国务院科学规划委员会古籍整理出版规划小组在北京成立，负责指导全国的古籍整理出版工作。1982 年，国务院古籍整理出版规划小组召开全国古籍整理出版规划会议，制定了《古籍整理出版规划（1982—1990）》，卫生部先后下达了两批 200 余种中医古籍整理任务，掀起了中医古籍整理研究的新高潮，对中医文化与学术的弘扬、传承和发展，发挥了极其重要的作用，产生了不可估量的深远影响。

2007 年《国务院办公厅关于进一步加强古籍保护工作的意见》明确提出进一步加强古籍整理、出版和研究利用，以及

"保护为主、抢救第一、合理利用、加强管理"的方针。2009年《国务院关于扶持和促进中医药事业发展的若干意见》指出，要"开展中医药古籍普查登记，建立综合信息数据库和珍贵古籍名录，加强整理、出版、研究和利用"。《中医药创新发展规划纲要（2006—2020）》强调继承与创新并重，推动中医药传承与创新发展。

2003～2010年，国家财政多次立项支持中国中医科学院开展针对性中医药古籍抢救保护工作，在中国中医科学院图书馆设立全国唯 一的行业古籍保护中心，影印抢救濒危珍本、孤本中医古籍1640余种；整理发布《中国中医古籍总目》；遴选351种孤本收入《中医古籍孤本大全》影印出版；开展了海外中医古籍目录调研和孤本回归工作，收集了11个国家和2个地区137个图书馆的240余种书目，基本摸清流失海外的中医古籍现状，确定国内失传的中医药古籍共有220种，复制出版海外所藏中医药古籍133种。2010年，国家财政部、国家中医药管理局设立"中医药古籍保护与利用能力建设项目"，资助整理400余种中医药古籍，并着眼于加强中医药古籍保护和研究机构建设，培养中医古籍整理研究的后备人才，全面提高中医药古籍保护与利用能力。

在此，国家中医药管理局成立了中医药古籍保护和利用专家组和项目办公室，专家组负责项目指导、咨询、质量把关，项目办公室负责实施过程的统筹协调。专家组成员对古籍整理研究具有丰富的经验，有的专家从事古籍整理研究长达70余年，深知中医药古籍整理研究的重要性、艰巨性与复杂性，履行职责认真务实。专家组从书目确定、版本选择、点校、注释等各方面，为项目实施提供了强有力的专业指导。老一辈专家的学术水平和智慧，是项目成功的重要保证。项目承担单位山东中医药大学、南京中医药大学、上海中医药大学、福建中医药大学、浙江省中医药研究院、陕西省中医药研究院、河南省中医药研究院、辽宁中医药大学、成都中医药大学及所在省市中医药管理部门精心组织，充分发挥区域间互补协作的优势，并得到承担项目出版工作的中国中医药出版社大力配合，全面推进中医药古籍保护与利用网络体系的构建和人才队伍建设，使一批有志于中医学术传承与古籍整理工作的人才凝聚在一起，研究队伍日益壮大，研究水平不断提高。

本着“抢救、保护、发掘、利用”的理念，该项目重点选择近60年未曾出版的重要古医籍，综合考虑所选古籍的保护价值、学术价值和实用价值。400余种中医药古籍涵盖了医经、基础理论、诊法、伤寒金匮、温病、本草、方书、内科、外科、女科、儿科、伤科、眼科、咽喉口齿、针灸推拿、养生、医案医话医论、医史、临证综合等门类，跨越唐、宋、金元、明以迄清末。全部古籍均按照项目办公室组织完成的行业标准《中医古籍整理规范》及《中医药古籍整理细则》进行整理校注，绝大多数中医药古籍是第一次校注出版，一批孤本、稿本、抄本更是首次整理面世。对一些重要学术问题的研究成果，则集中收录于各书的“校注说明”或“校注后记”中。

“既出书又出人”是本项目追求的目标。近年来，中医药古籍整理工作形势严峻，老一辈逐渐退出，新一代普遍存在整理研究古籍的经验不足、专业思想不坚定等问题，使中医古籍整理面临人才流失严重、青黄不接的局面。通过本项目实施，搭建平台，完善机制，培养队伍，提升能力，经过近5年的建设，锻炼了一批优秀人才，老中青三代齐聚一堂，有效地稳定了研究队伍，为中医药古籍整理工作的开展和中医文化与学术的传承提供必备的知识和人才储备。

本项目的实施与《中国古医籍整理丛书》的出版，对于加强中医药古籍文献研究队伍建设、建立古籍研究平台，提高古籍整理水平均具有积极的推动作用，对弘扬我国优秀传统文化，推进中医药继承创新，进一步发挥中医药服务民众的养生保健与防病治病作用将产生深远影响。

第九届、第十届全国人大常委会副委员长许嘉璐先生，国家卫生计生委副主任、国家中医药管理局局长、中华中医药学会会长王国强先生，我国著名医史文献专家、中国中医科学院马继兴先生在百忙之中为丛书作序，我们深表敬意和感谢。

由于参与校注整理工作的人员较多，水平不一，诸多方面尚未臻完善，希望专家、读者不吝赐教。

国家中医药管理局中医药古籍保护与利用能力建设项目办公室

二〇一四年十二月

许 序

“中医”之名立，迄今不逾百年，所以冠以“中”字者，以别于“洋”与“西”也。慎思之，明辨之，斯名之出，无奈耳，或亦时人不甘泯没而特标其犹在之举也。

前此，祖传医术（今世方称为“学”）绵延数千载，救民无数；华夏屡遭时疫，皆仰之以度困厄。中华民族之未如印第安遭染殖民者所携疾病而族灭者，中医之功也。

医兴则国兴，国强则医强。百年运衰，岂但国土肢解，五千年文明亦不得全，非遭泯灭，即蒙冤扭曲。西方医学以其捷便速效，始则为传教之利器，继则以“科学”之冕畅行于中华。中医虽为内外所夹击，斥之为蒙昧，为伪医，然四亿同胞衣食不保，得获西医之益者甚寡，中医犹为人民之所赖。虽然，中国医学日益陵替，乃不可免，势使之然也。呜呼！覆巢之下安有完卵？

嗣后，国家新生，中医旋即得以重振，与西医并举，探寻结合之路。今也，中华诸多文化，自民俗、礼仪、工艺、戏曲、历史、文学，以至伦理、信仰，皆渐复起，中国医学之兴乃属必然。

迄今中医犹为国家医疗系统之辅，城市尤甚。何哉？盖一则西医赖声、光、电技术而于20世纪发展极速，中医则难见其进。二则国人惊羡西医之“立竿见影”，遂以为其事事胜于中医。然西医已自觉将入绝境：其若干医法正负效应相若，甚或负远逾于正；研究医理者，渐知人乃一整体，心、身非如中世纪所认定为二对立物，且人体亦非宇宙之中心，仅为其一小单位，与宇宙万象万物息息相关。认识至此，其已向中国医学之理念“靠拢”矣，虽彼未必知中国医学何如也。唯其不知中国医理何如，纯由其实践而有所悟，益以证中国之认识人体不为伪，亦不为玄虚。然国人知此趋向者，几人？

国医欲再现宋明清高峰，成国中主流医学，则一须继承，一须创新。继承则必深研原典，激清汰浊，复吸纳西医及我藏、蒙、维、回、苗、彝诸民族医术之精华；创新之道，在于今之科技，既用其器，亦参照其道，反思己之医理，审问之，笃行之，深化之，普及之，于普及中认知人体及环境古今之异，以建成当代国医理论。欲达于斯境，或需百年欤？予恐西医既已醒悟，若加力吸收中医精粹，促中医西医深度结合，形成21世纪之新医学，届时“制高点”将在何方？国人于此转折之机，能不忧虑而奋力乎？

予所谓深研之原典，非指一二习见之书、千古权威之作；就医界整体言之，所传所承自应为医籍之全部。盖后世名医所著，乃其秉诸前人所述，总结终生行医用药经验所得，自当已成今世、后世之要籍。

盛世修典，信然。盖典籍得修，方可言传言承。虽前此50余载已启医籍整理、出版之役，惜旋即中辍。阅20载再兴整理、出版之潮，世所罕见之要籍千余部陆续问世，洋洋大观。

今复有“中医药古籍保护与利用能力建设”之工程，集九省市专家，历经五载，董理出版自唐迄清医籍，都400余种，凡中医之基础医理、伤寒、温病及各科诊治、医案医话、推拿本草，俱涵盖之。

噫！璐既知此，能不胜其悦乎？汇集刻印医籍，自古有之，然孰与今世之盛且精也！自今而后，中国医家及患者，得览斯典，当于前人益敬而畏之矣。中华民族之屡经灾难而益蕃，乃至未来之永续，端赖之也，自今以往岂可不后出转精乎？典籍既蜂出矣，余则有望于来者。

谨序。

第九届、十届全国人大常委会副委员长

許嘉璐

二〇一四年冬

王 序

中医学是中华民族在长期生产生活实践中，在与疾病作斗争中逐步形成并不断丰富发展的医学科学，是中国古代科学的瑰宝，为中华民族的繁衍昌盛作出了巨大贡献，对世界文明进步产生了积极影响。时至今日，中医学作为我国医学的特色和重要医药卫生资源，与西医学相互补充、相互促进、协调发展，共同担负着维护和促进人民健康的任务，已成为我国医药卫生事业的重要特征和显著优势。

中医药古籍在存世的中华古籍中占有相当重要的比重，不仅是中医学术传承数千年最为重要的知识载体，也是中医为中华民族繁衍昌盛发挥重要作用的历史见证。中医药典籍不仅承载着中医的学术经验，而且蕴含着中华民族优秀的思想文化，凝聚着中华民族的聪明智慧，是祖先留给我们的宝贵物质财富和精神财富。加强对中医药古籍的保护与利用，既是中医学发展的需要，也是传承中华文化的迫切要求，更是历史赋予我们的责任。

2010 年，国家中医药管理局启动了中医药古籍保护与利用能力建设项目。这既是传承中医药的重要工程，也是弘扬优秀民族文化的重要举措，不仅能够全面推进中医药的有效继承和创新发展，为维护人民健康做出贡献，也能够彰显中华民族的璀璨文化，为实现中华民族伟大复兴的中国梦作出贡献。

相信这项工作一定能造福当今，嘉惠后世，福泽绵长。

国家卫生与计划生育委员会副主任

国家中医药管理局局长

中华中医药学会会长

王国强

二〇一四年十二月

马序

新中国成立以来，党和国家高度重视中医药事业发展，重视古籍的保护、整理和研究工作。自1958年始，国务院先后成立了三届古籍整理出版规划小组，分别由齐燕铭、李一氓、匡亚明担任组长，主持制订了《整理和出版古籍十年规划(1962—1972)》《古籍整理出版规划（1982—1990)》《中国古籍整理出版十年规划和“八五”计划（1991—2000)》等，而第三次规划中医药古籍整理即纳入其中。1982年9月，卫生部下发《1982—1990年中医古籍整理出版规划》，1983年1月，中医古籍整理出版办公室正式成立，保证了中医古籍整理出版规划的实施。2002年2月，《国家古籍整理出版“十五”(2001—2005）重点规划》经新闻出版署和全国古籍整理出版规划领导小组批准，颁布实施。其后，又陆续制定了国家古籍整理出版“十一五”和“十二五”重点规划。国家财政多次立项支持中国中医科学院开展针对性中医药古籍抢救保护工作，文化部在中国中医科学院图书馆专门设立全国唯一的行业古籍保护中心，国家先后投入中医药古籍保护专项经费超过3000万元，影印抢救濒危珍、善、孤本中医古籍1640余种，开展了海外中医古籍目录调研和孤本回归工作。2010年，国家财政部、国家中医药管理局安排国家公共卫生专项资金，设立了“中医药古籍保护与利用能力建设项目”，这是继1982～1986年第一批、第二批重要中医药古籍整理之后的又一次大规模古籍整理工程，重点整理新中国成立后未曾出版的重要古籍，目标是形成并普及规范的通行本、传世本。

为保证项目的顺利实施，项目组特别成立了专家组，承担咨询和技术指导，以及古籍出版之前的审定工作。专家组中的许多成员虽逾古稀之年，但老骥伏枥，孜孜不倦，不仅对项目进行宏观指导和质量把关，更重要的是通过古籍整理，以老带新，言传身教，培养一批中医药古籍整理研究的后备人才，促进了中医药古籍保护和研究机构建设，全面提升了我国中医药古籍保护与利用能力。

作为项目组顾问之一，我深感中医药古籍保护、抢救与整理工作的重要性和紧迫性，也深知传承中医药古籍整理经验任重而道远。令人欣慰的是，在项目实施过程中，我看到了老中青三代的紧密衔接，看到了大家的坚持和努力，看到了年轻一代的成长。相信中医药古籍整理工作的将来会越来越好，中医药学的发展会越来越好。

欣喜之余，以是为序。

中国中医科学院研究员

马继兴

二〇一四年十二月

校注说明

《伤寒论集注》由清代徐赤所撰，吴士镇增订，成书于清雍正五年（1727），刊刻于清乾隆十七年壬申（1752）。徐赤，字五成，东吴瓜泾人（今江苏苏州市吴江区松陵镇瓜泾人），大约生活于康雍乾年间，具体生卒年代不详。徐氏幼习儒学，康熙后期于苏州设馆传授经学，余暇常与吴士镇（字申培，号大讷）论医，并与名医薛雪有交往，晚年尤精于医。徐氏选取成无己、庞安时、方有执、喻嘉言、柯韵伯、周禹载、魏荔彤等诸家学说，并结合个人见解诠释《伤寒论》原文，编著成《伤寒论集注》十卷。另有《外篇》四卷，论述伤寒部分病证和一些杂病，并附妇人伤寒、小儿伤寒、春温等。

据《中国中医古籍总目》载，该书现存刻本有：① 清雍正五年丁未（1727）著者自刻本；② 清乾隆十七年壬申（1752）瓜泾徐氏家刻本。但经版本调研发现，现存于上海中医药大学图书馆及宁波市图书馆的清雍正五年丁未著者自刻本实均为清乾隆十七年壬申瓜泾徐氏家刻本。故本次校勘以清乾隆十七年壬申（1752）瓜泾徐氏家刻本为底本，该书正文每半页 10 行，大字一行 21 字，小字分两行各 21 字；上下单边，左右双边，单栏线，上单鱼尾，花口，鱼尾上刻书名，鱼尾下刻卷数及页码；正文卷二至卷十、外篇卷一及卷二第 1、2 页版心下刻“玉照堂”字样；正文卷一、外篇卷三及卷四版心下无“玉照堂”刻字。他校本选取明万历二十七年（1599）赵开美校刊本张仲景《伤寒论》、明万历年间徐镕校刻本成无己《注解伤寒论》、民国时期上海千顷堂书局石印本庞安时《伤寒总病论》、清康熙四十四年（1705）秩斯堂刻本新安郑在辛续注方有执《伤寒论条辨》等。本次整理的主要方法如下：

1. 原书系繁体字，今一律改为规范简化字；原书系竖排本，现改为横排本；书中表示“上文”之义的“右”字，一律改为“上”字。

2. 凡书中明显刊刻错误，径改，或于文后加注。

3. 原文中的异体字、古今字、俗写字，凡常见者一律径改为通行的简化字，不出校记，如“旁光”改作“膀胱”，“脉沈”改作“脉沉”，“写”改作“泻”。

4. 若原文为冷僻字，出注说明。

5. 为保持本书原貌，书中的“证候”“症候”“著”“内”等字，均遵原著而未做改动。

6. 方名及药物用量，原则上照原书不改；药名中不规范用字均按现代药名规范径改不出注，如“栝蒌”改为“瓜蒌”，“黄耆”改为“黄芪”等。

7. 本书原文中所引诸家著作，名称多为简称，如《条辨》为《伤寒论条辨》、《总病论》为《伤寒总病论》等，均不改，但在文后出注说明。

8. 书中所引《伤寒论》条文及诸医家注文与原文不符者，不做改动，但在文后出注说明。书中所引《伤寒论》条文顺序与《伤寒论》原书不一致者，不做改动，文后出注说明。

9. 书中所引他著及诸医家注文，凡引文与原著一致者，注释以“语见”说明其出处；凡引文与原著大致相同，改动不多者，注释以“语出”说明其出处；凡引文与原著差别较大，或仅引原文之义者，注释以“语本”说明其出处。

序

先圣开物成务以来，医虽小道，最不易言者，何也？凡物出乎覆载，而天地包乎阴阳，苟非学究天人，洞彻阴阳回互之机，然后潜心于君臣辨论之旨，推原夫草木良毒之功，出其绪余，为生民补偏救弊，不可以轻言之也。去轩岐之世二千余年，笃生张长沙者，慧海无边，智灯独耀，继大成而继道统，著书垂教，精微粹美，读其书，证其心，民可无夭枉之虞矣！犹有孙、葛、许、陶、朱、张、刘、李之辈，纷纷出世，立说明道，饶益生民，岂浅鲜哉？无如去长沙又千余年，医道之荒唐，至不可以理穷数究也。盖谓至于今日以家学言者，其父之学早已心目俱盲，传于其子，有不倍盲者乎？以师承言之，其师之学不特盲于目，抑且盲于心，授于其弟，概不可知矣！嗟嗟！父师盲于前，子弟盲于后，以盲引盲，举世之医，无不盲矣！使止盲于目者，治人犹不可，况并盲于心者耶？有悯世之心者，必先治其医，然后可使以治人。治医之道，其在书乎？不然，其荒唐之至于不可以理穷数究，何术以救之哉？吾友徐君五成，多学博闻，材兼众艺，乐善好生，思有以振之，爰取长沙之微言妙论，条疏节解，更与吴子申培，参互而成之。天地间遇合有数，书成而不流传，著书犹不著也。适徐君馆于复园甚久，书亦成于复园。复园主人之乐善好生，尤深于徐君。今徐君墓木拱矣①，复园主人恐其书不传，亟付之剞劂②，且使予序之，

① 墓木拱矣：指人已经过世。拱，隆起。

② 剞劂（jījué 机决）：刻印。

以予于徐与吴，皆旧交也。世有不盲于目，而并不盲于心者，购其书而读之，于生民之疾苦，不无小补云。

乾隆壬申四月仙诞①日同学弟一瓢薛雪拜撰

① 仙诞：对别人生日的美称。

徐五成先生《伤寒论》序

岁在己亥，椝始从徐先生授经家塾。先生教最严，为人端谨纯悫①，不妄交游，与外舅何义门先生最为莫逆，枕经葄史寝子馈集②，百家杂说，无不综举，而晚年尤精于医。先是先生游历都下，设帐于王侯邸第，声名特达冠时，宜不难捷通仕籍，顾终枘凿③于有司之尺度。而秋风瑁璪之际④，独先生漠然，不措意⑤著书立说，不偷⑥为一切自炫炫人之作，务求实益于斯人之徒。若所注《伤寒论》，发仲景先生所未及，亦其一也。昔范文正少时尝曰：吾不为良相，必为良医，以医可救人也。陆宣公⑦晚年家居，尤留心医学，闻有秘方，手自抄录，曰：此亦活人之一术也。夫以二公之竖立⑧，足以盖当时而垂后世，宜若视方技为不足道，而其用意顾如此，可知此事之所关，实圣贤利济之余业。是故沉精研道，不得一见乎？世者往

---

① 悫（què 却）：谨慎。

② 枕经葄（zuò 做）史寝子馈集：指陷溺于经史子集等图书之中。形容废寝忘食读书的状态。葄，垫衬。

③ 枘（ruì 瑞）凿：二者合不到一起，比喻两不相容。“方枘圆凿”的略语。枘，榫（sǔn 损）头。凿，榫（mǎo 卯）眼。榫头，指器物两分利用凹凸相接的凸出的部分。榫眼，木器部件相连接时插入榫头的凹进部分。

④ 秋风瑁璪（màozǎo 貌早）之际：喻声名显赫之时。瑁璪，指在玉器上雕刻水藻花纹。瑁，古代帝王所执的玉器，用以覆诸侯的圭。璪，古代刻在玉上或画在衣裳上的水藻花纹；古代垂在冕上用以穿玉的五彩丝绦。

⑤ 措意：留意。

⑥ 偷：苟且。

⑦ 陆宣公：即陆贽，唐代政治家、文学家。

⑧ 竖立：建树。

往乐以此自名其家，桬惜师学之不获大展于时，又惜遗书之失传，无以为当今医学折其衷也。谨加编校，寿梓以行。将此书出，而阴阳审导，奉楷模以拯无穷，吾生以后，不笏而成[①]，先生亦可无憾于存没之际矣！

乾隆壬申岁小春月受业门人蒋桬谨识

① 不笏（hù 户）而成：喻不作为也能成功。笏，本义指古代朝见时大臣所执的竹板，用以记事。

伤寒题辞

六经者，伤寒之畛域[1]也。太阳与阳明，六经之始终也。太阳与诸阳主气，函盖诸经。阳明为后天根本，滋养四旁。故外邪之来，太阳先受之，四旁有病，入胃则不传。夫风寒二气，分属阴阳，其着人为病，则必相因。中风有汗，宜桂枝汤以解肌；而中风不得汗，亦用麻黄。伤寒无汗，宜麻黄汤以发汗；而伤寒汗自出，亦用桂枝。若表热与里热相持，汗不出而烦躁，非石膏之辛凉彻热，汗何能出？此大青龙为太阳表热里热之两解法也。若为风寒两伤而设，则麻黄汤亦何尝不风寒两解乎？又麻黄、桂枝、小柴胡三汤，该贯三阳、三阴表证及半表半里证。仲景就太阳经中，开门起例，举其一隅，而时或见于各经条内，学者不能观其会通，是以不省耳。夫太阳为诸经之表，表中自有里焉。里者何？膀胱为太阳之本，邪犯膀胱气分，有五苓诸症，邪入膀胱血分，有桃仁承气、抵当汤丸诸症，是为太阳之里。然太阳病有因汗下而至振寒、脉微细者，有不因误治而脉反沉者，是少阴为太阳之雌，而太阳不能为之蔽，则有四逆汤证，是亦太阳之里也。阳明中土，为万物所归，是为在里，然亦有表焉。阳明之表有二，汗出恶寒与无汗而喘，皆阳明初受风寒之表，与太阳同治，亦宜麻桂二汤。汗出不恶寒反恶热，是阳明内热达外之表，治宜解表，则有栀子豉汤一法，是阳明之表也。进此则为阳明在经，至胃家实，则入腑矣。胃者，水谷之海，以津液为重，在表而汗之，在经而清之，所以

① 畛（zhěn 枕）域：范围。

保其津液，不使胃家实也。胃家实而下之，宜缓宜急，皆为存其津液尔，斯治阳明之节度也。而阳明亦有虚寒证，自露太阴根底者，则又在温补之例矣。少阳胆经，或从太阳转入，或本经自受，总在半表半里。半表半里之中，又分表里。往来寒热，半表半里之表也，经也；腰痛胁急，半表半里之里也，腑也。总宜和解。头痛发热，似在表也，脉见弦细，便忌发汗；沉紧之脉，似属里也，柴胡证具，即应和解。故太阳阳明二经，兼涉少阳，即从少阳治，是谓汗吐下三禁也。盖胆属甲木，与肝脏相连，脾胃之土，受其节制，治不得法，邪陷于肝，或陷于脾，或干于胃，如柴胡证不罢，复与柴胡汤升举之，使邪还半表而愈，不然则为坏病矣。三阴有可下之证，有急下之证，有当温之证，有急温之证，有可汗之证。盖以三阴皆能入胃，皆有直中真寒，皆有自感表邪故尔。自感表邪，亦掠太阳而入三阴入胃，亦从阳明而出。但阴经攻下，不同阳明之猛，阴经表汗，不如太阳之泄。若夫少阴表证，用麻黄附子细辛汤引之，使从太阳出。太阴表证，用桂枝汤引之，使从阳明出。厥阴表证，用小柴胡汤引之，使从少阳出。所谓神而明之，存乎其人也。至于按日传经，虽古有定说，要其中病，实不拘此，非敢断之胸臆，盖有本于圣经也。

雍正五年长至日瓜泾徐赤书于拙政园之银杏楼

《伤寒论》序例

《阴阳大论》云：春气温和，夏气暑热，秋气清凉，冬气冷冽，此则四时正气之序也。冬时严寒，万类深藏，君子固密，则不伤于寒。触冒之者，乃名伤寒耳。其伤于四时之气，皆能为病。以伤寒为毒者，以其最成杀厉之气也。中而即病者，名曰伤寒；不即病者，寒毒藏于肌肤，至春变为温病，至夏变为暑病。暑病者，热极重于温也。是以辛苦之人，春夏多温热病者，皆由冬时触寒所致，非时行之气也。凡时行者，春时应暖而复大寒，夏时应热而反大凉，秋时应凉而反大热，冬时应寒而反大温，此非其时而有其气。是以一岁之中，长幼之病，多相似者，此则时行之气也。夫欲候知四时正气为病，及时行疫气之法，此当按斗历①占之。九月霜降节后，宜渐寒向冬，大寒至正月雨水节后，宜解也。所以谓之雨水者，以冰雪解而为雨水故也。至惊蛰二月节后，气渐和暖，向夏大热，至秋便凉。从霜降以后，至春分以前，凡有触冒霜露，体中寒即病者，谓之伤寒也。其冬有非节之暖者，名曰冬温。冬温之毒，与伤寒大异，冬温复有先后更相重沓②，亦有轻重为治不同，证如后章。从立秋节后，其中无暴大寒，又不冰雪，而其人壮热为病者，此属春时阳气发于冬时，伏寒变为温病。从春分以后，至秋分节前，天有暴寒者，皆为时行寒疫也。三月四月，或有暴寒，其时阳气尚弱，为寒所折，病热犹轻。五月六月，阳气已

① 斗历：指农历。
② 重沓（tà 踏）：重复繁冗。

盛，为寒所折，病热则重。七月八月，阳气已衰，为寒所折，病热亦微，其病与温及暑病相似，但治有殊耳。十五日得一气，于四时之中，一时有六气，四六名为二十四气也。然气候亦有应至而不至，或有未应至而至者，或有至而太过，皆成病气也。但天地动静，阴阳鼓击者，各正一气耳。是以彼春之暖，为夏之暑；彼秋之忿，为冬之怒。是故冬至之后，一阳爻升，一阴爻降也；夏至之后，一阳气下，一阴气上也。斯则冬夏二至，阴阳合也；春秋二分，阴阳离也。阴阳交易，人变病焉。此君子春夏养阳，秋冬养阴，顺天地之刚柔也。小人触冒，必婴①暴疹，须知毒列之气，留在何经，而发何病，详而取之。是以春伤于风，夏必飧泄；夏伤于暑，秋必痎疟；秋伤于湿，冬必咳嗽；冬伤于寒，春必病温。此必明之道，可不审明之？伤寒之病，逐日浅深，以施方治。今世人伤寒，或始不早治，或治不对病，或日数久淹，困乃告医，医人又不依次第而治之，则不中病，皆宜临时消息②制方，无不效也。今搜采仲景旧论，录其证候，诊脉声色，对病真方，有神验者，拟防世急也。又土地温凉，高下不同，物性刚柔，食居亦异，是故黄帝与四方之问，岐伯举四治之能，以训后贤，开其未悟者，临病之工，须两审也。凡伤于寒，则为病热，热虽甚，不死；若两感于寒而病者，必死。尺寸俱浮者，太阳受病也，当一二日发，以其脉上连风府，故头项痛，腰脊强。尺寸俱长者，阳明受病也，当二三日发，以其脉挟鼻，络于目，故身热目疼，鼻干不得卧。尺寸俱弦者，少阳受病也，当三四日发，以其脉循胁，络于耳，

① 婴：触犯。
② 消息：斟酌。

故胸胁痛而耳聋。此三经皆受病，未入于腑者，可汗而已。尺寸俱沉细者，太阴受病也，当四五日发，以其脉布胃中，络于嗌，故腹满而嗌干。尺寸俱沉者，少阴受病也，当五六日发，以其脉贯肾，络于肺，系舌本，故口燥舌干而渴。尺寸俱微缓者，厥阴受病也，当六七日发，以其脉循阴器，络于肝，故烦满而囊缩。此三经皆受病已入于腑，可下而已。若两感于寒者，一日太阳受之，即与少阴俱病，则头痛口干，烦满而渴；二日阳明受之，即与太阴俱病，则腹满身热，不欲食，谵语；三日少阳受之，即与厥阴俱病，则耳聋囊缩而厥，水浆不入，不知人者，六日死。若三阴三阳、五脏六腑皆受病，则营卫不行，腑脏不通，则死矣。其不两感于寒，更不传经，不加异气者，至七日太阳病衰，头痛少愈；八日阳明病衰，身热少歇；九日少阳病衰，耳聋微闻也；十日太阴病衰，腹减如故，则思饮食；十一日少阴病衰，渴止舌干已，而嚏也；十二日厥阴病衰，囊纵，少腹微下，大气皆去，病人精神爽慧也；若过十三日以上不间①，尺寸陷者，大危。若更感异气，变为他病者，当依旧坏病证而治之。若脉阴阳俱盛，重感于寒者，变为温疟；阳脉浮滑，阴脉濡弱者，更遇于风，变为风温；阳脉洪数，阴脉实大者，遇温热，变为温毒，温毒为病，最重也；阳脉濡弱，阴脉弦紧，更遇温气，变为温疫。以此冬伤于寒，发为温病，脉之变证，方治如说。凡人有病，不时即治，隐忍冀瘥，以成痼疾。小儿女子，益以滋甚，时气不和，便当早言，寻其邪由，及在腠理，以时治之，罕有不愈者。患人忍之数日，乃说邪气入脏，则难可制，此为家有患，备虑之要。凡作汤药，不可避

① 不间：没有痊愈。

晨夜，觉病须臾，即宜便治，不等早晚，则易愈矣。若或瘥迟，病即传变，虽欲除治，必难为力；服药正如方法，纵意违师，不须治之。凡伤寒之病，多从风寒得之，始表中风寒，入里则不消矣。未有温覆而当不消散者，不在证治，拟欲攻之，犹当先解表，乃可下之。若表已解，而内不消，非大满犹生寒热，则病不除；若表已解，而内不消，大满大实，坚有燥屎，自可除下之，虽四五日不能为祸也，若不能下，而便攻之。内虚热入，协热遂利，烦躁诸变，不可胜数，轻者困笃，重者必死矣。夫阳盛阴虚，汗之则死，下之则愈；阳虚阴盛，汗之则愈，下之则死。夫如是，则神丹安可以误发？甘遂何可以妄攻？虚盛之治，相背千里，吉凶之机，应若影响，岂容易哉？况桂枝下咽，阳盛则毙[①]；承气入胃，阴盛以亡。死生之要，在乎须臾，视身之尽，不暇计日。此阴阳虚实之交错，其候至微；发汗吐下之相反，其祸至速。而医术浅狭，懵然不知病源为治，乃误使病者殒殁，自谓其分，至今冤魂塞于冥路，死尸盈于旷野，仁者鉴此，岂不痛欤？凡两感病俱作，治有先后，发表攻里，本自不同，而执迷妄意者，乃云神丹甘遂合而饮之，且解其表，又除其里，言巧似是，其理实远。夫智者之举措也，常审以慎；愚者之动作也，必果而速。安危之变，岂可诡哉？世上之士，但务[②]彼翕习之荣[③]，而莫见此倾危之败，惟明者居然能护其本，近取诸身，夫何远之有焉？凡发汗，温服汤药，其方虽言日三服，若病剧不解，当促其间，可半日中尽三服。若与病相

① 毙（hōng 哄）：亡。

② 务：追求。

③ 翕习之荣：威盛的荣耀。

阻，即便有所觉。重病者，一日一夜，当晬时[1]观之，如服一剂，病证犹在，故当复作本汤服之。至有不肯汗出，服三剂乃解；若汗不出者，死病也。凡得时气病，至五六日而渴欲饮水，饮不能多，不当与也，何者？以腹中热尚少，不能消之，便更[2]与人作病也。至七八日，大渴欲饮水者，犹当依证与之，常令不足，勿极意也，言欲饮一斗，与五升。若饮而腹满，小便不利，若喘若哕，不可与之。忽然大汗出，是为自愈也。凡得病反能饮水，此为欲愈之病。其不能晓病者，但闻病饮水自愈，小渴者，乃强与饮之，因成其祸，不可复数也。凡得病厥，脉动数，服汤药更迟，脉浮大减小，初躁后静，此皆愈证也。凡治温病，可刺五十九穴。人身之穴，三百六十有五，其三十九穴灸之有害，七十九穴刺之为灾，并中髓也。凡脉四损，三日死。平人四息，病人脉一至，名曰四损。脉五损，一日死。平人五息，病人脉一至，名曰五损。脉六损，一时死。平人六息，病人脉一至，名曰六损。脉盛身寒，得之伤寒；脉虚身热，得之伤暑。脉阴阳俱盛，大汗出不解者，死；脉阴阳俱虚，热不止者，死；脉至乍疏乍数者，死；脉至如转索者，其日死。谵言妄语，身微热，脉浮大，手足温者，生；逆冷，脉沉细者，不过一日死矣。此以前是伤寒热病证候也。

① 晬（zuì 最）时：一周时。
② 更：再。

凡例

仲景《伤寒论》，西晋太医令王叔和撰次，宋成无已注释，嗣后歙[①]人方有执之《条辨》[②]，西昌喻昌之《尚论篇》[③]，各自分章著论，非无卓识，然亦主张太过矣。后人效之，师心自用，转搬不已，则《伤寒》一书，何日始有定？今六经原文，悉仍叔和之书，学者诚能熟而复之，则触绪俱灵，其中条理自出。

六经原文出自仲景之手，是经也；脉法等篇，叔和所序，譬则翼也。林[④]、成[⑤]二家，编脉法为第一，殊失先经后传之义，今依方氏移至六经之后。

仲景自序曰为《伤寒杂病论》，合十六卷，杂病即伤寒之类，故以伤寒冠之。叔和序例明是《伤寒杂病论》序，乃写书者伪杂为卒，后人遂谓全书散亡，独存《伤寒论》，因以序例为专序伤寒，于是方氏识其不与伤寒相协而削之，喻氏病其横插异气而驳之，殊不知叔和原为伤寒杂病作也。知序例之为伤寒杂病作，则方、喻无所置其喙[⑥]，而序例得挂经端矣。

---

① 歙（shè 设）：地名，即安徽歙县。

② 条辨：即《伤寒论条辨》，明代方有执编著。方有执，字中行，号九山山人，安徽歙县人，明代伤寒学家。

③ 尚论篇：又名《尚论张仲景伤寒论》，分为八卷，清代医家喻昌撰。喻昌（1585—1664），字嘉言，明末清初著名医家，与张路玉、吴谦齐名，号称清初三大家。著有《寓意草》《尚论篇》《尚论后篇》《医门法律》等。

④ 林：指林亿。林亿，宋代医家，宋代设立校正医书局，林亿与高保衡、孙兆等共同完成《素问》《灵枢》《难经》《伤寒论》《金匮要略》《脉经》《诸病源候论》《备急千金要方》《千金翼方》《外台秘要》等唐以前医书的校订刊印。

⑤ 成：指成无已。

⑥ 无所置其喙：无话可说。

林亿校正《伤寒论》，乃混编序例于卷二，使后人莫辨其孰为仲景，孰为叔和，是谁之过欤？今以弁诸卷首，不入卷目，千古之疑诚可破。

先哲绪论，互有进退，去其瑕而存其瑜，有录全文者，有摘一二语者，有参取其意者，皆一一标出，不敢攘古人之羭①也。旧注之下有以己意足之者，则以愚按或某按别之，正注之下有总括章义之处，或更有别解，俱置之圈外，则注家旧例也。其直起而无标识者，皆出自己也。

辑录旧说，正注居前，论议居后，有不得以世次拘者，解经为重也。

三阳三阴篇，至《辨发汗吐下后病证》，凡十卷，此本论篇目也。自《可温》以下本论，原无门目，皆采集《金匮玉函经》、《脉经》、《千金方》、庞安常《总病论》②、朱奉议《活人书》③、郭白云《补亡论》④ 及《条辨》《尚论篇》等书，别为《外篇》四卷，不敢以增入者，乱古书篇目也。

---

① 羭（yú 于）：美好的方面。

② 总病论：北宋医家庞安时著。庞安时，字安常，北宋庆历至元符年间（1042～1099）湖北蕲州蕲水（今湖北浠水）人。另著有《难经解义》《本草补遗》《验方集》等，皆佚失。

③ 活人书：即《类证活人书》，又名《南阳活人书》，北宋末医家朱肱撰，朱肱先于大观二年（1108）著成《伤寒百问》一书，流传过程中渐有残缺。至大观五年（1112），张蒇据朱肱亲传缮本予以修订增补，终成二十卷，改称《南阳活人书》。朱肱，字翼中，又名亦中，人称“朱奉议”，自号无求子，晚年更号大隐翁，北宋末年归安（今湖州）人。

④ 补亡论：即《伤寒补亡论》，宋代医家郭雍撰于1181年。郭雍（1106—1187），字子和，祖籍洛阳（今河南省洛阳市），因感于《伤寒论》已有残缺，于是采《素问》《难经》《备急千金要方》《外台秘要》诸书所论，及朱肱、庞安时、常器之等诸家之说予以补充，于1181年撰成《伤寒补亡论》二十卷。

赤于斯道，既无师授，复寡见闻，是集之纰缪良多，正其非是而教训之，实所望于三益[①]。

五成徐先生所集前人诸注，并出自心裁之语，其隐微精奥，檃括[②]已尽，本无容增补，但大讷[③]于翻阅之下，偶有所得，或见他说有所发明，义有巧取者，窃附于后，仍标出“大讷按”云，其原注悉照旧详录，不敢以己意稍加移易也。

仲景制方，皆有治病深意，原集目录只载六经脉证，没诸病名，并不出方，今将各经证中所出之方，随载于后，以便学者易于查阅，至原集偶有未采方解者，大讷亦间取前人论议，附于方后，以见古人用药不妄[④]。

① 三益：借指良友。

② 檃（yǐn 引）括：（就原有的文章、著作）剪裁改写。

③ 大讷：即吴士镇，清代医家，增订本书（《伤寒论集注》）。

④ 五成徐先生……用药不妄：这两段话非徐赤所言，为吴士镇增。

目 录

卷 二

卷 三

卷　四

卷　五

卷　六

卷　七

卷 八

卷　九

卷　十

外篇卷第一

外篇卷第二

外篇卷第三

外篇卷第四

卷　一

辨太阳病脉证并治法上

太阳之为病，脉浮，头项强痛而恶寒。

太阳主皮肤，统营卫，为诸阳之首，受病之始。脉浮者，主表也。凡太阳经中脉但浮，浮紧、浮缓、浮弱悉统之矣。头为诸阳之会，项为太阳之会，头连项而强痛，凡太阳经中之头痛，悉举之矣。风寒初受，必恶寒发热，而发热不与者，有未发热者也。故“脉浮，头项强痛，恶寒”八字，为太阳一经之提纲，即是六经之提纲。

太阳病，发热，汗出，恶风，脉浮者谓浮而缓**，名为中风。**

风不兼寒便是和风，中风之风，必夹寒也。风寒中浅则中卫，热易发，汗自出，脉浮缓，是卫病营不病也。卫病营不病，则主风言，犹之恶风，未有不恶寒者。而独以恶风言者，主风而言，故曰名为中风，是立言之体也。后凡言中风者，仿此。

太阳病，或已发热，或未发热，必恶寒，体痛，呕逆，脉阴阳俱紧者，名曰伤寒。

寒不协风，寒则不厉。伤寒者，该①风而言也。寒邪中深，则涉卫中营，营卫相结而不行，则热不易发。或已发热，或未发热，随人本气之强弱耳。故发热有先后，而恶寒则一也。寒凝气滞则体痛，胃口畏寒则呕逆。脉之阴阳，以尺寸言。紧者，纵有挺直，横有转侧，寒性劲急，故使脉象如此。名曰伤寒，

① 该：包括。

而风不待言矣。后凡言伤寒者，义亦仿此。

伤寒一日，太阳受之，脉若静者为不传；颇欲吐，若躁烦，脉数急者，为传也。

伤寒一日，言病之始也。太阳属外，故先受之。脉若静者，谓自一日以来，紧脉去而向和，其为不传而愈可知。不传者，不行尽太阳之经也。若一日以来，颇欲吐，病加烦躁，而脉又数急，则病进，为传也。

太阳病，头痛，至七日以上自愈者，以行其经尽故也。若欲作再经者，针足阳明，庞安常曰：补三里穴①。**使经不传则愈。**

头痛为太阳所专，故独言之。七日以上，包一二日、六日言也。自愈者，行尽太阳本经而愈也。欲作再经，自太阳而再传一经，则阳明也。针足阳明，断太阳之来路，使阳明之经不受太阳之热，则愈。

伤寒二三日，阳明、少阳证不见者，为不传也。

六经路道如经纬相错，本经邪盛，常旁溢他经。今二三日，阳明、少阳证不见，太阳邪浅也，亦不行尽其经矣。

大讷按：不传有二：一则病欲愈而不传，一则虽不传亦不能解。始终只在太阳一经者，乃不可拘于日数也。

太阳病，发热而渴，不恶寒者，为温病。

温为春令之气，气之于时，或未至而至，或应至而不至，故冬夏亦有温，而要②以春为正，其证发热而渴、不恶风寒，方为是感于温而病也。此条是温病之提纲，与名曰中风、名曰伤寒二条鼎峙而观，后凡发热而渴、不恶寒者，皆此条统之。若论方治，则白虎、猪苓、黄连阿胶、黄芩等汤皆是也。

---

① 补三里穴：语出庞安常《伤寒总病论》卷第一“太阳证”。

② 要：要点。

若发汗已，身灼热者，名曰风温。风温为病，脉阴阳俱浮，自汗出，身重，多眠睡，息必鼾，语言难出。若被下者，小便不利，直视，失溲。若被火者，微发黄色，剧则如惊痫，时瘈疭，若火熏之，一逆尚引日[①]，再逆促命期。

风温不可发汗，此因误汗增热而正其名，且详其脉证也。脉阴阳俱浮，自汗出，热由内而达表也。身重多眠，内风壅滞，而气昏也。鼻鼾、语言难出，热盛而气郁也。若被下，则小便不利，津液竭也。直视者，太阳不足，则瞳子高也。失溲者，膀胱不约也。若被火，微则发黄，火炎土燥，其色夺也；剧则如惊痫，时瘈疭，火盛而生风也。先曾被火[②]为一逆，更以火熏为再逆，一逆犹可持日，再逆则夭人之天年矣。施治者何可不审也？

大讷按：瘈，筋脉急而缩也。疭，筋脉缓而伸也。一缩一伸，手足相引，如婴孩相引、发搐相似。

病有发热恶寒者，发于阳也；无热恶寒者，发于阴也。发于阳者，七日愈；发于阴者，六日愈。以阳数七、阴数六故也。

发热恶寒者，寒伤阳也。阳经有三：太阳、阳明、少阳也。无热恶寒者，寒伤阴也。阴经有三：太阴、少阴、厥阴也。此条义该全部《伤寒论》三阴三阳皆能自受邪也。阳属火，火成数七；阴属水，水成数六。阳病七日愈，火数足也；阴病六日愈，水数足也。

太阳病欲解时，从巳至未上。

巳午未，太阳乘王也。

风家解表[③]而不了了者，十二日愈。

---

① 引日：拖延时日。

② 火：原作“光”，据上文改。

③ 解表：《伤寒论·辨太阳病脉证并治上》作“表解”。

南楚方言，每疾愈，或谓之瘥，或谓泛了。风家解表后大热已除而余邪未尽，觉不甚快畅者，俟十二日，经气和则自愈。此教人静养以待，勿喜功而滋扰也。

病人身大热，反欲得近衣者，热在皮肤，寒在骨髓也。身大寒，反不欲近衣者，寒在皮肤，热在骨髓也。

此以皮肤、骨髓分表里而言之，皆不预脏腑。若统脏腑言，则皮肤、骨髓皆属表，无里之可言也。

大讷按：《活人》云，表热里寒者，脉须沉迟，手或微厥，下利清谷也。所以阴病亦有发热者，四逆汤、通脉四逆汤主之。表寒里热者，脉必滑而厥，口燥舌干也。所以少阴恶寒而蜷，时时自烦，不欲厚衣，用大柴胡下之而愈[①]。

太阳中风，阳浮而阴弱。阳浮者，热自发；阴弱者，汗自出。啬啬[②]恶寒，淅淅[③]恶风，翕翕[④]发热，鼻鸣干呕者，桂枝汤主之。

此释太阳病发热汗出、恶风、脉缓之义，而出其治也。阳浮而阴弱，状脉之缓也。发热汗出之义云何？唯其脉之阳浮，所以热自发；唯其脉之阴弱，所以汗自出。盖风寒中卫，其气外浮，脉是以阳浮。阳性本热，无所闭郁而自蒸发，故阳浮者热自发。营无邪，其气内弱，脉是以阴弱。阴弱不能内守，阳强不能内固，汗不待盖复而自出，故阴弱者汗自出。太阳恶寒，亦恶风，啬啬者，状其内气馁；淅淅者，形其外体疏。风动而寒生，寒生而肤栗，恶则俱恶，故经文皆互言之。翕翕发热，

---

① 活人云……下之而愈：语出《类证活人书》卷第三第17条。

② 啬啬：肌体畏寒收缩貌。

③ 淅淅：畏风貌。

④ 翕翕：形容发热时的样子。

言热候轻微，如雌之伏卵，温热而非大热也。鼻塞则息鸣，气逆则干呕，是补前文之未备。桂枝汤以解肌，而出入加减则随乎其证也①。节条辨文。

桂枝汤方

桂枝三两② 芍药三两 甘草二两炙 生姜三两切 大枣十二枚③

上五味，㕮咀，水七升，微火煮，取三升，去滓，适寒温，服一升。服已须臾，歠④热稀粥一升余，以助药力，温覆令一时⑤许，通身漐漐⑥微似有汗者益佳，不可令如水流漓，病必不除。若一服汗出病瘥，停后服，不必尽剂。若不汗，更服，依前法。又不汗，后服当小促其间，半日许令三服尽。若病重者，一日一夜服，周时观之。服一剂尽，病证犹在者，更作服。若汗不出者，乃服至二三剂。禁生冷、黏滑、肉面、五辛、酒酪、臭恶等物。

卢氏复⑦曰：在天之风与在地之木合德，伤人必凑脾胃而动湿土之化。其为治，妙在不治风木，但使脾土气化流行，风虽克我、乘我，反为我用，故药皆兼甲己合化之味。芍药冬芽气酸而属甲，甘草色黄，味甘而属己，生姜辛透而属甲，大枣甘平而属己，桂枝翘出众木之上，专入太阳，能伐风木，然亦

① 此释太阳病……随乎其证也：语本方有执《伤寒论条辨》卷之一《辨太阳病脉证并治上篇》。

② 三两：《伤寒论·辨太阳病脉证并治上》作“去皮，三两”。

③ 十二枚：《伤寒论·辨太阳病脉证并治上》作“擘，十二枚”。

④ 歠（chuò 辍）：喝。

⑤ 一时：一个时辰。

⑥ 漐漐（zhí 直）：汗出貌。

⑦ 卢氏复：指卢复。卢复，字不远，号芷园，明代浙江钱塘县人。

木也，属甲药。后啜粥，冲开胃气，然亦土也，属己。三者皆甲己之物，服之则一身皆湿土之令，风木虽强，不得不与之而俱化，是以阴阳自和正，汗周遍而病愈矣①。柯韵伯②曰：桂枝赤色通心，温能散寒，甘能益气生血，辛能发散外邪，内辅君主发阳气而为汗。芍药之酸寒，益阴敛血，内和营气。先辈言无汗不得用桂枝汤者，正以芍药能止汗也。芍药除烦，烦止汗亦止，故反烦更烦、心悸而烦者，咸赖之。若倍加芍药，即建中之剂，非发汗之剂也。生姜佐桂枝以解肌，大枣佐芍药以和里，甘草甘平有安内攘外之能，用以调和表里，即以调和诸药，而精义尤在啜热粥以助药力，谷气内充则邪不复留，复方之妙用如此。要之，此方专治表虚，能解肌以发营中之汗，而不能开皮毛之窍，以出卫分之邪，故无汗者是麻黄证，脉浮紧者是麻黄汤脉，即不得用桂枝汤矣。然初起无汗当用麻黄发汗，如汗解后复烦，脉即浮数，不得更与麻黄，而宜用桂枝矣。如下后脉仍浮，气上冲与下利止，而身痛不休，皆用此以解肌者，以此时表虽不解，腠理已疏，邪不在皮毛而在肌肉，故脉证虽同麻黄，而主治则从桂枝也。粗工妄谓桂枝专治中风，不治伤寒，不知此汤以治虚疟、虚痢、自汗、盗汗，随手而愈。因知仲景方可通治百病③。

太阳病，头痛发热，汗出恶风者，桂枝汤主之。

此与第二条证互相详略，无异义也。

---

① 在天之风……病愈矣：语本卢复《本草成雅半偈》第十二味“芷园素社痎疟论疏”。

② 柯韵伯：即柯琴，字韵伯，号似峰，清代伤寒学家，浙江慈溪人，著《伤寒论注》《伤寒论翼》和《伤寒附翼》三书，合称《伤寒来苏集》。

③ 桂枝赤色……通治百病：语本柯韵伯《伤寒论注》卷一“桂枝汤证上”。

太阳病，发热汗出者，此为营弱卫强，故使汗出，欲救邪风者，宜桂枝汤[①]。

风寒中卫，则卫病而营和。卫病而营和，故使自汗出，亦即阳浮阴弱之义，而申明之耳。

太阳病，项背强几几[②]，反汗出恶风者，桂枝加葛根汤主之。

太阳病，汗出恶风，本是桂枝证，以其人头项强痛，下连于背，动则引颈几几然，牵动不宁，卫邪至盛，故于桂枝汤中重加葛根以解肌。按：葛根是解肌之品，有汗无汗皆可用，与麻黄之专于发表者不同。

桂枝加葛根汤方

桂枝三两　芍药二两　甘草二两，炙　葛根四两　生姜三两，切　大枣十二枚，擘

上六味，以水七升，煮取三升去滓，温服一升，覆取微汗，不须啜粥，余如桂枝法。

葛根汤中有麻黄治项背强几几，无汗恶风者，此发汗之方也。桂枝加葛根汤中无麻黄治项背强几几，反汗出恶风者，乃解肌之方也。成氏注中言：恐不加麻黄[③]。方中又书麻黄，且云先煮麻黄去上沫，游移无定，使人莫所适从。今从建安许氏《内台方》[④] 订正。

太阳病，下之后，其气上冲者，可与桂枝汤，方用前法。

---

① 太阳病……宜桂枝汤：见《伤寒论·辨太阳病脉证并治中》。

② 几几（shū 书）：俯仰不自如貌。

③ 恐不加麻黄：语见成无己《注解伤寒论》卷二“辨太阳病脉证并治法上”。

④ 内台方：即《金镜内台方议》，明代许宏撰集，约成书于1442年，1794年复经程永培校订，是一部研究《伤寒论》方的专著。

若不上冲者，不可与[①]。

下后邪欲入里，里不受邪而气逆上冲，则邪仍在表，故可与桂枝汤，用前法。若不上冲者，邪当入里，不可复与桂枝汤。后条下后不可行桂枝汤，与此条参看。

太阳病三日，已发汗，若吐，若下，若温针，仍不解者，此为坏病，桂枝不中[②]与也。观其脉证，知犯何逆，随证治之。

太阳病三日，已遍历诸治而病仍不解，则反复杂误之余，病人气血衰惫，是为医所坏也，不得复以太阳病名之矣，桂枝所以不中与也。病既不可以定其名，则亦难以拘其治，但示人以随机应变之旨，而所责于医人之自得者深矣。

大讷按：坏病者，为医所坏也。用汗药力微，以致汗出不彻，而仍热，更用吐、下、温针，以虚其正气，病不能解，不可更与桂枝汤矣。详求其脉证何逆以治之。夫逆者，即不当汗下而汗下之，于理为不顺，故为逆也。

桂枝本为解肌，若其人脉浮紧，发热汗不出者，不可与也。常须识此，勿令误也。

此发明所以用桂枝汤之义而戒其误也。卫行脉外，肤肉之分谓之肌。太阳受邪而表气疏，则发热汗出脉缓，桂枝汤救护而释散之，使微微似汗，所谓解肌也。若其人腠理固密，脉浮紧，发热汗不出，宜用麻黄汤、大青龙汤发汗者，不可以解肌之治也。医者可顷刻不记其事而致令误耶？

若酒客病，不可与桂枝汤，得汤[③]则呕，以酒客不喜甘故也。

---

① 不可与：《伤寒论·辨太阳病脉证并治上》作“不得与之”。
② 不中：不适合。
③ 汤：《伤寒论·辨太阳病脉证并治上》作“之”。

酒性湿热，胃家有湿热者，无逾于酒客喜辛恶甘，此其常也。桂枝味甘，故得汤而即呕。举酒客一端，欲人推类以尽其余耳。

大讷按：酒客病，是好饮之人过饮为病也，头痛发热，汗出呕吐，与中风相类，此乃湿热熏蒸之病，非风邪也。误与桂枝则呕，以酒客不喜甘故也。

凡服桂枝汤吐者，其后必吐脓血也。

桂枝辛甘大热，胃热之人服之，则胃不受，气涌上逆而吐出也。母病传子，胃热郁蒸既久，其后必传于肺，吐脓血者，金逢火化也。《金匮要略》曰：热在上焦，为肺萎是也①。可见桂枝之误不独在解肌发汗也。临证之时，先审脏无他病，忌是药者，以何药易之，其后知犯何逆，以何法治之，岂独桂枝然哉！

喘家，作桂枝汤加厚朴杏子仁佳。

本是桂枝证，故作桂枝厚朴杏子仁，以其人素有喘病而加之耳。后章下后微喘者，以桂枝证具，故亦以桂枝加厚朴杏仁汤主之。

大讷按：程郊倩②曰：喘之一证，有表有里，不可不辨，下后汗出而喘，其喘必盛，属里热壅逆，火炎故也；下后微喘，则汗必不致大出，属表邪闭遏，气逆故也。仍用桂枝汤解表，内加朴、杏以下逆气③。

---

① 热在上……肺萎是也：语出《金匮要略》卷上“肺痿肺痈咳嗽上气病脉证治”。肺萎，即肺痿病。萎，同“痿”。

② 程郊倩：清代医家，字郊倩，清代新安县人，著有《伤寒论后条辨》，已佚，今多引其论于吴谦《医宗金鉴》等书。郊，原作“交”。

③ 喘之一证……以下逆气：语见吴谦《医宗金鉴》卷一“辨太阳病脉证并治上篇”。

桂枝加厚朴杏子仁汤方

于桂枝汤方内加厚朴二两，杏仁五十个去皮尖，余依前法。

太阳病，发汗，遂漏不止，其人恶风，小便难，四肢微急，难以屈伸者，桂枝加附子汤主之。

太阳病汗自出者，当用解肌之法，而反发其汗，遂漏不止。其人恶风者，卫阳虚而玄府不闭也。小便难者，亡津液，阳气不化也。液脱者，四肢微急，骨属屈伸不利。夫固表敛液，无出桂枝之右，而欲复阳益气，故加附子。柯韵伯曰：离中阳虚，不能敛液，当用桂枝汤补心之阳，阳密则漏汗自止，恶风自罢矣。坎中阳虚，不能行水，必加附子以回肾之阳，阳回则小便自利，四肢自柔矣①。又曰：汗漏不止与大汗出同，而来由则异。服桂枝汤后，大汗出而大烦渴，是阳陷于里，急当滋阴，故以白虎加人参和之。用麻黄汤遂漏不止，是阳亡于外，急当扶阳，故用桂枝加附子以固之。要知发汗之剂，用桂枝不当，则阳陷于里；用麻黄不当，则阳亡于外。因桂枝汤中有芍药而无麻黄，故虽汗大出，而玄府仍能自闭，断不至亡阳于外耳②。

大讷按：此条与后脉浮、自汗出、小便难、心烦、微恶寒、脚挛急一条，病证相类。此言表邪因发汗太过，遂至漏不止，非言自汗也。因其邪未尽而恶风、小便难，四肢急则是亡津液而无以养其筋，故用此汤以温经解邪，补血舒筋，与后条之误投桂枝一证大相径庭。

---

① 离中阳虚……四肢自柔矣：语本柯韵伯《伤寒论注》卷一“桂枝汤证下”。

② 汗漏不止……亡阳于外耳：语本柯韵伯《伤寒论注》卷一“桂枝汤证下”。

桂枝加附子汤方

于桂枝汤方内，加附子一枚，炮、去皮、破八片[①]，余依前法。

庞安常曰：小便数，切不可行此汤，宜用芍药甘草汤。若误行桂枝加附子汤攻其表，则得之便厥，咽中干，烦躁吐逆矣[②]。

太阳病，下之后，脉促胸满者，桂枝去芍药汤主之。若微恶寒者，去芍药，方中加附子汤主之[③]。

太阳下早，邪欲内陷而不得，则脉为之促，是促为阳盛也。今以下后，阳虚而脉促，虽不结胸，而太阳之邪已入客胸中而满矣，仍以桂枝散邪。而芍药之酸寒益阴，非下后所宜，故去之。若更微恶寒，则去芍药，汤中加附子以温之。夫同一下后，脉促、喘而汗出者，复用芩、连之苦寒；胸满者，至去益阴之芍药，且以微恶寒而加附子，为表里纯阳之剂，彼为阳盛，此为阳虚，谁不云然！然何以谛审于毫厘千里之间，是在学者于脉证中参观[④]而得之。

桂枝去芍药汤方

于桂枝汤方内去芍药，余依前法。

大讷按：周禹载[⑤]曰：脉促，数而止也。胸有所停，阳邪传于阳位，遂令微满，设仍用芍药几何，不令[⑥]阳邪下入，胸满者变为腹满

---

① 片：原作“斤”，据《伤寒论》原文改。

② 小便数……烦躁吐逆矣：语出《伤寒总病论》卷第一“太阳证”。

③ 去芍药……附子汤主之：《伤寒论》原文作“桂枝去芍药加附子汤主之”。

④ 参观：对照察看。

⑤ 周禹载：清代医家，字扬俊，清代吴门人。著《温热暑疫全书》《金匮要略补注》《伤寒论三注》《金匮玉函经二注》等书。

⑥ 令：原作“领”，据文义改。

乎？故去之。而使桂枝、生姜之属速尽其长，立行表散，以去其微结耳。

桂枝去芍药加附子汤方

于桂枝汤方内，去芍药，加附子一枚，炮、去皮、破八片，余依前法。

大讷按：误下扰乱阴阳之气，则脉促，邪入胸膈，几成结胸，但结满而未痛耳，故以桂枝汤单提胸膈之邪，使从表解。去芍药者，恶其酸收引邪内入故也。若脉促胸满而微恶寒，乃虚而踞蹐[1]，阳气欲脱，又非阳实之比，所以加附子固护真阳也。然伤风下后之恶寒与未下之恶寒迥别，而汗后之恶寒与未汗之恶寒亦殊。

太阳病，得之八九日，如疟状，发热恶寒，热多寒少，其人不呕，清便欲自可[2]，一日二三度发，脉微缓者，为欲愈也。脉微而恶寒者，此阴阳俱虚，不可更发汗、更下、更吐也。面色反有热色者，未欲解也，以其不能得小汗出，身必痒，宜桂枝麻黄各半汤。

麻黄发，桂枝止，一发一止，汗不得大出矣。赵嗣真[3]曰“得之八九日，如疟状，发热恶寒，热多寒少”十六字为自初至今之病下文，乃是拟病防变之辞，当分作三截看。若“其人不呕，清便欲自可，一日二三度发，脉微缓，为欲愈”，此一节表里向和，不须治。若“脉微而恶寒，此阴阳俱虚，不可更汗、更下、更吐也”，此一节宜温之。若“面色反有热色者，未欲解也，以其不能得小汗出，其身必痒，宜桂枝麻黄各半汤”，此一

① 踞蹐（jùjī 具积）：急促。

② 清便欲自可：指排便正常。清，同“圊”，排便。

③ 赵嗣真：疑元代医家，生平不详，著有《活人释疑》一书，已佚，其部分内容散见于明代徐用诚《玉机微义》中。

节必待汗出而愈。《活人书》不解文义，将其人“不呕，清便欲自可，不须治”之证，反系以各半汤治之，而下文并脱，略而不言。取此证而用彼药，汗其所不当汗，何也？可见仲景文法，必须句句味之，字字详之，得其意义所在，而后治之不瘥也①。

桂枝麻黄各半汤方

桂枝一两十六铢　芍药　甘草炙　麻黄各一两，去节　杏仁二十四粒，去皮尖②　生姜一两，切　大枣四枚，擘

上七味，以水五升，先煮麻黄一二沸，去上沫，纳诸药，煮取一升八合，去滓，温服六合。

大讷按：周禹载曰：风寒两受，即所感尚轻，而邪之郁于肌表者，岂得自散？故面热、身痒有由来也，于是立各半汤，减去分两，使之小汗，岂非以邪微而正亦衰乎！

太阳病，初服桂枝汤，反烦不解者，先刺风池、风府，却与桂枝汤则愈。

腠理强固之人，服桂枝汤挑引其邪，未得通身津然汗出，是以反烦不解也。若先刺，以通其经，却与桂枝汤，自能解其肌而愈矣。治病不可不因人之气体也。

服桂枝汤，大汗出，脉洪大者，与桂枝汤如前法；若形如疟，日再发者，汗出必解，宜桂枝二麻黄一汤。

大汗出，脉洪大，似白虎汤证矣，以未有烦渴，脉虽洪大，

---

① 赵嗣真曰……不瘥也：语本刘纯《玉机微义》卷十四“寒门·伤寒变温热病论”。《玉机微义》，明代医家刘纯将徐用诚之《医学折衷》加以补益，成《玉机微义》五卷，亦颇有发挥。

② 二十四……皮尖：《伤寒论·辨太阳病脉证并治上》作“汤浸，去皮尖及两仁者，二十四枚”。

犹当以太阳为主，此《伤寒论》中大法也。若形如疟以下，仍接首句说来。

桂枝二麻黄一汤方

桂枝一两十七铢　芍药一两六铢　麻黄十六铢，去节　杏仁十六个，去皮尖　甘草一两二铢，炙　生姜一两六铢　大枣五枚，擘

上七味，以水五升，先煮麻黄一二沸，去上沫，纳诸药，煮取二升，去滓，温服一升，日再服。

大讷按：周禹载曰：此汤与各半汤品味不异，而分两则殊，以风多寒少，故再服桂枝，邪不尽解，终为微寒所持也，乃略用麻黄，而寒自解矣。然芍药较各半反多六铢者，以大汗后脉反洪大，欲藉此以敛之也。

服桂枝汤，大汗出后，大烦渴不解，脉洪大者，白虎加人参汤主之。

此比上条，更加“大烦渴不解”，正白虎加人参汤证也。柯韵伯曰：邪入阳明，则热盛热越，故汗大出；热烁津液，故大烦渴引饮；邪盛而实，故脉大。火炎土燥，终非苦寒所能治[①]。《经》曰：甘先入脾。又曰：甘以泻热。以是知甘寒之品乃泻胃火、生津液之上剂也。石膏甘寒，寒胜热，甘入脾，金能生水，故以为君。知母气寒主降，苦以泄肺火，辛以润肾燥，故以为臣。甘草为中宫舟楫，能土中泻火，寒药得之缓其寒，使沉降之品皆得留恋于胃。粳米温和，禀容平之德，稼穑作甘。得二味为佐，阴寒之物庶无伤损脾胃之虑。加人参以补中而生津液，协甘草、粳米制石膏、知母之寒，是操万全之术也[②]。

---

① 邪入阳明……所能治：语本柯韵伯《伤寒论注》卷三“白虎汤证”。
② 甘以泻热……万全之术也：语本柯韵伯《伤寒论注》卷三“白虎汤证”。

白虎加人参汤方

于白虎汤方内，加人参三两，余依白虎汤法。

太阳病，发热恶寒，热多寒少，脉微弱者，此无阳也，不可更汗，宜桂枝二越婢一汤。

太阳病，发热恶寒，热多寒少，脉应浮缓，今微弱者，脾不能为胃行其津液、宣扬脉道，是以谓之无阳也。脾为卑脏，故谓之婢。越婢者，发越其脾气，使四布条达也，与发汗之意迥殊。《阳明篇》“胃气生热，其阳则绝”①，谓胃气独治，脾不能输化津液，而偏渗于小肠，故脾为之约，当与此条之无阳对看。但此属表，宜达之；彼属里，宜通之耳。

桂枝二越脾一汤方

桂枝　芍药　甘草　麻黄各十八铢，去节　石膏二十四铢，碎，绵裹　生姜一两三钱②，切　大枣四枚，擘

上七味，㕮咀。以水五升，煮麻黄一二沸，去上沫，纳诸药，煮取二升，去滓，温服一升。

服桂枝汤，或下之，仍头项强痛，翕翕发热，无汗，心下满、微痛，小便不利者，桂枝汤去桂加茯苓白术汤主之。

既治表，又治里，治皆不对，仍头项强痛，翕翕发热，此非桂枝证，乃属饮家也。何以言之？无汗，水不外越；小便不利，水亦不下泄，但停心下，满而微痛，病不在表，亦不在里，但宜逐饮，故以去桂加茯苓白术汤主之。可见此停饮，以胃虚故无汗耳。柯韵伯曰：汗出不彻而下之，表证仍在，而反无汗，更见心下满痛，病机向里，即当究其里，满而不硬，痛而微，

---

① 胃气……则绝：语见《伤寒论·辨阳明病脉证并治上》。

② 一两三钱：《伤寒论·辨太阳病脉证并治上》作“一两二铢”。

此非结热，必水气凝滞而然，当问其小便。若小便利者，邪未犯本，病仍在表，仍须汗散；如小便不利，由膀胱之水气不行，故营卫之津液不出，而非桂枝证未罢也。欲利小便者，不得更发汗，故去桂枝，而君以苓、术，则姜、芍即散邪利水之佐，甘、枣效培土制水之功，非复辛甘发散之剂矣。此水结中焦，可利而不可散，所以与小青龙、五苓不同法，但得膀胱水去，而太阳表里之证悉除，此为治病必求于本耳。《经》曰：血之与汗，异名而同类。又曰：膀胱津液，气化而后能出，是汗由血化，小便由气化也。桂枝是血分药，但能发表，不能利水。按：五苓散，云多服暖水，汗出愈。此云小便利则愈，可明用桂去桂之理[①]。

桂枝去桂加茯苓白术汤方

于桂枝汤方内，去桂枝，加茯苓、白术各三两，余依前法，煎服。小便利，则止服。

伤寒脉浮，自汗出，小便数，心烦，微恶寒，脚挛急，反与桂枝汤，欲攻其表，此误也，得之便厥。咽中干，烦躁吐逆者，作甘草干姜汤与之，以复其阳。若厥愈，足温者，更作芍药甘草汤与之，其脚即伸。若胃气不和，谵语者，少与调胃承气汤。若重发汗，复加烧针者，四逆汤主之。

自汗出，小便数，表里渗泄，则阴阳俱虚。汗乃心之液，汗出多则烦心，表虚则微恶寒，液脱而骨属不利，则脚挛急，病在阴虚，不在表邪明矣，反与桂枝汤攻其表，误也。得之便厥以下是误汗所增病也，本应芍药甘草汤以养其阴，今以误汗

---

① 汗出不彻……去桂之理：语本柯韵伯《伤寒附翼》卷上“太阳方总论”。

亡阳而厥，故先用甘草干姜汤以复其阳，而后养阴，以伸其脚；少与调胃承气以和胃而止其谵语。误汗之治当如此。然桂枝之攻表，病虽增剧，亡阳犹未甚，只宜甘草干姜汤以回阳。设若重发汗以攻表，复加烧针者，其亡阳必更甚，非甘草干[1]姜所得而胜其任也，是当四逆汤主之矣。柯韵伯曰：按伤寒脉浮，自汗出，微恶寒，是阳明表证；心烦，小便数，脚挛急，是阳明里之表证。斯时用栀子豉汤，则胃阳得升，恶寒自罢，心烦得止，汗自不出矣；上焦得通，津液得下，小便自利，其脚自伸矣。反用桂枝发表，所以亡阳。其咽中干，烦躁吐逆，是栀子生姜豉汤证。只以亡阳而厥，急当回阳，故改用甘草干姜汤。后仍作芍药甘草汤以和阴，少与调胃承气以和里，皆因先时失用栀豉，如此挽回费力耳[2]。

甘草干姜汤方

甘草四两，炙　干姜二两，炮

上㕮咀，以水三升，煮取一升五合，去滓，分温再服。

大讷按：周禹载曰：桂枝非冷药，何以得之便厥？本风多寒少之证，乃自汗，以至挛急、虚候种种，尽属阳衰，可复攻其表乎？遂一一显无阳之里证也。而咽干吐逆，阴亦伤矣。然中州大衰，非细故也，作甘草干姜汤者，正以甘温之应不致劫阴，而阳自复，岂非厥速而温亦易乎！

芍药甘草汤方

白芍四两，酒洗　甘草四两，炙

上二味，以水三升，煮取一升半，去滓，分温再服。

---

① 干：原作“甘”，据文义改。

② 按伤寒……费力耳：语见柯韵伯《伤寒论翼》卷下“阳明病解”。

大讷按：周禹载曰：足既温矣，其挛急者如故也。夫诸寒皆伤于足经，乃足之得寒而挛急者，必由脾阴不足，亦因肝不养筋，是以用芍药敛阴入肝，甘草补脾益胃。阳复之后，又得益阴，营卫之正一复，而脚有不伸者乎？

调胃承气汤方

大黄四两，去皮，清酒浸　甘草炙　芒硝各二两①

上三味，以水三升，煮取一升，去滓，纳芒硝，更上火微煎，令沸，少少温服。

大讷按：程扶生②曰：《太阳篇》云发汗后不恶寒，但恶热者，实也，当和胃气，与调胃承气汤③；胃气不和，谵语者，少与调胃承气④；阴脉微者，下之而解，宜调胃承气主之⑤；过经不解，谵语者，以有热也，调胃承气汤主之⑥；过经十余日，胸中痛，大便反溏，微满微烦，先时自极吐下者，与调胃承气汤⑦。合此五条观之，则知调胃承气为调胃和热之药，而非若大小承气之用枳、朴以下硬满也。陶氏、吴氏上中下三焦之说似不其然，学者详之。

问曰：证象阳旦，即桂枝汤加附子。**按法治之而增剧，厥逆，咽中干，两胫拘急而谵语。师曰：夜半手足当温，两脚当伸。后如师言。何以知此？答曰：寸口脉浮而大，浮则为风，大则为虚，风则生微热，虚则两胫挛。**此举病证。**病证象桂枝，**

---

① 二两：《伤寒论·辨太阳病脉证并治中》作“半升”。

② 程扶生：即程知，字扶生，海阳（今广东潮州）人，清代医家，著《医经理解》九卷、《伤寒经注》十三卷。

③ 发汗后……调胃承气汤：语见《伤寒论·辨太阳病脉证并治中》。

④ 胃气不和……调胃承气：语见《伤寒论·辨太阳病脉证并治中》。

⑤ 阴脉微者……主之：语见《伤寒论·辨太阳病脉证并治中》。

⑥ 过经不解……主之：语见《伤寒论·辨太阳病脉证并治中》。

⑦ 过经……调胃承气汤：语出《伤寒论·辨太阳病脉证并治中》。

因加附子参其间，此举误攻表。**增桂令汗出，附子温经，亡阳故也。**桂枝汤，本以攻表，加附增桂，益令汗出，则附子之温经，适以亡其阳也。**厥逆，咽中干，烦躁，阳明内结，谵语烦乱，**此举增剧。**更饮甘草干姜汤。夜半阳气还，两足当热，胫尚微拘急，重与芍药甘草汤，尔乃胫伸，以承气汤微溏，则止其谵语，**此举治法之条理。**故知病可愈。**

前条之发汗漏不止与此条之自汗出，其为表虚一也。但津液外泄，自不下渗，小便难，为无过，用桂枝汤加附子固表敛液，以助阳气，是治法之正也。此条既自汗出，又小便数，表里渗泄，阴分大亏，桂枝汤增桂加附，不惟不能固表敛液，而适成发汗亡阳之误矣。所谓按法治之者，正其法之反也。然则两证之异，全在小便之一难一数耳。辨证施治，其可不慎于毫厘千里①哉！

辨太阳病脉证并治法中

太阳病，项背强几几，无汗，恶风，葛根汤主之。

项背强几几与前条无异，同在太阳，则见证同也。无汗乃前条汗出之反对，表气虚实之辨别也。恶风者，恶寒之互辞，以前条桂枝加葛根例之，此当麻黄加葛根为是，而却用葛根汤者，盖以病不作喘，故去杏仁。既不用麻黄全汤，自不得以麻黄加葛根为名，而实则不出麻黄加葛根之规制也。参方氏《条辨》。

葛根汤方

葛根四两　麻黄三两，去节　桂枝　芍药　甘草各二两，炙　生姜三两，切　大枣十二枚，擘

① 毫厘千里：指由于极微小的失误而造成巨大的差错。

上七味㕮咀，以水一斗，先煮麻黄、葛根，减二升，去沫，纳诸药，煮取三升，去滓，温服一升，覆取微似汗，不须啜粥，余如桂枝法将息及禁忌。

太阳与阳明合病者，必自下利，葛根汤主之。

合病者，两经同受邪而齐病也。寒邪客于二阳，方外实而不主里，则里气虚，故必下利，与葛根汤，以散经中甚邪。参成氏注。

太阳与阳明合病，不下利，但呕者，葛根加半夏汤主之。

成氏曰：邪气外甚，阳不主里，里气不和，但下行而不上逆，则下利而不呕；上逆而不下行，则但呕而不下利[①]。赤按：下利虽里病，然以邪实二阳，里虚而下利，邪不在里也。葛根汤散二阳之邪，本非治利，故此条不下利。但呕者，不更他药，只加半夏。

葛根加半夏汤方

葛根四两　麻黄三两，去节，汤泡，去黄汁，焙干称[②]　桂枝二两　甘草炙　芍药各二两　半夏半升，洗　生姜三两，切　大枣十二枚，擘

上八味，以水一斗，先煮葛根、麻黄，减二升，去白沫，纳诸药，煮取三升，去滓，温服一升，复取微似汗。

太阳病，桂枝证，医反下之，利遂不止，脉促者，表未解也；喘而汗出者，葛根黄芩黄连汤主之。

太阳桂枝证，而反下之，虚其肠胃，为热所乘，遂利不止，

---

① 邪气外甚……不下利：语出成无己《注解伤寒论》卷三“辨太阳病脉证并治法”。

② 三两……焙干称：《伤寒论·辨太阳病脉证并治中》作“去节，三两”。

促为阳盛，知表未解也。喘而汗出，里热气逆所致，葛根芩连，亦表里两解之意。参成氏注。柯韵伯曰：桂枝证脉本缓，误下后而反促，阳气重可知。邪束于表，阳扰于内，故喘而汗出，利遂不止者，是暴注下迫，属于热也。故君葛根以解肌而止利，佐芩连以止汗而除喘，加甘草以和中。先煮葛根，后纳诸药，解肌之力缓，而清中之气锐，冠葛根于泻心之首，而不名泻心加葛根者，为表未解耳。凉中亦能散表，凉中亦能止利，仲景制两解方，神化乃尔①。

葛根黄芩黄连汤方

葛根半斤　甘草炙　黄芩各二两②　黄连三两

上四味，以水八升，先煮葛根，减二升，入诸药，煮取二升，去滓，分温再服。

太阳病，头痛发热，身疼，腰痛，骨节疼痛，恶风无汗而喘者，麻黄汤主之。

太阳经营血不利，故身疼，腰痛，骨节疼痛。寒入于营，营卫俱实，故恶风无汗而喘。

大讷按：太阳之邪，从皮毛入，郁逆肺气，以致作喘，且寒主收敛，伤于营则腠理闭密，故用麻黄汤主之。

麻黄汤方

麻黄三两，去节　桂枝二两　甘草一两，炙　杏仁七十粒，去皮尖

上四味，以水九升，先煮麻黄，减二升，去上沫，纳诸药，煮取二升半，去滓，温服八合，覆取微似汗，不须啜粥，余如

---

① 桂枝证……神化乃尔：语出柯韵伯《伤寒论注》卷一“桂枝汤证下”。

② 二两：《伤寒论·辨太阳病脉证并治中》为“三两”。

桂枝法将息。

卢氏曰：寒属水，凌犯心气，麻黄发扬君火，当以戊癸合化言也。麻黄中空直透，味苦性温，生处不聚霜雪，其通心气可知，用之为君，兼以桂枝之宣通，如用圭璧[①]。杏为心果，仁透端倪。三物体用微妙，心火决遂开通，即可假克我之寒与太阳标气之寒为癸，配以甘草之甘及桂枝辛中之甘而为戊。三气交互，用贼攻贼，化液成汗，阴阳畅美，火气大得，遍周于百体，而寒之有无又安问哉！柯韵伯曰：此为开表逐邪、发汗之峻剂也。麻黄中空外直，宛如毛窍骨节，能驱骨节之风寒悉从毛窍而出，为卫分发散之第一品。桂枝支条纵横，宛如经别孙络，能入心化液，通经络而出汗，为营分解散风寒之第一品。杏仁为心果，温能助心散寒，苦能入心下气，为逐邪定喘之第一品。甘草甘平，外拒风寒，内和气血，为安内攘外之第一品。饮入于胃，行气于玄府，输精于皮毛，斯毛脉合精，而溱溱[②]汗出，在表之邪得尽去而不留，痛止喘平，寒热顿解，不须啜粥以藉汗于谷也。其不用姜、枣者，以姜性横散，碍麻黄之迅升；枣性泥滞，碍杏仁之速降，此欲急于直达，稍缓则不迅，横散则不峻矣。然此纯阳之剂过于发散，如单刀直入之将，用之确[③]当，一战成功，不当则不戢[④]而召祸，故可一而不可再。如汗后不解，便当以桂枝汤代之。若犹留连皮毛，又有麻黄各半、麻黄一桂枝二之妙用。若阳盛于内，喘而汗出者，又有麻

---

① 圭璧：泛指贵重的玉器。

② 溱溱：汗出盛多的样子。

③ 确：原作“却”，据文义改。

④ 不戢：不捡束，放纵。

黄杏子甘草石膏汤。此仲景用方之心法也①。

太阳与阳明合病，喘而胸满者，不可下，宜麻黄汤。

胸为太阳之里，阳明之表。喘而胸满者，二阳之气不宣泄，则壅而逆也。阳明之病在胃家实，此以胃家未实，虽太阳与阳明合病，当从太阳治，故曰不可下也。

太阳病，十日已去，脉浮细而嗜卧者，外已解也。设胸满胁痛者，与小柴胡汤。脉但浮者，与麻黄汤。

治伤寒不得以日数拘也。十日已去，而太阳始罢，设胸满胁痛，则转少阳，可与小柴胡矣。若太阳病不解，而脉但浮，日数虽多，仍是麻黄汤证也。

大讷按：王宇泰②曰：此条当是太少二经合病也。胸满虽与前同，而脉浮细嗜卧，则为表邪已解，胁痛为表邪在少阳，故与柴胡汤，脉但浮者，又当先治太阳也。此设为变通之言，非谓柴胡而脉浮③。

太阳中风，脉浮紧，发热恶寒，身疼痛，不汗出而烦躁者，大青龙汤主之。若脉微弱，汗出恶风者，不可服。服之则厥逆，筋惕肉瞤④，此为逆也。

脉浮弱，汗出恶风，是桂枝汤证。脉浮紧，发热恶寒，身疼痛而无汗，是麻黄汤证。此加不汗出而烦躁，方是大青龙汤证。烦者，作汗之兆，汗不出则烦而加躁。盖表热与里热交盛，热盛伤气，所以汗不得出，与麻黄证之寒郁其气而无汗不同也。

---

① 此为开表……之心法也：语本柯韵伯《伤寒论注》卷二“麻黄汤证上”。

② 王宇泰：即王肯堂，字宇泰，金坛（今江苏金坛）人，亦字损中，别号损庵，又称念西居士，明代医家，撰《证治准绳》等医著。

③ 此条当是……而脉浮：语出王肯堂《伤寒证治准绳》卷四“少阴病·但欲寐嗜卧”。

④ 筋惕肉瞤：体表筋肉不自主地惕然瘛动。

是必通表里而大彻其热，汗一泄而内外清夷，斯大青龙之能事也。石膏性大寒，恐内热除而邪不解，或有寒中与协热下利之变，故倍麻黄以发表，倍甘草以和中，加姜、枣以调营卫，为太阳经表里两解之快剂。若桂枝汤证而误用此以发汗，则真阳亡矣。胃气不至于四肢则厥逆，卫阳不周于一身则筋惕肉瞤，是以深戒也。建安许氏[①]曰：先师伯荣黄公谓此一证，全在"不汗出"三字。一"不"字上藏机，是欲汗而不得出，因生烦躁，与寒胜而无汗者不同。着此一"不"字，是古人智深议妙之处，人自不省耳[②]。

大青龙汤方

麻黄六两，去节　桂枝二两　甘草二两，炙　杏仁四十个，去皮尖　石膏如鸡子大，碎　生姜三两，切　大枣十二枚，擘

上七味，以水九升，先煮麻黄，减二升，去上沫，纳诸药，煮取三升，去滓，温服一升，取微似汗，汗出多者，温粉扑之。一服汗者，停后服。汗多亡阳，遂虚，恶风烦躁，不得眠也。

大讷按：大青龙治风寒外壅而郁热于经者，故加石膏于发汗药中，此为峻剂也。又按：大青龙汤治中风见寒脉证，与麻黄汤治太阳伤寒脉证相类，但麻黄证无烦躁，青龙证有烦躁之异耳。

伤寒脉浮缓，身不疼，但重，乍有轻时，无少阴证者，大青龙汤发之。

少阴不得有汗，而亦有烦躁，今脉浮缓，身不疼，但重，乍有轻时，而无少阴之欲寐，大青龙之证始谛也。前条冠以中

---

① 建安许氏：指明代医家许宏，字道宗，建安人，著有《金镜内台方议》十二卷。

② 先师伯……自不省耳：语本许宏《金镜内台方议》卷之三"大青龙汤"。

风，此条冠以伤寒，互言之也。一曰脉浮紧，一曰脉浮缓，凭脉不如凭证之确也。柯韵伯曰：麻黄汤证热全在表，桂枝证之自汗，大青龙证之烦躁，皆兼里热，仲景于太阳经中用芍药、石膏以清火，是预保阳明之先着，用姜、枣以培中气，又虑夫转属太阴，苦心良法有如此者①。

伤寒表不解，心下有水气，干呕发热而咳，或渴，或利，或噎，或小便不利，少腹满，或喘者，小青龙汤主之。

外感寒邪，内伤冷饮，所谓形寒饮冷则伤肺也。水寒相搏，肺壅气逆，故干呕发热而咳。水气内渍，无所不传，故有或为诸证。小青龙汤，表里两解药也，麻黄、桂枝、甘草以发表，干姜、半夏、细辛以消寒饮，刚燥之品，恐伤其阴，白芍、五味子以护营血而固肾水，乃监制之法、制方之妙也。

伤寒，心下有水气，咳而微喘，发热不渴，小青龙汤主之。此句旧本在“寒去欲解也”之下，今从郭白云《补亡论》② 订正。**服药已渴者，寒去欲解也。**

咳而微喘者，水寒射肺也；发热不渴者，表未罢而内水停也；服药已而渴者，里气温，水寒散，为欲解也。参成氏注。柯韵伯曰：大小青龙皆两解表里之法，大青龙是里热，小青龙是里寒，故发表之药相同，而治里之药则殊也。表不解而心下有水气，与五苓证相似。在五苓治水蓄不行，故利水而微发其汗，是水郁折之也；小青龙治水之动而不居，故备辛温以散水，

---

① 麻黄汤证……有如此者：语本柯韵伯《伤寒论注》卷二“大青龙汤证”。

② 补亡论：即《伤寒补亡论》，共二十卷，其中卷十六明代即亡佚，实存十九卷，宋代郭雍撰于1181年。郭雍，字子和，号白云先生，宋代医家，祖籍洛阳（今河南洛阳）。

并酸苦以安肺，培其化源也①。

小青龙汤方

麻黄去节　桂枝　甘草　干姜各三两　半夏半升，汤洗　细辛　芍药各三两　五味子半升

上八味，以水一斗，先煮麻黄，减二升，去上沫，纳诸药，煮取三升，去滓，温服一升。

加减法

若微利者，去麻黄加芫花，如鸡子大，熬令赤色。下利者，不可攻其表，汗出必胀满。麻黄发其阳，水渍入胃，必作利。芫花下十二水，水去利则止。

若渴者，去半夏，加瓜蒌根三两。半夏辛而燥津液，非渴者所宜，故去之；瓜蒌味苦而生津液，故加之。

若噎者，去麻黄，加附子一枚，炮。经曰：水得寒气，冷必相搏，其人即饲②，加附子温散水寒。病人有寒，复发汗，胃中冷，必吐蛔。去麻黄，恶发汗也。

若小便不利，少腹满，去麻黄，加茯苓四两。水蓄下焦不行，小便不利，少腹满，麻黄发津液于外，非所宜也。茯苓泄蓄水于下，加所当也。

若喘者，去麻黄，加杏仁半升，去皮尖。《金匮要略》曰：其人形肿，故不纳麻黄，纳杏子，以麻黄发其阳故也。喘呼形肿，水气标本之疾。

① 大小青龙……培其化源也：语本柯韵伯《伤寒附翼》卷上“太阳方总论”。

② 饲（yē 噎）：音义同噎。《楚辞·九思》：“仰长叹兮气饲结。”

大讷按：赵以德①曰：溢饮之证，《金匮》云当发其汗，小青龙汤治之。盖水饮溢出于表，营卫尽为之不利，必仿伤寒营卫两伤之法，发汗以散其水，而后营卫行，经脉通，则四肢之水亦消，必以小青龙为第一义②。

太阳病，外证未解，脉浮弱者，当以汗解，宜桂枝汤。

脉浮弱者，卫强营弱也。

大讷按：方中行曰：外证未解，谓头痛项强，恶寒等犹在也。浮弱，即阳浮而阴弱，此言太阳中风。凡在未传变者，仍当从解肌，盖严不得下早之意。

太阳病，下之微喘者，表未解也，桂枝加厚朴杏子汤主之。

下后大喘，里气脱也；下后微喘，气上逆也。邪不传里，故气上逆，与其气上冲者同义，表未解也。仍与桂枝汤解表，加厚朴、杏仁以下逆气。节成氏注。

太阳病，外证未解者，不可下也，下之为逆。欲解外者，宜桂枝汤主之。

外证未解者，不可下，此论中大法也。下之为逆，已含结胸、痞气、协热下利、里虚、圊谷不止等变矣。解肌之法，无有出于桂枝一汤者也。

太阳病，先发汗不解，而复下之，脉浮者不愈。浮为在外，而反下之，故令不愈。今脉浮，故知在外，当须解外则愈，宜桂枝汤。

① 赵以德：元代医家，名良仁，字以德，号云居，浙江浦江人。著有《医学宗旨》《金匮方衍义》《丹溪药要》等书。

② 溢饮之证……第一义：语出赵以德《金匮玉函经二注》卷十二“痰饮咳嗽病脉证治”。

先已发汗，虽下之不为逆，然脉尚浮，浮为在外，而反下之，故令不愈。今脉浮，故知桂枝证未解也，复与桂枝汤，解其外则愈。

太阳病，脉浮紧，无汗，发热，身疼痛，八九日不解，表证仍在，此当发其汗，麻黄汤主之。此句旧在“阳气重故也”之下，今从郭白云《补亡论》订正。**服药已，微除，其人发烦目瞑，剧者必衄，乃解。所以然者，阳气重故也。**

寒邪沉滞在八九日而表证仍在，当发其汗。以无烦躁，则表阳盛而里无热，故不用大青龙而主以麻黄汤。微除，言病势虽减，而所减甚微，发烦目瞑而至剧，作衄之兆也。鼻为肺窍而主气，阳邪上盛，气载血行，而逆出于鼻，血亦汗类也，所以得随衄而散。

太阳病，脉浮紧，发热，身无汗，自衄者，愈。

此比上条之证为轻，以见自衄者不治自愈。

大讷按：伤寒脉浮紧，与麻黄汤发汗。医者不与，或与而药力微，不能发汗，邪无从出，故迫血妄行而成衄也，既衄矣，则不须治而自愈。

二阳并病，太阳初得病时，发其汗，汗先出不彻，因转属阳明，续自微汗出，不恶寒。若太阳病证不罢者，不可下，下之为逆，如此者可小发汗。设面色缘缘[①]正赤者，阳气怫郁在表，当解之、熏之。若发汗不彻，不足言阳气怫郁不得越，当汗不汗，其人躁烦，不知痛处，乍在腹中，乍在四肢，按之不可得，其人短气但坐，以汗出不彻故也，更发汗则愈。何以知汗出不彻？以脉涩故知也。

---

① 缘缘：接连不断。

二阳指太阳、阳明也。并者，归并之义。并之既尽，邪归一经；并之未尽，邪跨两经。当太阳初得病时，发其汗，汗彻而邪去，则不并于阳明矣。乃发汗不彻，因转属阳明，续自微汗出，不恶寒，是太阳欲罢而阳明内热将达于表，是可消息胃实而为治。若太阳证不罢而下之早，为治之逆也。如此者当须小发其汗，以彻未彻之表，方可一意于阳明。设使面色缘缘正赤，太阳邪盛，怫郁在表，毕竟当初全未发汗，是当用解剂，且兼熏法，从外蒸以助其汗。所以然者，阳气重故也。若但发汗不彻，阳气已经发越，何至怫郁乃尔。自是当汗不汗，邪壅于经，漫[①]无出路，故其人躁烦，痛无常处，或在腹中，或在四肢，究无实邪，故按之不可得，此是太阳本经表气大盛，并病中无此也。并病之邪滞于二阳之际，但见短气一证便可坐。以汗出不彻，其与阳气怫郁者不侔[②]矣。则解之、熏之之法，一无可用，当更其大发汗之剂为小发汗，斯为合法耳。脉涩者，表阳已不甚盛，徒以二阳之邪耗其阴而脉道不得宣扬，是以知其汗出不彻也。

脉浮数者，法当汗出而愈。若下之，则身重、心悸者，不可发汗，当自汗出乃解。所以然者，尺中脉微，此里虚，须表里实，津液自和，便自汗出愈。

“脉浮数者”句内已含尺中脉微意，故不云发汗，而但曰“法当汗出而愈”也。若下之，身重、心悸者，下后阴虚则怠倦，而心不宁也。治之虽反，而病变未甚，不必别施治疗之法，唯禁发汗以重损其阴，但当俟其津回，汗出而解。所以

① 漫：到处。

② 侔（móu 谋）：对应。

然者，以尺中脉微，本属里虚，今当安静守之，须表里实，自津回而邪散也。郭氏曰：此非有证而无治也，不用药，正是治法[①]。

脉浮紧者，法当身疼痛，宜以汗解之。谓发汗也。**假令尺中迟者，不可发汗。何以知之然？以营气不足、血少故也。**

脉浮紧，身疼痛，寒邪在表也，宜一以汗解之，谓当发汗也。假令尺中脉迟，则营血不足可知。《甲乙经》曰夺血者无汗[②]，故不可发汗。前条下后无甚变证，则不须治，此条在汗前，当见别证，故不定治法。

脉浮者，病在表，可发汗，宜麻黄汤。

大讷按：方中行曰：表，太阳也。伤寒脉本紧，不紧而浮，则邪见在表而欲散可知矣，发拓[③]而出之也。麻黄汤者，乘其欲散而拓出之也。

脉浮而数者，可发汗，宜麻黄汤。

太阳寒郁其气，无汗恶寒证，为在表也。前条之脉浮，此条之脉浮数，则脉皆在表，故皆可以麻黄汤发汗，岂必拘于浮紧哉？

脉浮而紧，浮则为风，紧则为寒，风则伤卫，寒则伤营，营卫俱病，骨节烦疼，可发其汗，宜麻黄汤[④]。

---

① 此非有证……正是治法：语出郭雍《仲景伤寒补亡论》卷四“太阳经证治上”。

② 夺血者无汗：语见皇甫谧《针灸甲乙经》卷一“营卫三焦”。

③ 发拓：发散扩充。

④ 脉浮而紧……宜麻黄汤：《伤寒论》未见本条条文。日本丹波元简《伤寒论辑义·辨太阳病脉证并治中》有此条，丹波元简云：“此一条，出宋版《可汗篇》及《玉函》《脉经》《千金翼》，正是本论原文。当在太阳篇中，今本系于脱漏。”

脉浮而紧，伤寒在表也，寒则该风。仲景于伤寒病中指出经纬，故云“浮则为风，紧则为寒，风则伤卫，寒则伤营”，是释营卫俱病之故。后人不知，遂有“中风见寒脉，伤寒见风脉”之谬。岂知中浅者，汗自出，宜桂枝以解肌；中深者，无汗，宜麻黄以发汗；汗不出而烦躁，宜大青龙以发汗。对证下药，尤为的确。至于脉浮缓、浮紧、浮数或脉但浮，人之素禀不同，何可拘泥哉？

病常自汗出者，此为营气和。营气和者外不谐，以卫气不共营气谐和故尔。以营行脉中，卫行脉外。复发其汗，营卫和则愈，宜桂枝汤。

此释风寒中卫，所以自汗出之故。营行脉中，卫行脉外，谓营深而卫浅也，浅则自汗出矣，是桂枝汤证也。郭白云曰：平人营卫之气，常自和也，设卫中于风而营不中于寒，是卫有邪气而营无邪气也。有邪气强，无邪气弱，一强一弱，故营不得与卫气谐和而独和，则卫气无所依，以慓悍之气，又以邪济之，两感盈溢，溪谷不能容。营深卫浅，卫气于皮肤间，不得内合于营，而外见隙穴，则出为自汗也。用桂枝汤以解其肌，则卫之邪气去。卫无邪气，则其气自然内与营和而汗止矣①。

病人脏无他病，时发热，自汗出而不愈者，此卫气不和也，先其时发汗则愈，宜桂枝汤主之。

脏无他病，虑周于病人之宿疾，如素有痞及淋家、汗家、衄家等类是也。时发热者，发热无定时也。自汗出而不愈，此

---

① 平人营卫……而汗止矣：语出郭雍《仲景伤寒补亡论》卷四“太阳经证治上”。

卫气不共营气谐和故也。先其时发汗者，迎其机而夺之，则易愈。若当其邪盛而与之争，则热愈炽而精神愦乱，不惟无益而反伤正气矣，故投药不可不审其时也。

伤寒脉浮紧，不发汗，因致衄者，麻黄汤主之。

自衄者愈，不须治也。若点滴不成流者，仍未解也，麻黄汤主之。

伤寒不大便六七日，头痛有热者，未可与承气汤。旧无“未可”二字，今从宋本《金匮玉函经》订正。**其人小便清者，知不在里，仍在表也，当须发汗，宜桂枝汤。**此句旧在“头痛者，必衄”下，今从宋郭白云《补亡论》订正。**若头痛者必衄。**

头痛者，邪上盛也，衄则自愈矣。

大讷按：伤寒不大便六七日，头痛有热，小便反清，则邪不在里而尚在表明矣，仍须发汗，宜用桂枝汤。若医不由此，致邪闭于经，无从而出，则亦如前条太阳病脉浮紧之迫血妄行而为衄矣。若先与桂枝汤，则表邪必散，头痛必愈，何致血妄行而为衄哉？

伤寒发汗已解，半日许复烦，脉浮数者，可更发汗，宜桂枝汤主之。

发汗已解与前服药微除参看。半日许复烦，亦阳气重故也。脉浮数者，本是浮紧，紧退而变数也。彼所感重则衄，此所感轻则不衄，故以桂枝汤解其余邪。伤寒解后，或以表疏而复为外风所袭，则亦用桂枝汤。郭白云曰：须言半日许者，以过此而复烦，即属劳复①，不用桂枝汤也②。

---

① 劳复：中医病名。伤寒、温热病瘥后，余邪未清，因过度劳累复发者。

② 须言……桂枝汤也：语见郭雍《仲景伤寒补亡论》卷四“太阳经证治上”。

凡病，若发汗，若吐，若下[1]，若亡津液，阴阳自和者，必自愈。

三部脉同等，为阴阳和。郭氏曰：言凡者，不止谓伤寒也。若伤寒未和者，当待其和，或须药，则随证治之[2]。

大下之后，复发汗，小便不利者，亡津液故也，勿治之，得小便利者，必自愈。

小便不利，以汗下亡津液故也，得小便利，则阴阳和可知矣。

大讷按：复，犹言反也。未汗而先下，已下而再汗，皆谓之反。既下又汗，即是重亡津液，小便自不利，非病变也，故曰勿治。若治以利小便，是反害之而增变矣，切须慎之、戒之！

下之后，复发汗，必振寒，脉微细。所以然者，以内外俱虚故也。

太阳既误下，复误汗，内外俱虚，而至振寒，脉微细，病已转属少阴矣。少阴为太阳之里，是太阳之根蒂也。太阳以阳为主，治不如法，阳盛则转阳明，阳衰则转少阳，阳虚则转太阴，若阳亡则转少阴矣。

下之后，复发汗，昼日烦躁不得眠，夜而安静，不呕，不渴，无表证，脉沉微，身无大热者，干姜附子汤主之。

此阳亡而转属少阴者也，脉在少阴则沉微，邪入少阴则烦躁。烦躁虽六经皆有，而多见于太阳、少阴者，太阳为真阴之标，少阴为真阳之本也。未经汗下而烦躁，属太阳，是烦为阳盛，躁为阴虚。汗下后而烦躁，属少阴，是烦为阳虚，躁为阴

---

① 若下：《伤寒论》原文“若下”后有“若亡血”三字。

② 言凡者……随证治之：语出郭雍《仲景伤寒补亡论》卷四“太阳经证治上”。

极。今先下后汗，于治为逆，而表证反解，内不呕渴，似乎阴阳自和，而实妄汗亡阳，所以虚阳扰于阳分，昼则烦躁不得眠，阳虚不得入于阴，故脉沉微而夜静，是真阳将脱而烦躁也。姜、附生用则力更锐，不用甘草则势更猛，是方比四逆为峻，回阳当急也。尤怡《潜居录》① 曰：三条均是汗下之后，然小便不利者，伤其阴也。振寒，脉微细者，阴阳俱伤也。昼日烦躁不得眠者，伤阳而不伤阴也。于此见病变之不同。②

干姜附子汤方

干姜一两　附子一枚，生用，去皮，破八片

上二味，以水三升，煮取一升，去滓，顿服。

发汗后，身疼痛，脉沉迟者，桂枝加芍药生姜各一两人参三两新加汤主之。

身疼痛者，表邪未尽也。脉沉迟者，营血不足也。故与桂枝汤以解汗后余邪，加芍药以益血，加人参、生姜以助正气而散邪。节成氏注。

桂枝新加汤方

桂枝汤内加白芍一两，通前三两为四两，加生姜一两，通前三两为四两，人参三两，以水七斗，煎至四升，去滓，适寒温，服一升，不必取汗。

发汗后，不可更行桂枝汤。汗出而喘，无大热者，可与麻黄杏仁甘草石膏汤主之。

---

① 尤怡潜居录：指尤怡读书及临证之余的心得笔记《医学读书记》一书。

② 三条均是……病变之不同：语见尤怡《医学读书记》卷中“伤寒杂论”。

发汗后，汗虽出而喘犹未除，虽无大热而热犹未罢，此时不可更行桂枝也，可与麻杏甘石汤彻其余邪。此与发汗过多而以桂枝固表者义不相悖也。

麻黄杏仁甘草石膏汤方

麻黄四两，去节　杏仁五十个，去皮尖　甘草二两，炙　石膏半斤，碎，绵裹

上四味，以水七升，先煮麻黄，减二升，去上沫，纳诸药，煮取二升，去滓，温服一升。

大讷按：汗后无大热而喘者，乃上焦余邪未尽，故不用桂枝而用此麻杏甘石汤也。又按：柯韶伯曰：石膏为清火之重剂，青龙、白虎皆赖以建功，然用之不当，适足以招祸，故青龙以无汗烦躁，得姜、桂以宣卫外之阳，白虎以有汗烦渴，须粳米以存胃中之液①。今但内热而无外寒，故不用姜、桂，喘不在胃而在肺，故不需粳米，其意重在存阴，不虑其亡阳也，故于麻黄汤去桂枝之监制，取麻黄之专开，杏仁之降，甘草之和，倍石膏之寒，除内蕴之实热，斯溱溱之汗出而内外之烦热与喘悉除矣。

发汗过多，其人叉手自冒心②，心下悸欲得按者，桂枝甘草汤主之。

发汗过多，则卫外之阳虚，一心似无外廓，故叉手自冒，且心下悸而欲得按也，桂枝甘草汤所以固表而和中。柯韵伯曰：桂枝本营分药，得麻黄、生姜，则令营气外发而为汗，从辛也；得芍药，则收敛营气而止汗，从酸也；得甘草，则补营气而养

---

① 石膏为……胃中之液：语本柯韵伯《伤寒附翼》卷上“太阳方总论”。

② 叉手自冒心：中医术语，证名。一只手张开按在心前。因汗出过多，损伤胸中阳气所致。

血，从甘也。故此方以桂枝为君，独任甘草为佐，以补心之阳，汗虽多而不至于亡阳，甘温相得，斯血气和而悸自平，与治心中烦、心下有水气而悸者迥殊，乃补心之峻剂也[1]。

桂枝甘草汤方

桂枝四两　甘草一两，炙

上二味，以水三升，煮取一升，去滓，顿服。

未持脉时，病人叉手自冒心，师因教试令咳，而不咳者，此必两耳聋无闻也。所以然者，以重发汗，虚故如此。

阳受气于胸中，发汗亡阳，胸中阳气不足，故病人叉手自冒心，又教试令咳，而不咳者，耳聋也。阳气虚，精气不得上通故尔。

发汗后，其人脐下悸者，欲作奔豚[2]，茯苓桂枝甘草大枣汤主之。

汗后，心下悸者，以心阳既虚，脐下动悸，肾邪欲上凌心，将作奔豚之象。茯苓、桂枝伐肾邪、泄奔豚；甘草、大枣助脾土以制肾。

茯苓桂枝甘草大枣汤方

茯苓半斤　甘草三两，炙　桂枝四两　大枣十五枚，擘

上四味，以甘澜水[3]一斗，先煮茯苓，减二升，纳诸药，煮取三升，去滓，温服一升，日三服。作甘澜水法，取水二斗，

---

① 桂枝……之峻剂也：语出柯韵伯《伤寒附翼》卷上"太阳方总论"。

② 奔豚：中医古病名。肾之积证，为五积之一。即肾脏阴寒之气上逆，或肝经气火冲逆，以有气从少腹上冲胸脘、咽喉，发时痛苦剧烈，心悸头晕，久而喘咳、骨痿、少气等为主要表现的疾病。

③ 甘澜水：中医术语，也称劳水。即把水放在盆内，用瓢将水扬起来、倒下去，如此多次，看到水面上有无数水珠滚来滚去便是。

置大盆内，以杓扬之，水上有珠子五六千颗相逐，取用之，不助肾邪也。

发汗后，腹胀满者，厚朴生姜甘草半夏人参汤主之。

发汗后，则邪已解矣。腹胀满，不关邪也，脾胃气虚，壅而为满，故以厚朴、姜、半醒脾而泄满，人参、甘草补正而和中。

厚朴生姜甘草半夏人参汤方

厚朴半斤去皮，姜汁炙　生姜切　半夏各半斤，洗　人参一两　甘草二两，炙

上五味，以水一斗，煮取三升，去滓，温服一升，日三服。

伤寒，若吐、若下后，心下逆满，气上冲胸，起则头眩，脉沉紧，发汗则动经，身为振振摇者，茯苓桂枝白术甘草汤主之。

治伤寒吐下不如法，皆能引动脏气，使外邪挟饮，上干心胸头目。至于脉沉紧而发汗，即不动脏，亦必动经，津液外亡，则经脉失养，无所主持，身为之动摇矣。此其误治不一，致变亦异，而皆主以苓桂术甘汤者，一以补土制木，一以固卫和营，治法虽同，其义不同也。

茯苓桂枝白术甘草汤方

茯苓四两　桂枝三两　白术二两　甘草二两

上四味，以水六升，煮取三升，去滓，分温三服。

发汗，若下之，病仍不解，烦躁者，茯苓四逆汤主之。

阴阳不相附则烦躁，而烦躁之中，又当以汗下之先后、表证之解不解为之详辨，则阴阳之瘥多瘥少不致混淆。夫先汗后下，于法为顺，而病仍不解，是妄下亡阴，阴阳俱虚而烦躁也。制茯苓四逆固阴以收阳，茯苓感太和之气化，不假根苗而成，

能补先天无形之气，安虚阳外脱之烦，故以为君。人参能回元气于无何有之乡，通血脉于细微之际，故以为佐。以人参佐茯苓，补下焦之元气，以干姜配生附，回下焦之元阳，调以炙草之甘，比四逆为缓，固里宜缓也。

茯苓四逆汤方

茯苓六两　人参一两　甘草二两，炙　干姜一两半　附子一枚，生用，去皮，破八片

上五味，以水五升，煮取三升，去滓，温服七合，日三服。四逆汤以补阳，加茯苓、人参以益阴。

发汗，病不解，反恶寒者，虚故也，芍药甘草附子汤主之。

成氏曰：发汗后病解，则不恶寒；病不解而表实，亦不恶寒。今反恶寒者，营卫俱虚也，芍药甘草附子汤以补营卫①。

大讷按：周禹载曰：既发汗，病不解者，知其身热尚在也，身热则不恶寒，今反恶寒，其为阳虚无疑矣。阳虚当用附子回阳，不宜用阴药敛阴，仲景乃以芍药主治，何耶？本是伤寒，即非误汗身热当解而不解者，知其为营气素虚之人，不宜径行发汗者也。盖营素虚则阳无偶，才一发汗而营卫交虚耳，尔时徒补其阴则恶寒愈甚，但回其阳则阴愈劫矣。若早用建中，而后发汗，岂至此哉？

芍药甘草附子汤方

芍药三两　甘草三两，炙　附子一枚，炮，去皮，破八片

上三味，以水五升，煮取一升五合，去滓，分温服。

发汗后，恶寒者，虚故也。不恶寒，但热者，实也。当和

---

① 发汗后……补营卫：语出成无己《注解伤寒论》卷三“辨太阳病脉证并治法”。

胃气，与调胃承气汤。

承上文又言汗后不恶寒，但热者，为里实，里实则转阳明矣。

太阳病，发汗后，大汗出，胃中干，烦躁不得眠，欲得饮水者，少少与饮之，令胃气和则愈。若脉浮，小便不利，微热消渴者，与五苓散主之。

太阳过汗一也，或伤胃中之液，或犯太阳之本，病机之变，由于人之脏气也。柏乡魏氏《本义》[①] 曰：发汗后，大汗出，所谓如水淋漓也。胃中津液受伤而干，因干而躁，因躁而烦，因烦躁而不得眠，此一串事也。于是标出欲得水饮，病情以见非传里之烦，不必妄生别治也，但少少与饮之，令胃气和则愈。又有饮水同，而迥非此证此治者，则太阳犯本也。脉浮微热，知其邪犹在经，饮水即消，消而犹渴，而又小便不利，知其热已入腑，是宜五苓两解也。仲景列为一条，婆心[②]切哉[③]！

大讷按：张洁古[④]曰：外证已解，邪传里而烦渴者，用白虎。今脉浮微热而渴，乃表邪未全解，故用桂枝之辛和肌表，苓术之甘淡以润虚燥也。

五苓散方

猪苓十八铢，去皮　泽泻一两六铢半　茯苓十八铢　桂半两　白术十八铢

上五味为末，以白饮[⑤]和服方寸匕，日三服，多饮暖水，

---

① 本义：即《伤寒论本义》，清代魏荔彤于1724年撰写。该书对《伤寒论》的注释颇详，且多有发明。

② 婆心：慈悲善良的心地。

③ 发汗后……婆心切哉：语本魏荔彤《伤寒论本义》卷之一“太阳上篇”。

④ 张洁古：金代医学家，名元素，易州（今河北易县）人。所著有《珍珠囊》《医学启源》等。

⑤ 白饮：米汁。

汗出愈。

发汗已，脉浮数，烦渴者，五苓散主之。

汗后，脉浮数，太阳表未解也；烦渴，则入腑矣，故主五苓两解之法。

伤寒汗出而渴者，五苓散主之。不渴者，茯苓甘草汤主之。

汗出而渴，已入腑矣；不渴者，未入腑也，但以茯苓、甘草、桂枝、生姜和卫气以解表。

茯苓甘草汤

茯苓二两　桂枝二两　甘草一两，炙　生姜三两，切

上四味，以水四升，煮取二升，去滓，分温三服。

中风，发热六七日不解而烦，有表里证，渴欲饮水，水入则吐者，名曰水逆，五苓散主之。

烦者，邪欲入里也。表，指太阳之表；里，指太阳之里。五苓，太阳两解表里之药也。里热甚则能消水，里热不甚不能消水，停积不散，因而吐出也。五苓之解表里，正所以散停饮。

大讷按：水逆者，饮水则吐；如不饮水，则不吐也。

发汗后，饮水多必喘；以水灌之亦喘。

饮水多而喘者，饮冷伤肺也；以水灌洗而喘者，形寒伤肺也。常器之[①]曰：可与麻黄杏仁甘草石膏汤也。

发汗后，水药不得入口，为逆。若更发汗，必吐下不止。

发汗亡阳，胃中虚冷，故水药入口即吐逆者，更发汗则愈

---

① 常器之：宋代医家，名颖士。尤长于伤寒之诊治，于《伤寒论》颇有研究，但其论著已亡，常氏关于《伤寒论》方面的研究论述赖南宋郭雍所著《伤寒补亡论》存其一二。常氏善守仲景方而活用之，对原论中未出方治诸条，常氏每取经方补之，而颇切当。

损阳气，胃气益虚，故吐下不止。方氏[①]曰：桂枝，甘药也；麻黄汤中有桂枝，亦甘药也，以发汗药皆有桂枝之甘，与胃家湿热之人不对也。水药不得入口为逆，乃得汤[②]则呕之甚者也，胃已受伤，又复以前药而重伤之，则吐下更无止期，是言桂枝之不对，以致深戒之意[③]。

发汗吐下后，虚烦不得眠。若剧者，必反复颠倒，心中懊侬[④]，栀子豉汤主之；若少气者，栀子甘草豉汤主之；若呕者，栀子生姜豉汤主之。

以汗吐下而致虚，虚则邪热乘于胸中，心阳不得降，肾阴不得升，是以烦耳。不得眠、反复颠倒、心中懊侬，备言烦热之状也。栀子，色赤象心，能降离中之阴；香豉，色黑象肾，能升坎中之阳。一升一降，而使胸中之邪热自散。少气加甘草，热伤气者，甘以补之也；呕加生姜，气上逆者，辛以散之也。

栀子豉汤

栀子十四枚，擘　香豉四合，绵裹

上二味，以水四升，煮栀子，得二升半，纳豉，煮取一升半，去滓，分温二服。

栀子甘草豉汤方

即前方加甘草二两，余依前法。

栀子生姜豉汤方

即前方内加生姜五两，余依前法。

---

① 方氏：明代医家方有执，著《伤寒论条辨》。

② 汤：热水。

③ 桂枝……深戒之意：语本方有执《伤寒论条辨》卷之一“辨太阳病脉证并治上篇”。

④ 懊侬：烦闷。

发汗，若下之而烦热，胸中窒者，栀子豉汤主之。

阳受气于胸中，发汗若下，使阳气不足，热乃客之，故烦热而胸中窒。栀子豉汤利其升降之气，所以解烦热而消胸中之窒。

伤寒五六日，大下后，身热不去，心中结痛者，未欲解也。栀子豉汤主之。

大下后，身热已去，而心中结痛者，结胸也；身热不去，心中结痛者，虚烦也。结胸为热结胸中，为实，热气已收敛于内，则外身热去。虚烦为热客胸中，未结为实，散漫为烦，是以身热不去。六七日为当解之时，而犹为虚烦，故曰未欲解也。栀子豉汤利其升降之气，则结消而热散矣。犹前条之义云尔。

伤寒下后，心烦、腹满、卧起不安者，栀子厚朴汤主之。

邪据胸腹之间，栀子厚朴汤上下分消之法也。

大讷按：程扶生曰：此治虚烦兼泄里实法也。下后，但腹满而不心烦，则邪气入里，为里实。但心烦而不腹满，则邪在胸，为虚烦。既烦且满，而卧起不安，则是邪凑胸腹之间，有无可奈何之象也，故取栀子以快涌其烦，而合厚朴、枳实以泄胸中之满，亦表里两解法。减香豉者，为其满，故欲泄而不欲和也。

栀子厚朴汤方

栀子十四枚，擘　厚朴四两，姜汁炙　枳实四枚，水浸，去穰①，炒

上三味，以水三升半，煮取一升半，去滓，分温二服。

伤寒，医以丸药大下之，身热不去、微烦者，栀子干姜汤主之。

丸药不能除热，但损正气。邪乘而留于胸中，则热不去而

① 穰（ráng 瓤）：同“瓤”，瓜、柑橘等内部包着种子的部分。

微烦，栀子干姜通寒热而和之。

大讷按：程扶生曰：此治虚烦兼温中法也。丸药者，巴豆、牵牛之属。大下之，徒伤中气而不能去邪。幸而表热未去，但见微烦，则急以栀子涌其热、干姜温其中，庶误下之邪不至深入也。

栀子干姜汤方

栀子十四枚，擘　干姜二两

上二味，以水三升，煮取一升半，去滓，分温二服。

栀子豉汤并非吐药，本文原无吐字，注家以瓜蒂散中有香豉而讹之也。胸中实，可以瓜蒂散吐之，此是汗吐下后虚烦，岂反用吐法以虚其虚乎？

凡用栀子汤，病人旧微溏者，不可与服之。

栀子性寒，又曲屈下行，故微溏者忌之。

大讷按：方中行曰：栀子酸寒而涌泄。病人旧微溏者，里气本虚而脏腑寒也。里虚则易涌，内寒则易泄，故此示禁①。

太阳病发汗，汗出不解，其人仍发热，心下悸，头眩，身瞤动，振振欲擗地②者，真武汤主之。

太阳中风，阳浮阴弱，汗出恶风，例虽曰发汗，义则实在解肌。服桂枝汤法曰：遍身絷絷，微似汗者益佳，不可令如水淋漓，病必不除。苟至如水淋漓，岂惟不除，多见亡阳而虚甚也。中虚则心悸，上虚则头眩，经虚则身瞤动。振振欲擗地者，形容其身无外护，欲得实地而据之之状。真武一汤，所以复阳而敛液也，方见《少阴篇》。尤怡《潜居录》曰：按此不特汗出亡阳之故，亦阴水之气上逆阳位所致，头眩，心悸，身瞤动，

① 栀子酸寒……故此示禁：语出方有执《伤寒论条辨》卷之二“辨太阳病脉证并治中篇”。

② 振振欲擗地：战栗欲仆倒于地。

皆其验也，故不用四逆而用真武。

咽喉干燥者，不可发汗。

咽喉干燥者，津液不足，故不可发汗。

淋家，不可发汗，发汗必便血。

膀胱聚热则淋，发汗则亡耗津液，必致小便下血。

疮家，虽身疼痛，不可发汗。

表虚血热则生疮，虽有身疼痛之表证，不可发汗，汗出则表愈虚，热甚生风，筋脉强直而致痉。

衄家，不可发汗，汗出必额上陷，脉紧急，直视不能眴，不得眠。

陷脉二字连读。衄者，血从鼻出也，虽伤寒不可发汗，汗出则上焦津液枯竭，必额上陷脉紧急，目视不能瞬，不得眠，皆发衄家汗所致也。

亡血家，不可发汗，发汗则寒栗而振。

亡血家，虽伤寒不可发汗。亡血发汗，则阴阳俱虚，故寒栗而振摇。

汗家，重发汗，必恍惚心乱，小便已，阴疼，与禹余粮丸。

方缺。常器之曰：禹余粮石一味，火煅，散服亦可。郭白云曰：禹余粮不可用石，石乃壳也①。汗乃心之液，汗家重发汗，则心血耗而心火盛，必恍惚心乱。心与小肠为表里，夺汗则无水，故小便已而阴中疼。禹余粮丸镇安其心神，即已治其小便矣。以上诸条，皆言伤寒应发汗之证。以其人有阴虚、少津液之宿疾，一犯外邪，阴津不足以供之发汗，正其所忌也。

---

① 禹余粮……石乃壳也：语出郭雍《仲景伤寒补亡论》卷四“太阳经证治上”。

补其不足，而化其所因，则邪自退，此仲景言外之旨，学者宜一会心焉。前条用桂枝汤发汗，必曰病人脏无他病，正此意也。

大讷按：禹余粮丸，许学士《本事方》云治水气腹胀之要药，朱丹溪亦云，而方咸厥。乃遍考方书，见宋陈无择《三因方》有之，疑即此也，然不敢漫入①是集，姑述之，以俟明哲者订正。

病人有寒，复发汗，胃中冷，必吐蛔。

有寒，谓有里寒也。伤寒家里有寒者，虽有应发汗证，法先温里，而反发汗以损其阳，则胃中寒必吐蛔也。

本发汗而复作“反”字看**下之，此为逆也；若先发汗，治不为逆。本先下之，而反汗之，为逆；若先下之，治不为逆。**

感而即病者为伤寒，其邪自表传里，法当先汗，而反先下之，治之逆也；若已汗而复下之，治不为逆也。逾时而发者为温病，其邪自里达表，法当先下，而反先汗之，治之逆也；若已下而复汗之，治不为逆也。

① 漫入：收录。

卷　二

辨太阳病脉证并治法下

伤寒，医下之，续得下利清谷不止、身疼痛者，急当救里；后身疼痛、清便自调者，急当救表。救里宜四逆汤，救表宜桂枝汤。

赵以德曰：病在表，医反下之，至清谷不止，以四逆汤救里。里气和，津液生，清便调，其表证身疼痛者尚在，则以桂枝汤救表。观此可见，清谷虽止，小便未调，犹未可救表也。何也？小便未调，则津液未生，津液未生，则里气未和，为谷气未充也。汗出于谷，谷不充则未可以强发汗也，发汗则亡阳之证作矣。愚按：下后里气虚寒，下利清谷不止而身疼痛者，亡津液而骨属不利也，故当救里，用四逆汤，以复阳而收阴。若下后身疼痛而小便清、大便调者，里气和而营卫不和也，故当救表，用桂枝汤，以固卫而和营。此太阳误下之后，表里虚实不同，两两开说，非谓先里而后表也。

病发热，头疼，脉反沉，若不瘥，身体疼痛，当救其里，宜四逆汤。

发热头疼，表证也，见表病而得里脉，则当瘥。若不瘥而身体疼痛，为内虚寒甚也，急当以四逆汤救其里寒。

大讷按：王宇泰曰：此为阳病得阴脉，若以发热体痛，证在太阳，迟投四逆，则病生他变矣。

太阳病，先下之而不愈，因复发汗，以此表里俱虚，其人因致冒，冒家汗出自愈。所以然者，汗出表和故也。得里未和，然后复下之。

冒者，蒙也，邪蒙幂而外蔽也，先下之不愈，而复发汗，治之不谛[①]，徒虚其表里，而邪无从出，其人因致冒。冒，固作汗之兆也，汗出则邪散而表和矣。里以二便言，或前，或后，得未和之候，而后施其治。

大讷按：冒为郁冒，忽如死人状，身不动摇，口闭目瞑，默不知人也，移时即寤。此由汗之过多而血少，气并于血，阳独上而不下，气壅不行，乃如死状，得气过血还，阴阳复故，则寤矣。此为郁冒。妇人更多此病，名为血厥，有云当用当归白薇散。

太阳病未解，脉阴阳俱停，必先振栗，汗出而解。但阳脉微者，当汗出而解；但阴脉微者，下之而解。若欲下之，宜调胃承气汤。

太阳病，久未得解，脉阴阳俱停，三部皆微也，正气虚而邪欲解，必振栗汗出者，所谓战汗而解也，是邪从表解也。若从里解，其必振栗，自下利可知矣。惟其三部皆微，故或从表或从里，未可定也。若但阳脉微，知必战汗而解；若但阴脉微，知必振栗，自下利而解。盖人身惟虚处容邪，亦惟虚处易出耳。若不自下利而欲下之，则调胃承气和之而已，无事大攻也。

血弱气尽，腠理开，邪气因入，与正气相搏，结于胁下。正邪分争，往来寒热，休作有时，默默不欲饮食。脏腑相连，其痛必下，邪高痛下，故使呕也。小柴胡汤主之。

《少阳篇》中，伤寒中风五六日，往来寒热，从太阳传变而来。此条劈头便说血弱气尽，腠理开，邪气因入，当是妇人新产或经水初净，腠理开疏之际，邪气因虚直入，遂得与正气分争，往来寒热也。邪在胆经而痛引肝分，是热入血室也，以脏

① 治之不谛：治不得法。

腑相连之故。治法但与小柴胡汤以解经邪，而牵连之脏邪亦解矣。少阳之邪有因误服攻里之药而下陷于肝经，寒热止而腰胁反痛甚者，仍以小柴胡升举之，使邪还半表，则蒸蒸汗出，或寒热复作而愈矣。

小柴胡汤方

柴胡半斤　半夏洗，半斤　黄芩　人参　甘草炙　生姜切，各三两　大枣十二枚，擘

上七味，以水一斗二升，煮取六升，去滓，再煎服，取三升，温服一升，日三服。

加减法：

若胸中烦而不呕，去半夏、人参，加瓜蒌实一枚。

若渴者，去半夏，加人参，合前成四两半，瓜蒌根四两。

若腹中痛者，去黄芩，加芍药三两。

若胁下痞硬，去大枣，加牡蛎四两。

若心下悸，小便不利者，去黄芩，加茯苓四两。

若不渴，外有微热者，去人参，加桂三两，温覆取微汗愈。

若咳者，去人参、大枣、生姜，加五味子半升，干姜三两。

服柴胡汤已，渴者，属阳明也，以法治之。

跟上伤寒中风条说来，凡柴胡证，其未服柴胡汤而渴者，则与柴胡汤去半夏，加瓜蒌根。其已服柴胡汤，表证除而渴者，是属阳明也。郭白云曰：仍与小柴胡汤，得其便坚，方可用调胃承气汤①。

得病六七日，脉迟浮弱，恶风寒，手足温，此正小柴胡证，

① 仍与……调胃承气汤：语出郭雍《仲景伤寒补亡论》卷五“太阳经证治下”。

邪在半表半里，未为实也。**医二三下之，不能食，而胁下满痛，面目及身黄，**误下则胃虚，故不能食；胁下满痛，水停也；面目及身黄，湿郁也。**颈项强，**表未解也。**小便难者，**湿不行也。**与小柴胡汤。后必下重，**后，谓大便。**本渴，饮水而呕者，**先渴后呕，为水停心下，此属饮家。**柴胡汤不中与也。食谷者哕。**

此与少阳之干呕不同。本是小柴胡汤证，以医屡下之，使胃气虚，不能消水，遂至水停胁下，小便难，身目黄，渴饮而呕，食谷而哕，此时柴胡汤已不中与矣。若以胁痛、呕哕，为柴胡证仍在，而却与小柴胡汤，则误矣，可必其大便下重，而绝不见升举之功也。

大讷按：小柴胡汤为和解之剂，亦微汗药也，若里虚胃寒，安可服乎？医不辨病在何经而妄投，必至误矣。假如病六七日，脉迟浮弱，恶风寒而手足温，则邪在半表里也。若二三下之，虚其胃气，自不能食，蕴热于内，蒸蒸于外，则胁满痛而面目身黄，外未解而颈项强，内亡津液而小便难，当另用和解法。若与小柴胡，复损其津液，必增下重矣，是宜深戒也。若本渴而饮水呕者，为停饮，治当解表散水。其食谷而哕者，为气逆停滞，柴胡俱不中与也，故古人有柴胡三禁之说。

伤寒四五日①，身热恶风，颈项强，胁下满②，手足温而渴者，小柴胡汤主之。

伤寒四五日，身热恶风，颈项强，太阳未解也。胁下满者，是太阳转属少阳之机也。以小柴胡汤与之，所以断太阳之来路。盖太阳之邪欲转属少阳，或少阳归并阳明，皆从胁转，故胁为

① 四五日：原作“五六日”，据《伤寒论·辨太阳病脉证并治下》及后注文改。

② 满：原作“痛”，据《伤寒论·辨太阳病脉证并治下》及后注文改。

少阳之枢，而小柴胡为枢机之剂。

伤寒，阳脉涩，阴脉弦，法当腹中急痛者，先与小建中汤；不瘥者，与小柴胡汤主之。

少阳之邪下陷于厥阴，是以阴脉弦而腹中急痛，所谓脏腑相连，其痛必下者也。若作里有虚寒，与小建中汤治之，不瘥也，以小柴胡汤升举其邪，斯为正治。柯韵伯曰：此亦肝乘脾也，先与小建中安脾，继与小柴胡疏木。小建中是桂枝汤加芍药以平肝、饴糖以缓急，为厥阴伤寒驱邪发表、和中止痛之神剂也。不瘥者，中气虚而不振，邪尚流连，继以小柴胡补中发表，令木邪直走少阳，使有出路，所谓阴出之阳，则愈也。亦是令厥阴转属少阳之机①。

伤寒中风，有柴胡证，但见一证便是，不必悉具。

此少阳经用药凡例也。

凡柴胡汤病证而下之，若柴胡证不罢者，复与柴胡汤，必蒸蒸而振，却发热汗出而解也。

本柴胡汤病证而误以他药下之，邪气内陷则寒热不作矣。若柴胡证有不罢者，复与柴胡汤升举之，俟邪还于表，必蒸蒸而振，却发热汗出而解也。若使柴胡证全罢，谁复知其潜藏隐伏之病而药之耶！大抵少阳下陷之邪，不入于脾，即入于肝。盖土为木制，肝与胆连也，则有腹痛、腰痛、痞结等变，迁延日久，投药万无一当，幸则留为痼疾。是在智能之士审其致变之由，得其所犯之逆，而施拔本塞源②之治，要不出于复与小柴胡之意而加减出入，与病情委蛇相就③，则庶乎其可矣。然

① 此亦肝……少阳之机：语出柯韵伯《伤寒论翼》卷下“厥阴病解”。

② 拔本塞源：比喻从根本上解决问题。

③ 委蛇相就：相顺应。此指顺应病情。

则，仲景当日立法示禁，其可犯乎？

伤寒二三日，心中悸而烦者，小建中汤主之。

二三日，邪未传里也。气虚而心悸，血虚而心烦，是其人本虚也。与小建中汤先建立其中气，而后施伤寒之治，则不至有汗漏亡阳之患矣。

小建中汤方

桂枝　甘草炙　生姜切，各三两　芍药六两　大枣十二枚，擘　胶饴一升

上六味，以水七升，煮取三升，去滓，纳胶饴，更上微火消解，温服一升，日三服。呕家不可用建中汤，以甜故也。

太阳病，过经十余日，反二三下之，后四五日，柴胡证仍在者，先与小柴胡汤。呕不止，心下急，郁郁微烦者，为未解也，与大柴胡汤下之则愈。

太阳病，以日数多而下之，表邪未罢，故云反也，不必鉴定是承气枳朴之类，亦是下药三误。承气而不致变者，未之有也。后四五日，柴胡证仍在，则二三日前原有少阳证可知。今屡下邪陷，似可即行大柴胡两解之法，然宜先与小柴胡，提其邪出半表，若呕止小安，为欲解，即不必用大柴胡矣。若呕不止，则少阳之表邪犹在。心下急，郁郁微烦，则少阳之里热方盛，为未解也，然后以大柴胡汤两解之，斯为合法矣。

大柴胡汤方

柴胡半斤　黄芩三两　芍药三两　半夏半升，洗　枳实四枚，炙　生姜五两，切　大枣十二枚，擘

上七味，以水一斗二升，煮取六升，去滓，再煎，温服一升，日三服。

心下急，郁郁微烦，是气分之邪，不属有形，论中亦无大便硬、不大便之文，大柴胡乃气分之下药，不关胃也。后人因下之二字，而妄加大黄，谬矣！柯氏论之甚详，削去大黄，以复仲景原方，今从之。

伤寒十三日不解，胸胁满而呕，日晡[①]所发潮热已而微利。此本柴胡证，下之而不得利。今反利者，知医以丸药下之，非其治也。潮热者，实也，先宜小柴胡汤以解外，后以柴胡加芒硝汤主之。

成氏曰：伤寒虽已十三日，而邪犹在半表半里，故胸胁满而呕，此为柴胡证。当时若下柴胡汤，则更无潮热、自利。医反以丸药下之，虚其肠胃，邪气乘虚入腑，日晡所发潮热，热已而微利也。潮热虽为热实，然胸胁之邪未已，故先与小柴胡以解外，后与柴胡加芒硝以下胃热[②]。赤按：下药与表药同行者，以未离表也。柴胡加芒硝汤，是下少阳胆腑之实热，故用芒硝；大柴胡是下少阳无形之邪，故无大黄。

柴胡加芒硝汤方

于小柴胡方内，加芒硝六两，余依前法。不解更服。

大讷按：周禹载曰：外证未除，本当以柴胡主治，然已利矣，而复加芒硝者，何耶？盖医以大辛热之药取快攻下，是以火济火而热更结，欲利而愈不快矣，故用芒之大寒者以荡毒热，则庶乎其可也。

伤寒十三日，过经，谵语者，以内有热也，当以汤下之。若小便利者，大便当硬，而反下利，脉调和者，知医以丸药下之，非其治也。若自下利者，脉当微厥，今反和者，此为内实

---

① 日晡：指申时，即下午三时至五时。

② 伤寒虽……以下胃热：语出成无己《注解伤寒论》卷三“辨太阳病脉证并治法”。

也，调胃承气汤主之。

过经不解而谵语，当以大柴胡通表里而下之，乃其治也。若小便利者，大便当硬而反下利，以其脉和，知非里寒，乃医以丸药下之，为非其治耳。若里寒自利，脉当微厥，今脉反和，明为丸药所误，邪热乘胃而为协热利也，故与调胃承气下其胃热。

太阳病不解，热结膀胱，其人如狂，血自下，下者愈。其外不解者，尚未可攻，当先解外。外解已，但少腹急结者，乃可攻之，宜桃核承气汤。

太阳位最高，膀胱居太阳之下极，为太阳司血者也。太阳阳邪下陷，入于膀胱，热与血结，是为热结膀胱。邪淫血海，神魂不宁，不狂而有似乎狂，其血自下者，热随血出而自愈。若其血蓄而不行，势必攻之。然外不解者，尚未可攻，当先解外。外解已，但少腹急结者，乃可攻之，用桃仁入承气以达血，所加桂枝以分解外邪，正恐外邪或有未解，其血得以留恋不行耳。此太阳随经瘀血之轻剂也。

桃核承气汤方

桃仁五十个，去皮尖　桂枝二两　大黄四两　芒硝二两　甘草二两，炙

上五味，以水七升，煮取二升半，去滓，纳芒硝，更上火微沸。下火，食前温服五合，日三服，当微利。

大讷按：程扶生曰：此方于调胃承气中加桃仁，欲其直达血所也，加桂枝以通血脉，兼以解太阳随经之邪也。又按：喻嘉言①曰：

---

① 喻嘉言：即明末清初著名医家喻昌，字嘉言，江西南昌新建县人，著有《寓意草》《尚论篇》《医门法律》等著作。

桃仁承气汤用桂枝解外，与大柴胡汤解外相似，益见太阳随经之热非桂枝不解耳①。

伤寒八九日，下之，胸满，烦惊，小便不利，谵语，一身尽重，不可转侧者，柴胡加龙骨牡蛎汤主之。

胸为太阳之里，阳明、少阳之表，身半以上之枢也。伤寒八九日，表热未解，误下而致胸满，虽无痞结，而邪逼心君，神明几乎不守。正虚邪滞，病端至于旁见而侧出，皆从枢机而发，必从枢机而解，重任柴胡一味，且以柴胡名汤，以其为枢机之药也。若夫铅丹、龙、牡之安神而镇惊烦，桂枝、姜、枣之和营而去身重，大黄之和胃而止谵语，苓、半之化气而利小便，悉藉人参之大力，为之握枢而运，而桂枝不得擅其发表之权，大黄亦自泯其攻下之能，盖不失为从中治也。可谓处方之神化者矣。

柴胡加龙骨牡蛎汤方②

柴胡四两　半夏二合，洗　人参　龙骨　牡蛎煅　铅丹　茯苓　桂枝　生姜以上各一两半　大黄二两　大枣六枚

上十一味，以水八升，煮取四升，纳大黄，切如棋子，更煮一二沸，去滓，温服，一服一升。

大讷按：程扶生曰：下而心烦腹满，治以栀、朴，为邪入腹也。下而胸满烦惊，治以龙、牡，为邪入心也。因火劫而致烦惊，治以桂枝龙牡，挽心阳之外越也。因下而致烦惊，治以柴胡龙牡，解心阳之内塞也。大小陷胸以高下缓急别之，诸泻心汤以寒热虚实辨之。半、苓治痰，芩、连降

① 桃仁承气汤……不解耳：语出喻嘉言《尚论篇》卷一“太阳经上篇”。

② 柴胡加龙骨牡蛎汤方：《伤寒论》原文本方为十二味药，有“黄芩一两半”。

逆，栀、豉涌虚烦，参、附回阳虚，下后大法，备于斯矣。

伤寒，腹满，谵语，寸口脉浮而紧，此肝乘脾也，名曰纵，刺期门。

厥阴伤寒有乘脾、乘肺二证，最当详辨。腹满谵语，似胃家实，然寸口脉浮而紧，为得弦脉，弦为肝脉，非阳明脉也。《内经》曰：诸腹胀大，皆属于热。又曰：肝气盛则多言。乃知腹满谵语，为肝邪盛而乘脾。木行制土为直，故名曰纵。期门者，肝之募，刺之以泻肝经盛邪。

伤寒发热，啬啬恶寒，肺病也。**大渴欲饮水，**肝气胜。**其腹必满，**肝行乘肺，水不得行。**自汗出，小便利，其病欲解，此肝乘肺也，名曰横，刺期门。**

发热恶寒，似太阳之表，此却为肺病者，肺主皮毛，肝邪侮之，亦发热恶寒也。未经大汗而大渴，非转属阳明；未经妄下而腹满，非转属太阳。盖以木邪亢极，水精不上归于肺，故大渴。肺不能通调水道，故腹满，是侮所不胜，寡于畏也。金行制木，木反乘金，为不直，故名曰横。刺期门，使肝肺气平，外作自汗出，内为小便利，则病为欲解。

大讷按："自汗出，小便利，其病欲解"三句是已得汗出便利，内外皆解矣，何复用刺？刺期门三字是补出从前治法，非已愈而尚须刺也。

太阳病二日，反躁，反熨其背而大汗出，大热入胃，胃中水竭，躁烦，必发谵语。十余日，振栗、自下利者，此为欲解也。故其汗从腰以下不得汗，欲小便不得，反呕，欲失溲，足下恶风，大便硬，小便当数，而反不数及不[①]多，大便已，头

① 不：原脱，据《伤寒论·辨太阳病脉证并治下》原文补。

卓然[1]**而痛，其人足心必热，谷气下流故也。**

二日邪在表，不当发躁而反躁者，热气行于里也。火熨逼汗，则火邪入胃，胃中水竭，躁烦，必发谵语，连延十余日，振栗，自下利者，阴气得复，火邪得泄，方为欲解。所以然者，邪从外散则易，从下走则难，溯十余日以来，病情惟在腰以下不得汗，故欲解而不能即解。其欲小便不得者，阳邪闭窍也。反呕者，邪欲上越也。欲失溲者，邪欲从前阴出也。足下恶风，大便硬，小便当数而反不数，阴气复而津液回，乃得振栗下利，而邪气尽从大便泄出。然后身半以下之阴气得升，则头卓然而痛。身半以上之阳气得降，则谷气下流而足心必热，欲愈之状。且如病状亦可见火邪，为疟之甚也。参《尚论篇》。

太阳病中风，以火劫发汗，邪风被火热，血气流溢，失其常度，两阳风火**相熏灼，其身发黄，**热发于外。**阳盛则欲衄，**热搏经络，迫血上行。**阴虚则小便难，**热搏于内，阴虚内热。**阴阳俱虚竭，身体则枯燥，**热消血气，不能营于身体。**但头汗出，剂颈**[2]**而还，**热气炎上，搏阳而不搏于阴。**腹满微喘，**热气内郁，**口干咽烂，**火热上熏，**或不大便，久则谵语，**热气入胃，消耗津液，胃中燥热则发谵语，**甚者至哕，**病深者，其声哕。**手足躁扰，捻衣摸床，**火热太甚，则手足扰乱。**小便利者，其人可治。**

津液未竭，犹为可治。此举火劫发汗之弊，以示非伤寒之正治，其致变有如此之甚者。末揭“小便利者可治”一句，以见此证之可治不可治全在津液之存否耳。“邪风被火热”，至“失其常度”，是函盖全条语也。“发黄”以下，乃拟其变而备

---

① 卓然：突然。

② 剂颈：齐颈。剂，《说文》：“剂，齐也。”

言之，非谓一人一时悉具其变也。

伤寒脉浮，医以火迫劫之，亡阳，必惊狂，起卧不安者，桂枝去芍药加蜀漆牡蛎龙骨救逆汤主之。

无论中风、伤寒，火劫非法也，非火热伤阴，如上条即逼汗亡阳而惊狂也。汗乃心之液，汗多亡阳，则心神浮越，故惊狂而起卧不安也。桂枝解未尽之表邪，芍药益阴，非亡阳所宜，故去之，加蜀漆之辛以散火邪，龙骨、牡蛎之涩以固阳气，否则奔豚发矣。尤怡《潜居录》曰：火劫亡阳，惊狂。阳者，心之阳。火气通，心神被迫而不守也，与发汗亡阳不同。发汗者，动其肾，则厥逆、筋惕肉瞤，故当用四逆。被火者，伤其心，则惊狂、卧起不安，故当用龙牡也。

桂枝去芍药加蜀漆牡蛎龙骨救逆汤方

桂枝三两　甘草二两　牡蛎五两　龙骨四两　蜀漆三两　生姜三两　大枣十二枚，擘

上以水一斗二升，先煮蜀漆，减二升，纳诸药，煮取三升，去滓，温服一升。

形作伤寒，其脉不弦紧而弱。弱者必渴，被火者必谵语，弱者发热，脉浮者，解之当汗出愈。

形作伤寒，发热也，脉不弦紧而弱。弱者，发热也。脉弱而发热，是里热也。里热者，必渴。若被火气，火邪入胃，必发谵语。弱者发热而倘得脉浮，则邪还于表矣，当以辛凉解散，使汗出愈。常器之曰：可救逆汤。

太阳病，以火熏之，不得汗，其人必躁；到经不解，必清血，名为火逆。

阴虚被火，不得汗，邪无从出，其人必发躁；到经不解，必清血，此火邪迫血下行也。清作圊，厕也。

大讷按：郭白云曰：宜犀角地黄汤。

脉浮，热甚，而反灸之，此为实。实以虚治，因火而动，必咽燥、唾血。

脉浮热甚，此为表实，反灸之，是实以虚治也。血因火动，可必其咽燥、唾血，此火邪迫血上行也。常器之曰：可救逆汤。

微数之脉，慎不可灸。因火为邪，则为烦逆。追虚逐实，血散脉中，火气虽微，内攻有力，焦骨伤筋，血难复也。

微数之脉为热，慎不可灸也。因火为邪，则为烦逆，灸以追虚，而乃以逐热，热则伤血，加以火气，使血散脉中，不能濡润筋骨，故曰火气虽微，内攻有力，焦骨伤筋，血难复也。

脉浮，宜以汗解，用火灸之，邪无从出，因火而盛，病从腰以下必重而痹，名火逆也。

火性炎上，腰以下阴气独治，故重而痹。

欲自解者，必当先烦，烦乃有汗，随汗而解。何以知之？脉浮，故知汗出解也。

欲自解而先烦，汗出之兆也。脉浮，故知汗出解也。若脉不浮则烦，为入里矣。火邪诸条，亦有在表在里之不同。

烧针令其汗，针处被寒，核起①而赤者，必发奔豚。气从少腹上冲心者，灸其核上各一壮，与桂枝加桂汤，更加桂二两。

烧针发汗，损阴血而惊动心气。针处被寒，气聚而成核。心气虚而肾气乘之，必发奔豚，气从少腹上冲心是也。先灸核上以散寒，次与桂枝加桂汤，以泄奔豚之气。节成氏注。

桂枝加桂汤方

于桂枝汤方内，更加桂二两，共五两，余依前法。

---

① 核起：谓患处像坚硬的果核一样隆起。

火逆，下之，用烧针烦躁者，桂枝甘草龙骨牡蛎汤主之。

用灸以取汗，不得汗而致火逆，以下除之，而邪仍不服，又加烧针，火与邪逼，故生烦躁。治病当求于本，仍以桂枝、甘草辛甘发散其邪，加龙骨、牡蛎者，以飞腾之性，从潜伏之性，而同归海底，则逆气收而躁乃静矣。

桂枝甘草龙骨牡蛎汤方

桂枝一两　甘草　龙骨　牡蛎熬，各二两

上为末，以水五升，煮取二升半，去滓，温服八合，日三服。

太阳伤寒者，加温针，必惊也。

火先入心，心主血而藏神，血如水也，神如鱼也，火热汤沸，则鱼惊跃不安矣，肾气因而乘之，其将作奔豚乎！

太阳病，当恶寒发热，今自汗出，反不恶寒发热，关上脉细数者，以医吐之过也。一二日吐之者，腹中饥，口不能食；三四日吐之者，不喜糜粥，欲食冷食，朝食暮吐，以医吐之所致也，此为小逆。

太阳表证，有发汗解肌之法，全不伤动胃气，舍此而妄用吐法，吐中原有发散之义，故不恶寒发热，然已伤动胃气矣。关上脉，脾胃之部位也，细则为虚，数则为热，所以知其误吐也。一二日表邪尚寒，吐之则表寒乘虚入胃，故腹中饥而不能食。三四日表邪成热，吐之则表热乘虚入胃，故不喜糜粥，欲食冷食。朝食暮吐者，食晨入于胃，以胃虚不能克化，至暮胃气行里，与邪气相搏，则胃气反逆而食吐出矣。病变由于误治，而要未为大逆，当静调以俟余邪之自去，胃气之自复。参成、方二家。

太阳病吐之，但太阳病当恶寒，今反不恶寒，不欲近衣，

此为吐之内烦也。

此亦误吐之变。太阳本恶寒，今反不恶寒，不欲近衣，邪热乘虚入胃，外不显热，而热在里，故为内烦。

病人脉数，数为热，当消谷[1]引食，而反吐者，此医发其汗，令阳气微、膈气虚，脉乃数也。数为客热，不能消谷，以胃中虚冷，故吐也。

本热而脉数，则能消谷引食。阳受气于胸中，今以发汗，令阳气微、膈气虚，则为客热而脉数也。客热不能消谷，故脉数而反吐也。

太阳病，过经十余日，心下温温欲吐[2]而胸中痛，大便反溏，腹微满，郁郁微烦。先此时，自极吐下者，与调胃承气汤；若不尔者，不可与。但欲呕，胸中痛，微溏者，此非柴胡证，以呕故知极吐下也。

心中温温欲吐，郁郁微烦，胸中痛，当责邪热客于胸中。大便反溏，腹微满，则邪热已下于胃也。日数虽多，未经吐下，邪传表里之间，未可下，当与柴胡汤，以除上中二焦之邪。若其先曾极吐下者，邪气乘虚入胃为实，宜调胃承气以下胃热。若使不由吐下，则不可与也。但此之欲呕等证实由吐下而来，非柴胡证也。何以知之？以呕故知其损伤胃气，邪气乘虚入胃为实也，调胃承气汤之证也。参成氏注。

太阳病，六七日表证仍在，脉微而沉，反不结胸，其人发狂者，以热在下焦，少腹当硬满，小便自利者，下血乃愈。所以然者，以太阳随经，瘀热在里故也。抵当汤主之。

① 消谷：中医病证名。指食物入胃肠很快消化。

② 温温欲吐：中医术语，形容胃脘间有恶心感欲吐又吐不出。

太阳主上不主下，主表不主里，下焦与里指膀胱也。以在太阳，故虽瘀热在里，而表证仍在，所谓随经者也。膀胱居太阳之下极，故脉微而沉，以脉微而沉，知其在太阳之里。以少腹满，小便利，知为血证。若少腹满，而小便不利，则又属上焦之气化不行，为五苓证，而非血证矣。然表证仍在，何不先解其外？攻药中何不兼用桂枝？盖以脉微而沉，又不结胸，知邪不在上焦也。抵者，至也。水蛭、虻虫攻坚而破瘀；桃仁、大黄润滞而推热。太阳随经瘀热之重剂，至当不易之定法也。

抵当汤方

水蛭三十个，熬　虻虫三十个，熬，去翅足　大黄三两，酒浸　桃仁二十个，去皮尖及双仁者

上四味，以水五升，煮取三升，去滓，温服一升，不下再服。

太阳病，身黄，脉沉结，少腹硬，小便不利者，为无血也。小便自利，其人如狂者，血证谛也，抵当汤主之。

言身黄、脉沉结、小腹满三者，本为下焦蓄血之候，然尚与发黄之证相邻，必如上条之小便自利，其人如狂者，而后血证始谛也。盖胃中瘀热，与膀胱瘀血，俱有身黄脉俱沉结，小腹俱满，但以小便利不利为分别耳。

伤寒有热，少腹满，应小便不利。今反利者，为有血也，当下之，不可余药①，宜抵当丸。

膀胱瘀热，小便不利，则少腹满，为无形之气病，必膀胱之气化自行。而少腹满者，允为有形之蓄血。此二条反复辨证，

---

① 不可余药：意为不可用其他的方药。

见血证为重证，抵当为重药，恐人辨认不清，故重申其义。如此易汤为丸者，热虽盛而未狂，小①腹满而未硬，宜小其制，以缓治之耳。尤怡《潜居录》曰：利水、逐血，为治膀胱两大法门。利水分清、温，五苓、猪苓是也；逐血分微、甚，桃仁承气、抵当汤丸是也。

抵当丸方

水蛭二十个　虻虫二十五个　大黄三两　桃仁二十个，去皮尖

上四味，杵分为四丸，以水一升，煮一丸，取七合服之，晬时，当下血。若不下，更服。

大讷按：程郊倩曰：夫满，因热入气分而蓄及津液者，应小便不利，今反利者，则知其所蓄，非津液也，乃血也。血因热而满结，故用抵当汤，变易为丸，煮而连滓服之，使之直达血所，以下旧热，荡尽新瘀，乃除根耳②。又按：周禹载曰：药不易也，分数则减，服法亦殊，变之为丸。特以汤者，荡也；丸者，缓也。本证较前条为轻，则法不得概施，然犹不离乎汤煮而连滓服之，其所欲缓不缓，不荡而荡之意欤！故云不可余药，谓桃仁承气则不足，抵当汤复过之，酌于二者之间而得其中矣。晬时，周时也③。

太阳病，小便利者，以饮水多，必心下悸。小便少者，必苦里急也。

太阳病，小便利者，以饮水多，必心下悸，心为火脏，受制于水也。饮水多而小便少者，必苦里急，水停不行，故苦里急也。

---

① 小：据上文当为“少”。

② 夫满……乃除根耳：语见吴谦《订正仲景全书伤寒论注》卷二“辨太阳病脉证并治中篇”。

③ 药不易也……周时也：语见周扬俊《伤寒论三注》卷二“太阳中篇”。

大讷按：太阳初病，不欲饮水，若欲传阳明，便欲饮水，此其常也。今太阳初病，即饮水多，必其人本自胃热可知。设胃阳不衰，则所饮之水必能敷布于外，作汗而解。今胃阳虚而饮水多，虽小便利，亦必停于中焦而为心下悸。若小便少，则水必更停下焦而苦里急矣。

问曰：病有结胸，有脏结，其状何如？答曰：按之痛，寸脉浮，关脉沉，名曰结胸也。何谓脏结？答曰：如结胸状，饮食如故，时时下利，《玉函经》作小便不利。**寸脉浮，关脉小细沉紧，名曰脏结。舌上白苔滑者难治。**

成氏曰：结胸者，邪结在胸；脏结者，邪结在脏。二者皆下后邪气乘虚入里所致。下后邪气入里，与阳相结为结胸，以阳受气于胸中故尔；与阴相结为脏结，以阴受之，则入五脏故尔[①]。喻嘉言曰：脏结一证，难于辨识，借结胸以详其脉证，而明外邪盛者为难治。其脉之寸浮关沉，与结胸无异。而脏结之关沉更加小细紧者，以关居上下二焦之界，外邪由此下结，内邪由此上干，实住来之要冲，所以病在下而脉反困于中也。此证全以外受之邪定轻重。舌上有白苔滑，则所感沉重，其互结之势方炽，单表单里与表里两解之法俱不可用，故云难治。然温中散邪，俾阴气渐下而内消，客邪渐上而外散，则良工之为，其所难乎[②]！常氏[③]曰：可刺关元穴[④]。

---

① 结胸者……则入五脏故尔：语见成无己《注解伤寒论》卷四“辨太阳病脉证并治法”。

② 脏结一证……其所难乎：语出喻嘉言《尚论篇》卷一“太阳经中篇”。

③ 常氏：即常器之，宋代医家，名颖士。南宋绍兴二十四年（1154）为国医，尤长于伤寒之诊治，于《伤寒论》颇有研究，其论著已失，但南宋医家郭雍所著《伤寒补亡论》，多取朱肱、庞安时、常器之三家之言。

④ 可刺关元穴：语见郭雍《仲景伤寒补亡论》卷五“太阳经证治下”。

脏结无阳证，不往来寒热，一云寒而不热。**其人反静，舌上苔滑者，不可攻也。**

言当脏结之时，表已罢除，故无阳证。痞虽在胁下，乃素常所有，非少阳传邪，故不往来寒热。其人反静，无阳明之谵妄也。既无表里之证，而舌上仍有苔滑，此为何故？则以外感之阳邪挟痞气而反在下，素痞之阴寒挟热势而反在上，所谓丹田有热、胸中有寒也。热反在阴，寒反在阳，阴阳悖逆，故不可攻，是则调其阴阳，使之相入。苔滑退而攻之，则庶几乎？

大讷按：别本注曰：脏结无三阳证，不发热，无太阳也。不往来寒热，无少阳也。其人反静，无阳明也。舌苔滑白，胸中有寒，故可温不可攻也。又按：程扶生曰：经于脏结，白苔滑者，只言难治，未尝言不可治也；只言脏结无热、舌苔滑者不可攻，未尝言脏结有热、舌苔不滑者亦不可攻也。意者丹田有热、胸中有寒之证，必有和解其热、温散其寒之法。俾内邪潜消、外邪渐解者，斯则为良工之苦心乎！

病发于阳，而反下之，热入因作结胸。病发于阴，而反下之，因作痞。所以成结胸者，以下之太早故也。

三阳入胃为阳结，则宜下；三阴入胃为阴结，亦宜下。下早均谓之反。三阳未全入胃而反下之，热入而作结胸，则有大小陷胸等证；三阴未全入胃而反下之，亦成虚热虚痞，则有五泻心等证。作痞不言热，入阴经无热入也。末句言结胸而不及痞者，省文也。然发于阳而下早，未尝无痞；发于阴而下早，亦有结胸。病机变幻，良由人之气体不同，是故君子道其常而善学者贵通其变也。程郊倩曰：病发于阳者，从发热恶寒而来，或热多寒少者，亦是也。脉浮而动数，是未下时之来路，下之而表热内陷，遂为膻中之阳所格，两阳相结，因作结胸。结胸为实邪，故硬而痛。病发于阴者，从无热恶寒而来，或寒多热少者，亦是也。脉浮而紧，是未下时之来路，下之而阴邪内陷，亦为膻中之阳所拒，阴阳相搏，因作痞。痞为虚邪，故或硬或不硬，而总不痛。然痞虽属阴邪，亦有表里之分。属表者，紧反入里之谓；属里者，无阳独阴之谓。故痞证虽有干呕、烦躁，皆因邪扰而无热入也。结胸则热，因邪陷而入，入则热与液结而成实矣，以其人津液素盛也。痞证误在下，结胸误在下之太早。

太阳病，脉浮而动数，浮则为风，数则为热，动则为痛，数则为虚。头痛发热，微盗汗出而反恶寒者，表未解也。医反下之，动数变迟，膈内拒痛①，胃中空虚，客气动膈，短气躁烦，心中懊侬，阳气内陷，心下因硬，则为结胸，大陷胸汤主之。若不结胸，但头汗出，余无汗，齐颈而还，小便不利，身必发黄也。

病在太阳，其脉自浮动数，从浮虚上见，而头痛发热，汗出恶寒，脉证俱为在表。太阳本有汗，而曰盗汗；本恶寒，而曰反恶寒，因其持久而云也。医反下之，而动数变迟者，以其胃中空虚也。浮独不改，以邪乘阳分，脉不得沉也。膈内拒痛，以客气动膈之故。短气躁烦，心中懊侬，备见心君之不宁，皆是客气动膈之见证。膈中之气与陷内之邪两相格斗，津液无从散布，心下因硬，乃为结胸。邪因下而入膈，是为开门入盗，自不得不开门放出，门虽在肠胃之下口，而关钥仍在于膈上，承气非所用也。于是以大黄推陷廓清②之才，佐芒硝咸以软坚

---

① 膈内拒痛：中医证名，指胸膈部位疼痛拒按。

② 推陷廓清：摧毁肃清。

之力，甘遂引之而直达饮所，荡涤心胸之邪，而肠胃特其借径，绝不伤动中下二焦，此大陷胸汤之制也。若邪陷于胃而不结胸，则为变之轻者矣。湿热蒸黄另有专条，故不出其治。

大陷胸汤方

大黄六两　芒硝一升　甘遂一钱，为末

上三味，以水六升，先煮大黄，取二升，去滓，纳芒硝，煮一两沸，纳甘遂末，温服一升，得快利，止后服。

大讷按：王宇泰曰：低者举之，高者陷之，以平为正。结胸为高邪，陷下以平之，故曰陷胸。利药之中，此为驶剂①。伤寒错恶，结胸为甚，非此不能通利，剂大而数少，须其迅速分解邪结也②。方中行曰：陷胸汤平邪荡寇，将军之职也，以大黄为君；咸能软坚，以芒硝为巨；彻上彻下，破结逐水，以甘遂为佐。惟大实者，乃为合法，如挟虚或脉浮者，不可轻试③。

伤寒六七日，结胸热实，脉沉而紧，心下痛，按之石硬者，大陷胸汤主之。

热实而结胸者，不因误下，亦无液聚，胸为太阳之里，六七日表热陷入，热聚于此，而心下痛，按之石硬也。结胸证，关脉本沉，此复加紧者，因痛得之耳。亦从清阳之分，一下其热，而结气自开，故以大陷胸汤主之。

大讷按：汪琥曰：或问脉沉紧，焉知非寒实结胸？答曰：胸中者，阳气之所聚也。邪热当胸而结，直至心下，石硬且痛，则脉不但

---

① 驶剂：指疗效迅疾之药剂。驶，疾速。

② 低者举之……邪结也：语本王肯堂《伤寒证治准绳》卷五“合病并病汗下吐后等病·结胸”。

③ 陷胸汤……不可轻试：语本方有执《伤寒论条辨》卷之一“辨太阳病脉证并治上篇”。

沉紧，甚至有伏而不见，乌可以脉沉紧为非热耶？大抵辨结胸之法，但当凭证，最为有准①。又按：喻嘉言曰：热实二字，形容结胸之状甚明，见邪热填结于胸而不散也。浮紧主伤寒无汗，沉紧主伤寒结胸，此与中风之阳邪结胸迥别，所以不言浮也②。又曰：阳邪误下成结胸，阴邪误下成痞，然中风间有痞证，伤寒间有结胸，又不可不知③。

伤寒十余日，热结在里，复往来寒热者，与大柴胡汤。但结胸，无大热者，此为水结在胸胁也。但头微汗出者，大陷胸汤主之。

胸胁之分，太阳、少阳分主之。少阳热结在里，必胸胁硬痛，然复往来寒热，半表之邪自在，只可与大柴胡汤两解表里。若但结胸，里无大热，亦无往来之寒热，其胸之结硬而下连于胁，缘胸为清阳所主，气蒸为津为液，所谓上焦如雾者也，一为邪结则凝而为水，清者变浊，是为水结在胸胁也。头微汗出，水气上蒸使然。此惟大陷胸汤从高达下，为合法，不得以胸胁之证相似而彼此误施也。朱奉议曰：水结胸，小半夏加茯苓汤，小柴胡加牡蛎亦主之④。

太阳病，重发汗，而复下之，不大便五六日，舌上燥而渴，日晡所小有潮热，从心下至少腹硬满而痛不可近者，大陷胸汤主之。

---

① 或问脉……最为有准：语见汪琥《伤寒论辨证广注》卷之五“辨太阳病脉证并治法下·大陷胸汤方”。

② 热实二字……不言浮也：语出喻嘉言《尚论篇》卷一“太阳经中篇”。

③ 阳邪误下……不可不知：语本喻嘉言《尚论篇》卷一“太阳经上篇”。

④ 水结胸……亦主之：语出朱肱《类证活人书》卷第十。

汗下两亡其液，而邪液反结于胸，势必肠胃燥实，故兼见阳明内实之证，然必详其痛在何部。若从心下连及小腹者，自与阳明实秽不同，仍从太阳下例，由胸膈而肠胃，荡涤无余，痰饮蠲[①]而阳明自治，大陷胸汤所以不可易也。

结胸者，项亦强，如柔痉状。下之则和，宜大陷胸丸。

胸间邪液紧迫，势连于上，至项亦强，状如柔痉，是必去邪液，然后可以和正液也，故云下之则和。然较之从心而连及中下二焦者，缓急之形稍殊，则汤丸之制顿改。硝、黄、甘遂不可移易，而以杏仁、葶苈为载上之舟楫，更加白蜜之和缓，作丸而制，小其服，使过宿始下，是又以攻剂为和剂也。

大陷胸丸方

大黄半斤　葶苈半斤，熬　杏仁半升，去皮尖，熬　芒硝半斤

上四味，捣筛二味，纳杏仁、芒硝，合研如脂，和散，取如弹子大一枚。别捣甘遂末一钱匕，白蜜一合，水二升，煮取一升，温顿服之，一宿乃下。如不下，更服，取下为效，禁如药法。

结胸证，其脉浮大者，不可下，下之则死。

此言结胸证关脉不沉者，未全结也，不可以陷胸汤丸下之。下则向虚之里气必脱，未尽之表邪皆陷，祸可立至，如此死者，医之咎也。魏氏《本义》曰：阳邪不从表驱而误下，则成结胸，然脉不止于寸浮，而关上亦不见沉，且兼见浮大，是邪阳上盛而仍欲透表，可知虽在结胸证中，当求治表之道也，不可下也。不然，兼见浮大，必真阳下衰而思欲飞越，可知虽在结胸证中，当求回阳之道也，亦不可下也，下之则上邪盛者愈陷而不出，

① 蠲（juān 娟）：去除。

下真衰者愈脱而不返，其死必矣。不出方者，正以邪上盛与下真衰主治不同耳①。

结胸证悉具，烦躁者，亦死。

结胸证悉具，而无复浮大之脉，急下之以存津液，苟或迁延，津液尽亡，必至烦躁，此时下之亦死，不下亦死，正虚邪实故也。

小结胸病，正在心下，按之则痛，脉浮滑者，小陷胸汤主之。

正在心下，不至小腹也，按之则痛，不按则不痛也。脉浮滑者，关脉亦不沉也，此正小陷胸汤证也。

大讷按：魏荔彤曰：小结胸无实热之邪，但微热而挟痰饮为患，故虽结胸而不能高踞胸巅，但正在心下而已，不能实痛，惟按之痛。诊之脉不沉，惟浮而轻浅。不能石硬，惟虚而结阻而已。所以大陷胸不应用，而另设小陷胸。高下、坚软、轻重、浮沉之间，病机治法昭然矣②。又云：痞为阴邪，结胸为阳邪，然于阳邪中，又有大小之分，学者审之。凡寒热杂合之证，无大实大热，俱宜斟酌，下法勿孟浪也③。

小陷胸汤方

黄连一两　半夏半升，洗　瓜蒌实大者一个

上三味，以水六升，先煮瓜蒌取三升，去滓，纳诸药，煮取二升，去滓，分温三服。

程扶生曰：此热结在心下，不若大陷胸之高在心上，按之

---

① 阳邪不从……主治不同耳：语出魏荔彤《伤寒论本义》卷之一“太阳上篇”。

② 小结胸……治法昭然矣：语出魏荔彤《伤寒论本义》卷之二“太阳中篇”。

③ 痞为阴邪……勿孟浪也：语本魏荔彤《伤寒论本义》卷之二“太阳中篇”。

痛，此手不可近，为轻。脉之浮滑，又缓于沉紧，但痰饮素盛，挟热邪而内结，所以脉见浮滑也。半夏之辛以散之，黄连之苦以泻之，瓜蒌实之苦润以涤之，皆所以除热散结于胸中也。先煮瓜蒌，分温三服，皆以缓治上之法也。

太阳病二三日，不能卧，但欲起者，心下必结，其脉微弱者，此本有寒分也。反下之，若利止，必作结胸；利未止者，四日复下之，此作协热利也。

太阳病二三日，邪当在表，而其人不能卧，但欲起，此非太阳表证，必其心下邪聚结而不散。而脉见微弱，又非表脉，此素有寒痰积于心胸之分，一遇外邪，即气壅上逆为痰所滞，而脉不宣扬也。医有见于心下之结，不顾脉之微弱，因而下之，则误矣。利止者，邪不下行，必作寒实结胸。利未止者，里寒挟表而下利，此作协热利也。四日复以温药下其寒，则二证可作一治矣。常氏曰：可理中丸增损之。

太阳病下之，其脉促，不结胸者，此为欲解也。脉浮者，必结胸；脉紧者，必咽痛；脉弦者，必两胁拘急；脉细数者，头痛未止；脉沉紧者，必欲呕；脉沉滑者，协热利；脉浮滑者，必下血。

同一太阳，误下而脉证之变各殊，因人之本气有强弱不同也。太阳病下之而脉促者，阴暴去而阳暴张也，邪随阳盛而外薄则欲解，此误下而与其人之本气暗合者也。若脉浮而不促，是其人之正气本虚，邪必陷入而成结胸，此结胸脉浮，不可下者也。以下脉无"沉"字者，俱贯"浮"字看，脉紧者，陷入之邪逆而上击，比结胸之邪更高，故咽痛，然与内热之喉痹不同。脉弦者，陷入之邪束于少阳之里，故两胁拘急，亦与少阳入里同治。脉细数者，误下伤气，脉转细数，大阳之邪仍在，故头痛未止，勿因细数而改其太阳之治。若脉沉紧者，寒入里也，寒欲入里而不得遂入，则上逆而呕。脉沉滑者，热干下焦也，热干下焦则为协热下利。至于脉浮滑者，阳邪宜扰阳分，而必其动血者，误下伤阴故也，与里阴自病而脉沉者自异。头痛与协热利者，皆在本经，故无“必”字，余皆按脉而必之也。太阳误下，脉证之不同如此，读书临证者宜熟思而审处之。

病在阳，应以汗解之，反以冷水潠之。若灌之，其热被却不得去，弥更益烦，肉上粟起，意欲饮水，反不渴者，服文蛤散。若不瘥者，与五苓散。寒实结胸，无热证者，与三物小陷胸汤，白散亦可服。

在阳，为表未罢，热未除也。潠，喷之也，灌溉之也。被，蒙也，言邪蒙冒于潠灌之水，郁闭而不散，热悗[①]烦恼益甚也。粟起，言肤上粒起如粟，水寒郁留于表而然也。意欲得水而不渴者，邪热虽甚，而反为水寒所制也。文蛤，即海蛤之有文理者，咸寒走肾而利水，故独任之。不瘥者，水虽内渍，犹有外被者，故用五苓两解也。饮本寒，又得寒水，两寒搏结，伏热为实，谓之寒实结胸。无热证者，外无热而热悉收敛于内也。小陷胸汤固小结胸之主治，然白散者，桔梗、贝母能消饮而开膈，巴豆辛温能散寒而逐水，所以寒结或重，小陷胸汤不能解者，则此又可服也。参成、方二家。

大讷按：其热被却，却，犹退也，或作劫非。详考白散下。又寒实结胸，无热证者，庞氏作与三物白散，盖小陷胸汤不言三物，又非无热证，此必当时书写之误，明矣。

文蛤散方

文蛤五两

---

① 悗（mán 蛮）：烦闷。

上一味，为散，以沸汤和一钱匕，服汤五合。

白散方

桔梗三分　贝母三分　巴豆一分，去心，熬黑，研如脂

上三味为末，纳巴豆，更于臼中杵之，以白饮和服，强人半钱，弱者减之。病在膈上者必吐，在膈下必利，不利进热粥一杯，利不止，进冷粥一杯。身热，皮粟不解，欲引衣自覆者，以水潠之、洗之，益令热却不得去，当汗不汗，则烦。假令汗出已，腹中痛，与芍药三两。

大讷按：柯韵伯曰：太阳表热未除而反下热，热邪与寒水相结，成热实结胸。太阴腹满时痛而反下之，寒邪与寒药相结成寒实结胸。无热证者，不四肢烦疼也。名曰三白者，三物皆白，别于黄连小陷胸也，若作三物陷胸投之，恐阴盛则亡矣！况黄连、巴豆寒热天渊，岂不误人①？又曰：贝母主疗心胸郁结，桔梗能开提气血，利膈宽胸，然非巴豆之辛热斩关而入，何以胜硝、黄之苦寒，使阴气流行而成阳也？白饮和服者，甘以缓之，取其留恋于胸中，不使速下耳。散者，散其结塞，比汤以荡之更精②。

太阳与少阳并病，头项强痛，或眩冒，时如结胸，心下痞硬者，当刺大椎第一间、肺俞、肝俞，慎不可发汗，发汗则谵语，脉弦。五六日，谵语不止，当刺期门。

肝与胆合，刺肝俞，泻少阳之太过。肺与膀胱非合也，膀胱为津液之府，气化出焉，肺主气，故刺之以通太阳之气化。头项强痛，太阳，表病也。不全在表，故或眩冒，心下痞硬，少阳，里病也，亦未全入里，故时如结胸。刺大椎第一间、肺俞、肝俞，此其治也。若舍少阳而发汗，则邪归少阳，木乘胃

---

① 太阳表热……岂不误人：语出柯韵伯《伤寒论注》卷四“三白散证”。

② 贝母主……荡之更精：语出柯韵伯《伤寒论注》卷四“三白散证”。

土，必发谵语而脉弦也。五六日而谵语不止，当刺期门，以泻肝胆之气。柯氏曰：心君为太阳之位，膀胱为太阳之本，圣人南面而立，前曰广明，后曰大冲，其地名曰少阴，是心肾为一身之大表里也。膀胱与肾为表里，特足经相络之一义耳。且表里亦何常之有？太阳与少阳并病，刺肺俞、肝俞。肝居胆外，为少阳之表；肺居心外，为太阳之表也。

妇人中风，发热恶寒，经水适来，得之七八日，热除而脉迟，身凉，胸胁下满，如结胸状，谵语者，此为热入血室也，当刺期门，随其实而泻之。

妇人中风，发热恶寒，邪在表也。经水适然而来，出多而血室空虚，得之七八日，热除而脉迟身凉，血出而热入也。胸膈下满如结胸状，邪实于血室也。热入胃而谵语则当下，热入血室而谵语则不可下，故刺期门以泻血室之实。方中行曰：血室即冲脉，所谓血海是也。其脉起于气街，并少阴之经夹脐上行，至胸中而散，故热入而病作，其见证则如是也。期门二穴在不容两旁，各去同身寸之一寸五分，肝之募也，刺之所以泻血分之实热①。常器之曰：针家当用泻法，亦可用小柴胡汤。

妇人中风，七八日续得寒热，发作有时，经水适断者，此为热入血室，其血必结，故使如疟状发作有时，小柴胡汤主之。

妇人中风，即前条之发热恶寒者也。经水适断，谓当期而来，来而即止也。血室未空，为邪热结之而不行，七八日续得寒热如疟，邪在半表半里也，故用小柴胡汤主之。

---

① 血室即冲脉……血分之实热：语出方有执《伤寒论条辨》卷之一“辨太阳病脉证并治上篇”。

妇人伤寒，发热，经水适来，昼日明了，暮则谵语，如见鬼状者，此为热入血室。无犯胃气及上二焦，必自愈。

妇人伤寒则发热恶寒，不待言矣。经水适来，则邪热入于血室，而血室属阴，故昼则明了，暮则谵语、如见鬼状也。邪不在胃，故毋攻下以犯胃气。邪不在表，故毋发汗以犯上焦。邪未满结，故毋刺期门以犯中焦。必自愈者，以经行则热随血去，何以发汗为犯上焦？发汗则动卫气，卫气出上焦故也。何以刺期门为犯中焦？刺期门则动营气，营出中焦故也。尤怡《潜居录》曰：第一条是血室空而热乃入，空则热不聚而游其部，故胸胁满。第二条，热邪与血俱结于血室，血结亦能作寒热，柴胡亦能去结血，不独和解之谓矣。第三条是热邪入而经尚行，经行则热亦行而不留，故必自愈。

伤寒六七日，发热微恶寒，支节烦疼，微呕，心下支结，外证未去者，柴胡桂枝汤主之。

支节，四肢之节也。心下支结，邪结于心下之两旁，在少阳之分也。发热至微呕，太阳之表，所谓外证未去也。此条以小柴胡为主治，以太阳之邪未去，故合桂枝以和解之。

柴胡桂枝汤方

柴胡四两　黄芩　人参　桂枝　芍药各一两半　半夏二合半，洗　甘草一两，炙　生姜一两半，切　大枣六枚，擘

上九味，以水七升，煮取三升，去滓，温服。

伤寒五六日，已发汗而复下之，胸胁满微结，小便不利，渴而不呕，但头汗出，往来寒热，心烦者，此为未解也，柴胡桂枝干姜汤主之。

伤寒五六日，已经汗下，则当解。今胸胁满微结，三阳之邪留滞于上中二焦也。小便不利，膀胱不清也。渴而不呕，胃

热而气不逆也。头汗出者，三阳之热甚于上，而气不下行也。往来寒热，心烦者，少阳半表半里之邪出入不常也，此为未解也。柴胡、黄芩除往来之寒热，桂枝、甘草和未罢之表邪，牡蛎之咸以软其结，干姜之辛以散其满，瓜蒌根苦以滋其渴、凉以彻其热。此三阳平解之法也。

柴胡桂枝干姜汤方

柴胡半斤　桂枝　干姜　黄芩　牡蛎熬，各三两　甘草二两，炙　瓜蒌根四两

上七味，以水一斗二升，煮取六升，去滓，再煎，取三升，温服一升，日三服。初服微烦，复服汗出便愈。

伤寒五六日，头汗出，微恶寒，手足冷，心下满，口不欲食，大便硬，脉细者，此为阳微结，必有表，复有里也。脉沉，亦在里也。汗出为阳微，假令纯阴结，不得复有外证，悉入在里，此为半在里半在外也。脉虽沉紧，不得为少阴病，所以然者，不得有汗，今头汗出，故知非少阴也，可与小柴胡汤。设不了了者，得屎而解。

三阳入胃为阳结，唯少阳之阳微，谓之阳微结。三阴入胃为阴结，不杂外证，谓之纯阴结。少阳为枢，少阴亦为枢，故见证相似。此条是少阳并阳明，为阳微结之证，因有少阴纯阴结之疑似，故反复辨之也。伤寒五六日是少阴发病之期；微恶寒，手足冷，是少阴之证；脉细，是少阴之脉。脉法曰：不能食，大便反硬，名曰阴结。今少阳阳微，亦不欲食，而大便硬，阴阳疑似，几于辨之无可辨矣。惟头汗一证与少阴绝异。肾主五液，入心为汗，少阴受病，液不上升，不得有汗，此为阳微结者，以有少阳之表，复有阳明之里也。脉沉为在里，汗出即为阳微。假令纯阴结，何得复有外证？当悉入在里矣，此则半

在里半犹在外也。既半在外，虽得少阴脉之沉紧，终不得为少阴病，况今之脉细乎！总之握机[1]在有汗也，而汗只在头，又非少阴亡阳之遍身汗出，故知非少阴也。于少阴脉证之中，反复推详头汗之义，可与小柴胡汤而无疑矣。和之而不了了，当消息胃实而为治，或自得大便而解。脉沉、脉沉紧，因脉细推言之也。

伤寒五六日，呕而发热者，柴胡汤证具，而以他药下之，柴胡证仍在者，复与柴胡汤。此虽已下之，不为逆，必蒸蒸而振，却发热汗出而解。若心下满而硬痛者，此为结胸，大陷胸汤主之；但满而不痛者，此为痞也，柴胡不中与之，宜半夏泻心汤。

太阳误下，则成结胸与痞，此柴胡证具，为在少阳。而误下之，其柴胡证仍在者，义与前条无异。若柴胡证罢，亦有结胸与痞之变。前贤有谓误下之后，重则成结胸，轻则成痞者，此之谓也。其心下满而硬痛者，此为结胸，大陷胸汤主之矣；其但满而不痛者，此为痞，则宜半夏泻心汤。黄连为君，苦入心以泄之；黄芩为臣，降阳而升阴也；半夏、干姜之辛温为使，辛能散结也；人参、甘草、大枣之甘以缓中而益脾胃之不足，使气得平，上下升降，阴阳和而邪结散也。然则半夏泻心汤者，乃泻其半表半里之邪，误下成痞、大便自通者用之也。

半夏泻心汤方

半夏半升，洗　黄芩　干姜　人参　甘草炙，各三两　黄连一两　大枣十二枚，擘

上七味，以水一斗，煮取六升，去滓，再煮，取三升，温

---

① 握机：掌握天下的权柄，此处引申为掌握关键之处。

服一升，日三服。

王又原[①]曰：此即小柴胡汤以干姜易生姜，以黄连易柴胡耳。小柴胡以和表里，此以彻上下而必推半夏为君者，痞从呕得来，辛以破结，主病之药也。

太阳、少阳并病，而反下之，成结胸，心下硬，下利不止，水浆不下，其人心烦。

太阳之邪，结于胸则心下硬；少阳之邪，入于肠胃则下利不止。结胸、下利，两虚其胃，故水浆不下而心烦。太阳、少阳并病，当刺大推、肺俞、肝俞。一则曰不可发汗，发汗则谵语、脉弦，是谵语、脉弦者，误汗之变也；再则曰慎勿下之，此条乃出其误下之变也。常器之曰：可半夏、生姜二泻心汤。

大讷按：喻嘉言曰：误下之变，乃至结胸、下利，上下交征，水浆不入，心烦待毙，伤寒顾可易言治哉？并病，即不误用汗下已。如结胸，心下痞硬矣，况加误下乎！此比太阳一经误下之结胸殆又甚焉。其人心烦，似乎不了[②]之语。然仲景太阳经谓结胸证悉具，烦躁者亦死。意者谓此，其人心烦者死乎[③]？

太阳中风，下利，呕逆，表解者，乃可攻之。其人漐漐汗出，发作有时，头疼，心下痞、硬满，引胁下痛，干呕，短气，汗出，不恶寒者，表解里未和也，十枣汤主之。

中风之人痰饮壅于胸膈，下焦阴气不得上升则下利，上焦阳气不得下降则呕逆，是当以十枣汤攻之，而必俟其表解也。其人漐漐汗出，而不恶寒，表已解矣。心下痞，硬满，引胁下

① 王又原：明代医家，著有虎潜丸等方论。

② 不了：不明了。

③ 误下之变……心烦者死乎：语出喻嘉言《尚论篇》卷三“尚论少阳经证治大意·并病”。

痛，干呕，短气，则邪热协饮而里未和也，主之以十枣汤。郭白云曰：十枣汤太峻，后人未易用，当槟榔汤代之①。魏氏《本义》曰：太阳阳明之交，必辨表里而施汗下，与此无二理也。但阳明之在里，宜下，为邪热与糟粕相结为实。此之在里，宜下，为邪热与水饮相结为虚，是大不同也。"漐漐汗出，发作有时"八字作一句读，言有时汗出，有时无汗也。中风汗止则邪衰，伤寒得汗则邪散，有表无表，已见一斑矣。犹恐水饮上冲之头痛误为在表之头痛，必于汗出不恶寒审之，而后无表证，为大明矣。再征诸里证，何以见其与结胸胃实异邪？心下满而硬痛者为结胸。今心下痞而痛在胁下，则非结胸可知，下利则非胃实可知。所以同为在里宜下，而十枣汤之下法迥异②。

十枣汤方

芫花熬　甘遂　大戟　大枣十枚，擘

上三味等分，各别捣为散。以水一斗半，先煮大枣肥者十枚，取八合，去滓，纳药末。强人服一钱匕，弱人服半钱，温服之，平旦服。若下少，病不除者，明日更服，加半钱。得快下利后，糜粥自养。

大讷按：周禹载曰：心下痞，硬满，胁下痛，水饮迫处，上中二焦，卫气不固，正气阻逆，故呕、汗、短气、不恶寒所由来也，于是以芫花消胸中痰水者为主治。甘遂、大戟之主五水③、二水④者为臣，

---

① 十枣汤太峻……槟榔汤代之：语见郭雍《仲景伤寒补亡论》卷五"太阳经证治下"。

② 太阳阳明……下法迥异：语本魏荔彤《伤寒论本义》卷之一"太阳上篇"。

③ 五水：中医名词，为风水、皮水、正水、石水和黄汗五种病证的合称。

④ 二水：指五种水饮病证中之两种水饮病。

大枣之佐十二经者为佐，既和药性，复补中气，使所积之饮席卷而下，尚虞①有胶滞之患耶？

太阳病，医发汗，遂发热恶寒。因复下之，心下痞，表里俱虚，阴阳气并竭。无阳则阴独，复加烧针，因胸烦，面色青黄，肤瞤者，难治；今色微黄，手足温者，易愈。

太阳病始，初发汗，不如法，徒虚其表而邪不除，因复误下，致心下痞。原其成痞之故，以汗而表虚，以下而里虚，则表里俱虚也。虽曰里阴表阳之气并竭，要其所以谓之痞者，实由心下无阳，阴独痞塞也。痞者，否也，天地不交之谓也。于此不思倾否之法②而复加烧针，扰其阳，劫其阴，更致胸烦也。使其人面色青黄，肤瞤动，阳气大虚，则为难治。若面色微黄，手足温，阳气得复，则为易愈。盖始之发汗，一误；中之下之，再误也；终而烧针，三误也。其误治同变痞同，而难治与易治有不同，则人有强弱衰旺之不同，此非人力所能为，惟是施治之初，慎勿令误，则医者之责不可他诿③也。

脉浮而紧，而复下之，紧反入里，则作痞。按之自濡，但气痞耳。

脉浮而紧，邪在表也，宜汗之。而反下之，紧脉之邪，反入于里，此痞之所由作也。濡言不硬不痛而柔软也。痞言气隔不通而否塞也。此揭痞证之源，为诸泻心汤作元起④耳。

心下痞，按之濡，其脉关上浮者，大黄黄连泻心汤主之。

---

① 虞：忧虑。

② 倾否之法：治疗痞证的方法。倾，超过，胜过。此处引申为治疗之意。否，指痞证。

③ 他诿：把责任推给他人。

④ 元起：起端。

关上脉，所以候心胸也。结胸热实则关沉，今虚热之气，聚于心下，故心下痞。按之软，其脉关上浮也，以无恶寒，知其表解可攻痞也。大黄、黄连二物，渍以麻沸汤去渣，但借二黄无形之气，不用其有形之味，是泄虚热以倾痞之巧法也。魏氏《本义》曰：阴邪入里，何以反用寒药？盖关上脉浮，其阳勃勃欲动，是阳为阴格也，故仲景名之曰气痞。气者，阳也。若以阳药济之，阳益浮于上，不几成关格之证乎？惟急泻其阴，而阳亦随之而降，阴邪凝结者去而真阳于是乎流布矣，即关格证中进退黄连汤之意也①。

大讷按：伤寒下之太早，心下痞者，寒邪伤于营血也。心主血，邪入其本，故成心下痞。心气不足，邪热客之，以苦泻其热，即以苦补其心，一举两得，仲景之法诚神矣哉！又按：王宇泰曰：结，言胸痞，言心下结，言按之石硬；痞，言按之濡。结，言寸浮关沉；痞，不言寸，但曰关上浮，可以知二病之分矣②。又按：《金鉴》注曰：此承上条以互明之也。按之自濡，但气痞耳。心下痞，按之不濡，为可攻之热痞也。然其脉关上不沉紧而浮，则是所结之热亦浅，未可峻攻也，故以大黄黄连泻心汤主之③。又曰：按“濡”字上当有“不”字。若按之濡，乃虚痞也，补之不暇，岂可用大黄泻之之理乎？④

---

① 阴邪入里……之意也：语本魏荔彤《伤寒论本义》卷之二“太阳中篇”。

② 结……二病之分矣：语见王肯堂《伤寒证治准绳》卷五“合病并病汗下吐后等病·痞”。

③ 此承上条……泻心汤主之：语见吴谦《医宗金鉴》卷一“辨太阳病脉证并治中篇”。

④ 按濡字……之理乎：语见吴谦《医宗金鉴》卷一“辨太阳病脉证并治中篇”。

大黄黄连泻心汤方

大黄二两　黄连一两

上二味，以麻沸汤二升渍之，须臾绞去滓，分温再服。大黄、黄连之苦寒，以导泻心下之虚热。但以麻沸汤渍服者，取其气薄而泄虚热。

尤氏《潜居录》曰：成氏所谓虚热者，对燥屎言也。盖热邪与糟粕相结为实热，不与糟粕相结为虚热。本方用二黄而不用枳、朴等，盖以泄热，非以荡实也。

心下痞，而复恶寒、汗出者，附子泻心汤主之。

心下痞，虚热内伏也。恶寒汗出，本为表证，此则表既解而复恶寒汗出，是为阳气外虚。另煎附子汁和服，率领二黄以泻心，而泻热之中实具回阳之力，故以附子名汤。其脉关上浮，则与上条同也。建安许氏曰：此方后人添入黄芩，非也。黄连泻心气，大黄引之下泄，恶寒则加附子，故无黄芩也[①]。王又原曰：心下痞，恶寒者，表未解也，当先解表而后攻痞[②]。今心下痞而复恶寒汗出，为续见之证，明系阳气外亡，急当固阳。附子则煮汁者，取二黄之气轻、附子之力重也。胃居心下，不曰泻胃而曰泻心，恐误以治阳明之法治之也，此仲景之微旨也。

附子泻心汤方

大黄二两　黄连一两　附子一枚，炮，去皮，破八片，别煮取汁

上大黄、黄连二味，如前条以麻沸汤渍，须臾绞去滓，纳

① 此方后人……无黄芩也：语出许宏《金镜内台方议》卷之六“附子泻心汤”。

② 心下痞……后攻痞：语出王肯堂《伤寒证治准绳》卷五“合病并病汗下吐后等病·痞”。

附子汁，分温再服。

从许氏削去芩以复古方。

本以下之，故心下痞，与泻心汤。痞不解，其人渴而口燥烦，小便不利者，五苓散主之。

本以下之而成痞，但其人渴而口燥烦，小便不利，知其水饮内蓄，津液不行，而心下痞，非热痞也，故主之以五苓散。若以泻心之法，治之不解也。

大讷按：别本解有云：本以下之早，故成心下痞。如系结热成实之痞，则宜大黄黄连泻心汤，以寒攻之法也。如系外寒内热之痞，则宜附子泻心汤温攻之法也。如系虚热水气之痞，则宜生姜泻心汤散饮之法也。如系虚热而呕之痞，则宜半夏泻心汤折逆之法也。如系虚热益甚之痞，则宜甘草泻心汤缓急之法也。今以诸泻心汤审证与之，而痞不解，则审其人，若渴而口燥，心烦，小便不利者，非辨证不明，药力不及也。盖以水饮内蓄，津液不行，故痞病不解耳。宜五苓散外发内利，汗出、小便利则愈。于此可类推矣。

伤寒，汗出解之后，胃中不和，心下痞硬，干噫食臭，胁下有水气，腹中雷鸣下利者，生姜泻心汤主之。

胃为水谷之主，阳气之根。伤寒大汗出后，外亡津液，所以胃中空虚，客气上逆，心下痞硬也。胃虚则不能消谷，故令干噫食臭。土弱则不能制水，故胁下有水气，腹中雷鸣下利也。与泻心汤以倾痞，君生姜以益胃。

生姜泻心汤方

生姜四两，切　甘草炙　人参　黄芩各三两　半夏半升，洗　干姜　黄连各一两　大枣十二枚，擘

上八味，以水一斗，煮取六升，去滓，再煎服三升，温服一升，日三服。

伤寒中风，医反下之，其人下利，日数十行，谷不化，腹中雷鸣，心下痞硬而满，干呕，心烦不得安。医见心下痞，谓病不尽，复下之，其痞益甚。此非结热，但以胃中虚，客气上逆，故使硬也，甘草泻心汤主之。

邪方在表，医反下之，虚其肠胃而气内陷也。下利完谷，腹鸣呕烦，皆为误下、胃虚之咎。正恐医者不知，以为结热，而复下之，其痞必益甚，故重以胃中虚、客气上逆昭揭病情，而泻心汤中去生姜而君甘草，义有攸当也。复下之，谓用大黄黄连泻心汤也。魏氏《本义》曰：痞硬而满，腹鸣下利，阴沉于下也；干呕，心烦不得卧，阳浮于上也。法仍用二黄以泻心，而主以甘草，佐以大枣，甘不益满而反以治满，补其中虚也。干姜、半夏救屡下虚寒之误，而痞之为痞自除[①]。

甘草泻心汤方

甘草四两　黄芩　干姜　人参各三两　半夏半升，洗　黄连一两　大枣十二枚，擘

上七味，以水一斗，煮取六升，去滓，再煎取三升，温服一升，日三服。

建安许氏《内台方》有人参，但去生姜，今从之。

大讷按：方解曰：方以甘草命名者，取和缓之意也。用甘草、大枣之甘补中之虚、缓中之急，半夏之辛降逆止呕，芩、连之寒泻阳陷之痞热，干姜之热散阴寒凝之痞塞。缓中降逆，泻痞除烦，寒热并用也。

伤寒服汤药，下利不止，心下痞硬，服泻心汤已，复以他药

---

① 痞硬而满……痞自除：语出魏荔彤《伤寒论本义》卷之二“太阳中篇”。

下之，利不止，医以理中与之，利益甚。理中者，理中焦，此利在下焦，赤石脂禹余粮汤主之。复利不止者，当利其小便。

汤药即下药也，误下而利不止，心下痞硬，服泻心汤则可已，承上条言之也。反以他药下之，不惟与心下之痞毫无干涉，且使关闸尽彻，利无休止，医以理中与之，欲以开痞止利，而利益甚。理中者，治中焦虚寒下利者也。此利在下焦不约，赤石脂禹余粮固脱而重修其关闸，而犹复不止，则是膀胱不渗而水谷不别也，利其小便，则无余治矣。节《尚论篇》文。

赤石脂禹余粮汤方

赤石脂一斤，碎　禹余粮一斤，碎

上二味，以水六升，煮取三升，去滓，日三服。

大讷按：周禹载曰：利在下焦，何以必取石脂、余粮乎？赤脂甘酸、辛、大温，主下利赤白，能治大肠寒滑，则收之中有散也。余粮甘寒，亦主利赤白，疗小肠结痛，则降之中有分也。乃一寒一温，两相协济，去邪固脱，兼而有之，且石性本沉，并可去心下之痞硬也。又按：柯韵伯曰：甘、姜、参、术可以补中官元气之虚，而不足以固下焦脂膏之脱，此利在下焦，未可以理中之剂收功也。然大肠之不固，仍责在胃；关门之不紧，仍责在脾。此二味皆土之精气所结，能实胃而涩肠。盖急以治下焦之标者，实以培中宫之本也。要之，此证是土虚而非火虚，故不宜于姜、附。若水不利而湿甚，复利不止者，则又当利其小便矣①。

伤寒吐下后，发汗，虚烦，脉甚微，八九日心下痞硬，胁下痛，气上冲咽喉，眩冒，经脉动惕者，久而成痿。

治伤寒，吐下发汗混施，前有苓桂术甘汤之法矣。此则阴

① 甘姜参术……利其小便矣：语本柯韵伯《伤寒附翼》卷上“太阳方总论”。

虚而证增心烦，阳亡而脉转甚微，于此失治至八九日，后心下逆满者，变为痞硬，更加胁下作痛，厥逆之气上冲咽喉，上入高巅，则头目眩冒，津液散亡，痰饮团结，久不能荣养经脉，向之身为振摇者，今至经脉动惕矣。虽云上盛下虚，实则正虚邪踞，两足必先痿废，谓当对病急治，不可因循以酿成痼疾。

伤寒发汗，若下，若吐，解后心中痞硬，噫气不除，旋覆代赭石汤主之。

大邪虽解，以曾发汗、吐、下，胃气弱而伏饮上逆，故心下痞硬，噫气不除。用法以养正而兼散余邪，大意重在噫气不除上。盖以胃气上逆，有升无降，代赭领人参、甘草下行，以镇安其气，微加旋覆、半夏、生姜、大枣散邪涤饮，以共济于大宁。

旋覆花代赭石汤方

旋覆花三两　人参二两　半夏半升，洗　代赭石一两　甘草三两，炙　生姜五两，切　大枣十二枚，擘

上七味，以水一斗，煮取六升，去滓，再煎，取三升，温服一升，日三服。

罗天益曰：汗、吐、下解之后，邪虽去而胃气已亏矣。胃气既亏，三焦因之失职，清无所归而不升，浊无所纳而不降，是以邪气留滞，伏饮为逆，故心下痞硬，噫气不除也。方中以人参、甘草养正补虚，生姜、大枣和脾养胃，所以安定中州者至矣。更以代赭石之重，使之敛浮镇逆。旋覆花之辛，用以宣气涤饮，佐人参以归气于下，佐半夏以蠲饮于上，浊降则痞硬可消，清升则噫气可除矣。观仲景治少阴水气上凌，用真武汤镇之；治下焦滑脱不守，用赤石脂禹余粮汤固之。此胃气虚而失升降，复用此法理之，则胸中转否为泰，其为归元固下之法，

各极其妙如此。

下后，不可更行桂枝汤。若汗出而喘，无大热者，可与麻黄杏子甘草石膏汤。

下后不可更行桂枝汤，以无桂枝证也。前章下后微喘者，桂枝汤内加厚朴、杏子，以桂枝证具也。汗出无大热，热势已解而犹喘者，邪独盛于肺乎？

太阳病，外证未除而数下之，遂协热而利，利下不止，心下痞硬，表里不解者，桂枝人参汤主之。

表未解者，辛以散之；里不足者，甘以缓之。此以里气大虚，所以表里不解，加桂枝于理中汤，是又两解之一法也。大柴胡汤，泻也；桂枝人参汤，补也。皆治下利、心下痞硬。虚实补泻之间，宜精思而审处之。

桂枝人参汤方

桂枝四两　人参　白术　干姜各三两　甘草四两，炙

上五味，以水九升，先煮四味，取五升，纳桂枝，更煮取三升，温服一升，日再，夜一服。

伤寒大下后，复发汗，心下痞，恶寒者，表未解也。不可攻痞，当先解表，表解乃可攻痞。解表宜桂枝汤，攻痞宜大黄黄连泻心汤。

《内经》曰：从外之内而盛于内者，先治其外而后调其内。故表未解者，不可攻痞也。然伤寒汗后未解之表与伤寒病初之表不同，宜用桂枝解肌固卫之法解其不为汗衰之表。表解之后，乃以大黄黄连泻心汤泄其心下之痞，斯为合法矣。

伤寒，发热，汗出不解，心下痞硬，呕吐而下利者，大柴胡汤主之。

发热汗出，则表证未解，心下痞硬，邪犹在胃口，不在胃

中，呕吐亦属半表半里，下利则地道已通，大柴胡两解表里，汤中不用大黄，其理晓然。

病如桂枝证，头不痛，项不强，寸脉微浮，胸中痞硬，气上冲咽喉不得息者，此为胸有寒也。当吐之，宜瓜蒂散。

痰饮内动，身有汗而发热恶寒，全似桂枝证。但头不痛，项不强，太阳经中无外入之风寒明，非桂枝证也。寸候身半以上，微浮，邪自内出，滞于胸中也。痰饮塞膈，则胸为痞硬，气上冲咽喉，不得息，痰壅上焦，声如曳锯也。寒以痰言，吐胸中之痰以瓜蒂散者。瓜蒂苦寒，能吐顽痰而快膈；小豆酸平，善涌风涎而逐水；香豉起信[①]潮汐，佐二物而主治；稀糜则又承载二物之舟楫，所以为吐寒痰之对药。在上者，因而越之也。

瓜蒂散方

瓜蒂一分，熬黄　赤小豆一分

上二味，各别捣，筛为散，已，合治之，取一钱匕。以香豉一合，用热汤七合，煮作稀糜，去滓，取汁和散，温顿服之。不吐者，少少加，得快吐乃止。诸亡血虚家不可与瓜蒂散。

病胁下素有痞，连在脐旁，痛引少腹，入阴筋者，此名脏结，死。

素，宿，昔也，脐旁阴分也。病人自有宿昔之痞，连在脐旁，伤寒外邪入里，与之相结，其痛可知。引小腹而入阴筋，邪结肾肝之脏，而仍不可攻，所以于法为死也。

伤寒病，若吐、若下后，七八日不解，热结在里，表里俱热，时时恶风，大渴，舌上干燥而烦，欲饮水数升者，白虎加

---

① 起信：犹起汛，潮汛始发。

人参汤主之。

伤寒吐下后，七八日不解者，以热结在里，所以表热不除，故云表里俱热，与发热无汗之表热不同也。时时恶风者，汗后表罢，时时有恶风之意，与表证之恶风寒不同也。况舌上干燥而烦，大渴欲饮水数升者，明明是白虎汤证，其得而拘泥乎？

伤寒无大热，口燥渴，心烦，背微恶寒者，白虎加人参汤主之。

无大热，扰前条之表热也。口燥渴，心烦，即前条之热结在里也。背为人身至阴之地，虽表退，尚有余寒，与前条之恶风同义，主之以白虎汤，亦不得拘泥也。

伤寒脉浮，发热无汗，其表不解者，不可与白虎汤。渴欲饮水，无表证者，白虎加人参汤主之。

此承上二条，为白虎汤审慎之意。脉浮而不滑，发热无汗，风寒之表在也，则不可与。渴欲饮水，该燥烦，说无表证，谓无恶寒、无汗、头身疼痛等证，非谓表无热也，大意与上条同，故主治不异。

太阳少阳并病，心下硬，颈项强而眩者，当刺大椎、肺俞、肝俞，慎勿下之。

前太少二阳并病，既云不可发汗，盖以发汗偏攻太阳则邪归少阳，木邪干胃而作谵语。脉弦当刺肺俞、肝俞以泻二经之邪，斯为正治。此条又揭太少之见证，而治法与前条同，特戒切勿下之，以见下之则证成危恶也。

太阳与少阳合病，自下利者，与黄芩汤。若呕者，黄芩加半夏生姜汤主之。

治病以偏重者为主。太阳阳明合病，自利，表证为重，当与葛根汤汗之。阳明少阳合病，自利，里证为多，可与承气汤下之。此太阳少阳合病，自利，半表半里之证为重，故用黄芩汤以和之一气也。下夺则利，上逆则呕，若呕者，加半夏、生姜以散逆气。参成氏注。柯韵伯曰：太阳少阳合病，是热邪已入少阳之里，胆火上游，移热于脾，故自下利，与黄芩汤酸苦相济，以存阴也。热不在半表，故不用柴胡；热已入半里，故用黄芩主之。虽下利，非胃虚，故不须人参；兼痰饮则呕，故仍用半夏、生姜①。柏乡魏氏曰：太少合病，其实阳明独受其邪，其少阳邪多者，风木干于胃土则下利，与黄芩汤以苦泄少阳之邪而阳明得下行；其太阳邪多者，表阳怫郁，而阳明气逆则呕，加半夏、生姜以辛散太阳之邪而阳明不上逆。此黄芩即治协热利之余法，此半夏、生姜即治结胸之余法，使邪或从上越，或自下泄耳②。

黄芩汤方

黄芩三两　芍药　甘草炙，各二两　大枣十二枚，擘

上四味，以水一斗，煮取三升，去滓，温服一升，日再夜一服。

黄芩加半夏生姜汤方

于黄芩汤内，加半夏半升，生姜一两半，余依前法。

伤寒，胸中有热，胃中有邪气，二句病情；**腹中痛，欲呕吐者，**二句病形。**黄连汤主之。**

① 太阳少阳……仍用半夏、生姜：语本柯韵伯《伤寒附翼》卷下“少阳方总论”。

② 太少合病……自下泄耳：语本魏荔彤《伤寒论本义》卷之八“合病并病坏病痰病过经不解病总论”。

下焦之阴气不升，而独治于下，为下寒，所谓胃中有邪气也，故腹中痛。上焦之阳气不降，而独治于上，为胸中热，所谓胸中有热也，故欲呕吐。上热者，泄之以苦，黄连之苦以降阳；下寒者，散之以辛，姜、桂、半夏之辛以升阴；人参、甘草、大枣之甘以益胃。参成氏注。程郊倩曰：热在胸中，有烦躁郁闷之证，可知胃中反有邪气，以寒邪被格在下故也。此证寒热俱有，较之大青龙之寒热已向近里一层，故其证不见表里际而见之上下际。阴不得上而腹中痛，阳不得降而欲呕吐，此为上下相格，则治法亦寒热并施。辛寒易以苦寒，辛热加以苦热，更用人参、半夏以补宣中气，升降阴阳。自此条而互及泻心诸汤，皆其法也①。

黄连汤方

黄连　干姜　甘草　桂枝各三两　人参二两　半夏半升，洗　大枣十二枚，擘

上七味，以水一斗，煮取六升，去滓，温服一升，日三服，夜二服。

伤寒八九日，风湿相搏，身体疼烦，不能自转侧，不呕，不渴，脉浮虚而涩者，桂枝附子汤主之。

烦者，风也；身疼不能转侧者，湿也；不呕不渴，无里证也。经曰：风则浮虚。又曰：脉来涩者为病寒湿。今脉得浮虚而涩，身有疼烦，知风湿在经也。桂枝附子汤散表中风湿，是以主之。节成氏注。

大讷按：程扶生曰：湿与风相搏，流入关节，身疼极重，而无头痛

① 热在胸中……皆其法也：语出吴谦《医宗金鉴》卷三“删补名医方论八卷”。

呕渴等证，脉浮虚者，风也；涩者，寒湿也。风在表者，散以桂枝、甘草之辛甘；湿在经络者，逐以附子之辛热；姜、枣辛甘，行营卫、通津液以和表。盖阳虚则湿不行，温经助阳散湿，多藉附子之大力也。

桂枝附子汤方

桂枝四两　附子三枚，炮，去皮脐，破八片　甘草二两，炙　生姜三两，切　大枣十二枚，擘

上五味，以水六升，煮取三升，去滓，分温三服。

若其人大便硬，小便自利者，去桂枝加白术汤主之。

论之言伤寒则寒该风，言风湿则风该寒，是风寒湿三气合而成痹也。风为湿滞，不得独行于表；湿为风持，不能纯行于里，不呕不渴，上焦无游行之火也。唯三气相合，浸淫周身而为烦疼重着之病，此浮虚而涩之脉所由来也。治用桂枝汤易芍药，以附子散风湿之在经，疾驱而迅扫之。若大便硬、小便自利者，湿虽盛而津液自渗，大便之硬，非关胃实。桂枝走津液，故去之。加白术引津液还入胃中，使风无所恋，用术以燥湿即藉术以滋干也。赵以德曰：自病而察药，自药而审病，因知身之不能自转侧者，非惟湿邪所致，亦为阳气不充，筋脉无养，故动之不能也。欲去阳气不充之湿者，必以辛热气味之药，则可补其阳而逐其湿，与治寒湿同法，是证之用附子殆以此欤？于是虽大便坚而非结热者亦宜之，如后条身痛不能屈伸，用附子甘草汤治者，亦此意。

风湿相搏，骨节烦疼，掣痛不得屈伸，近之则痛剧，汗出短气，小便不利，恶风不欲去衣，或身微肿者，甘草附子汤主之。

成氏曰：风湿相搏，两邪乱经，故骨节疼烦，掣痛，不得屈伸，近之则痛极也。风胜则卫气不固，汗出，短气，恶风不欲去衣，为风在表；湿胜则水气不行，小便不利，或身微肿，

为湿外薄也。甘草附子汤散湿而固卫[1]。按：此方即前去桂加白术汤，仍不去桂，但去姜、枣，为汗出更不发之，仍加白术以去湿收汗也。前条之风湿相搏，有伤寒为根脚；此条之风湿相搏，属在两停[2]。甘草附子汤乃祛风胜湿平治之法也。

甘草附子汤方

甘草炙　白术各二两　附子二枚炮，去皮，破　桂枝四两

上四味，以水六升，煮取三升，去滓，温服一升，日三服。初服，得微汗则解。能食，汗出复烦者，服五合，恐一升多者，宜服七八合。

伤寒脉浮滑，此表有热，里有寒，白通汤主之。

旧作白虎汤，今从宋本《玉函经》订正。《玉函经》有王叔和注云：一作白虎汤者误。白通汤方见《少阴篇》。

大讷按：伤寒脉浮滑，表热里寒，而用白虎汤，必有误字。前贤诸解，曲为回护，终属未妥。盖表热是外未解，里寒是里未解，何可用白虎治之也？如太阳病发汗后，大汗出，胃中干，烦躁不得眠，欲饮水者，少少与之，胃气和则愈，此时方可用白虎。又如脉浮，小便不利，微热而渴者，五苓散主之，以其未成实热，上焦干燥，故少与水之润之，攻守调和如此细密谨慎。此里寒之证，敢用白虎汤乎？考之《补亡论》，郭白云曰：当是白通汤之误，诚哉有见。

伤寒脉结代，心动悸，炙甘草汤主之。

成氏曰：结代之脉，动而中止能自还者，名曰结；不能自还者，名曰代。由气血虚衰，不能相续也。心中动悸，知真气

① 风湿相搏……散湿而固卫：语出成无己《注解伤寒论》卷四“辨太阳病脉证并治法”。

② 属在两停：指风湿二邪滞留骨节。属，系。停，滞留。

内虚也。炙甘草汤，益虚补气血而复脉[1]。亦曰复脉汤。

炙甘草汤方

甘草四两，炙　人参二两　桂枝三两　生地一斤　麦冬半升，去心　阿胶二两　生姜三两，切　大枣十二枚　麻子仁半斤

上九味，以清酒七升，水八升，先煮八味，取三升，去滓，纳胶烊消尽，温服一升，日三服。

脉按之来缓而时一止复来者，名曰结。又脉来动而中止，更来小数，中有还者反动，名曰结，阴也；脉来动而中止，不能自还，因而复动，名曰代阴也。得此脉者必难治。

此释上条结代之脉，中有还者反动。反动者，复来也。中有还，言本胜之自还也。不能自还，因而复功，他脏代之动也。成氏曰：结代之脉，一为邪气留结，一为真气虚衰，脉来动而中止。若能自还，更来小数。止，是邪气留结，名曰结阴。若动而中止，不能自还，因其呼吸，阴阳相引复动者，是真气衰极，名曰代阴，为难治之脉。经曰：脉结者生，代者死[2]。

病欲吐者不可下。

太阳病，有外证未解者，不可下，下之为逆。

此二条是太阳经中之大法。方中行曰：此于早下之禁而申言之，重致叮咛之意也。夫所谓治病之道者，即其病之所在，从而疗理之求，所以去之之谓也。如病在外而求之内，于理则

---

① 结代之脉……而复脉：语出成无己《注解伤寒论》卷四“辨太阳病脉证并治法”。

② 结代之脉……代者死：语见成无己《注解伤寒论》卷四“辨太阳病脉证并治法”。

为逆。经曰：从外而之内者治其外。正谓此也①。

大讷按：此条别本原文于“下之为逆”之下有“欲解外者，宜桂枝汤主之”二句，系原文未可删也，宜增之。程郊倩曰：若下后外证未解者，仍当解外，有是证用是药，不可以既下而遂谓桂枝汤不中与也②。

① 此于早下……正谓此也：语本方有执《伤寒论条辨》卷之一“辨太阳病脉证并治上篇”。

② 若下后……不中与也：语出吴谦《医宗金鉴》卷一“辨太阳病脉证并治上篇”。

卷 三

辨阳明病脉证并治法

问曰：病有太阳阳明，有正阳阳明，有少阳阳明，何谓也？答曰：太阳阳明者，脾约是也。正阳阳明者，胃家实是也。少阳阳明者，发汗、利小便已，胃中燥、烦、实，大便难是也。

他经首条皆揭本经之证，或并载其脉。《阳明篇》首独不然者，阳明以攻下之正治，而太阳、少阳俱有攻下之禁，则所谓太阳阳明、正阳阳明、少阳阳明者，不得不设问答以明其义也。太阳阳明者，其人脾脏素强，肠胃燥结，三五日所受之谷，省约至一二弹丸而出，风寒一犯太阳，即热烁津液，不待传变，便当以丸药润之，此乃病之仅见，不在传经之常例也。唯正阳阳明乃是热归胃腑，当为阳明之正治者也。若少阳阳明者，邪传少阳，治不得法，木邪干胃，转入阳明之腑而成燥实，亦非传经之正也。三者并提而问，平分而答，口气之中，自具低昂而[①]。而下条随即正揭之曰：阳明之为病，胃家实也。旨趣昭然矣。

大讷按：夫传经，伤寒之常也。如太阳病不传阳明而即传入胃者，太阳阳明也；阳明病不传少阳而即传入胃者，正阳阳明也；少阳病不传三阴而竟传入胃者，少阳阳明也。成氏曰：胃为水谷之海，主养四旁。四旁有病，皆归于胃，入胃则更不复传[②]。夫曰入胃即是入府，绝无表证，但见燥烦、胃实、谵语而已，攻之自愈。

---

① 而：同“尔”。词尾，相当于“然”。

② 胃为水谷……不复传：语出成无己《注解伤寒论》卷五“辨阳明病病证并治法”。

阳明之为病，胃家实也。

此条乃正揭阳明之为病也。柯韵伯曰：胃家实，不是竟指燥屎坚硬，只对下利言，下利则胃家不实矣[①]。又曰：胃家之实，有风寒外来，热不得越而实者；有妄汗吐下，重亡津液而实者；有从本经热盛而实者；有从他经转属而实者。此但举其病根在实，而勿得以胃实即为可下之证[②]。

问曰：何缘得阳明病？答曰：太阳病，发汗，若下，若利小便，此亡津液，胃中干燥，因转属阳明。不更衣，内实，大便难者，此名阳明也。

此言太阳治不得法，亡津液而转属阳明，至胃家实者也。古人入厕必更衣，故不大便曰不更衣。

问曰：阳明病，外证云何？答曰：身热，汗自出，不恶寒，反恶热也。

阳明病外证云何？犹曰胃家实之外证云何尔。身热，汗自出，不恶寒，反恶热，是阳明内热外达之表证，非中风伤寒之表证，只因有胃家实之病根，故见证如此。然此但言病机发见，非即可下之证也。

问曰：病有得之一日，不发热而恶寒者，何也？答曰：虽得之一日，恶寒将自罢，即自汗出而恶热也。

阳明病，当二日受之，亦有得之一日者，不从太阳转入也。阳明当身热，汗自出，不恶寒。今得之一日，不发热而恶寒者，阳明初受风寒，与太阳同也。恶寒将自罢，即自汗出而恶热者，表寒既散，不终日[③]而即显胃家实之外证也。

---

① 胃家实……不实矣：语出柯韵伯《伤寒论翼》卷下“阳明病解”。

② 胃家之实……可下之证：语出柯韵伯《伤寒论翼》卷下“阳明病解”。

③ 不终日：不到一整天。

问曰：恶寒何故自罢？答曰：阳明居中，主土也，万物所归，无所复传。始虽恶寒，二日自止，此为阳明病也。

恶寒自罢，便是入腑之机，因此发明阳明中土为万物所归，三阳三阴皆有入胃之理，而后收转本章恶寒自罢之本旨也。

本太阳初得病时，发其汗，汗先出不彻，因转属阳明也。

此由太阳发汗不彻，而转属阳明者也。

伤寒发热无汗，呕不能食，而反汗出濈濈然者，是转属阳明也。

发热无汗，呕不能食，太阳伤寒也。而反汗出濈濈然者，此太阳自转阳明者也。濈濈，湿润貌。

大讷按：反汗出之"反"字，应作"后"字看。盖始而无汗，其后转入阳明，方始濈濈然汗出，义甚明显，无可疑也。

伤寒三日，阳明脉大。

此补揭阳明之脉也。阳明气血俱多，又邪并于经，是以脉大二日，阳明当受邪。此云三日，则太阳已过，脉必不浮，若涉少阳，则脉又兼弦，故特著之日。伤寒三日，阳明脉大，其实不以日数拘也。柯韵伯曰：阳明伤寒，只在一二日即寒去热生，三日见阳明之脉大，则全无寒气，便是阳明之病热，而非复前日之伤寒。始虽由于伤寒，今不得再称伤寒，以伤寒之剂治之矣①。

伤寒脉浮而缓，手足自温者，是为系在太阴。太阴者，身当发黄；若小便自利者，不能发黄。至七八日大便硬者，为阳明病也。

伤寒脉浮缓，浑似太阳中风之脉，乃不见头痛、发热、恶

① 阳明伤寒……治之矣：语出柯韵伯《伤寒论翼》卷下"阳明病解"。

寒等证，而手足自温，缓为胃脉，脾主四末，手足温者，脾阴之中具有胃阳也。阳明气盛，则太阴不显，故表而出之，曰是为系在太阴，腑脏相连，湿热相并，当发身黄，以小便自利，不能发黄。至七八日大便硬者，转属阳明也，浮缓之脉，当转为沉大，手足之温，且濈然汗出①矣，此太阴入胃之明文，谓之太阴阳明可也。

伤寒转属阳明者，其人濈濈然微汗出也。

伤寒则无汗，阳明法多汗，伤寒而转属阳明，故其人濈濈然微汗出也。此申设转属阳明者，以起下条阳明有自受之风寒也。

阳明中风，口苦咽干，腹满微喘，发热恶寒，脉浮而紧。若下之，则腹满、小便难也。

阳明中风，发热恶寒，脉浮而紧，在表之风邪方盛，而口苦咽干，腹满微喘已见。阳明之热证，以有胃家实之根源在内也。于此不行解表和里之法而反下之，则邪入里而腹加满，亡津液而小便难，是引邪入室而胃实成矣。

阳明病，能食，名中风；不能食，名中寒。

风则伤卫，寒则伤营，犹之太阳尔。而阳明又以食为辨者，以胃为水谷之海也。卫属阳，阳邪中阳，阳能杀谷，故能食；营属阴，阴邪入阴，阴不杀谷，故不能食。

阳明病，若中寒，不能食，小便不利，手足濈然汗出，此欲作固瘕②，必大便初硬后溏。所以然者，以胃中冷，水谷不

① 濈然汗出：阳明病的标志性症状之一，由阳明病内热引起的蒸热汗出，是连绵不断地、一阵接一阵地微汗出。

② 固瘕：病名，语出《伤寒论·辨阳明病脉症并治法》，是胃肠病的一种。主要症状为大便先硬后溏，或硬粪和稀粪夹杂而下，这是因肠间寒气结聚所致。固，同“痼”。

别故也。

阳明中寒则寒不杀谷，故不能食。津液不化，故小便难。阳明法多汗，此手足汗而身无汗，以胃中冷，因欲作固瘕，初硬后溏也。久而不止为固，固瘕而不下利，故得称阳明病而不在太阴。尤怡《潜居录》曰：手足濈然汗出，大便已硬，胃中已实之征，但以中寒阴病而又小便不利，则是胃有坚积，而水寒渍之，所以知其欲作固瘕，胃中成聚，传为久泄也。常器之曰：可理中汤。

阳明病，欲食，小便反不利，大便自调，其人骨节疼，翕翕如有热状，奄然[①]发狂，濈然汗出而解者，此水不胜谷气，与汗共并，脉紧则愈。

风为阳邪，胃得之而益热，则消谷而能食。小便反不利，则湿流关节而骨疼。大便自调，则热不结聚而散漫于身。翕翕如有热状，以其胃强脉健，开发有力，忽然狂作，而湿与热随汗而并，得解散不失，为胃家实也。尤怡《潜居录》曰：中寒阴病，虽有坚屎而仍作固瘕，中风能食，虽有水寒而忽从汗散，观此可以知阴阳病变之机。此条疑是风湿为痹之证。《金匮》云：湿痹之候，小便不利，大便反快[②]。又湿病关节痛而烦是也。奄然发狂者，胃中阳气胜经，所谓怒狂出于阳也。濈然汗出者，谷气内盛，汗出于谷也，水寒不能胜之，则随汗外出，故曰与汗共并。汗出邪散，则脉紧亦解，故曰脉紧则愈。

阳明病，欲解时，从申至戌上。

土旺于申酉戌。

---

① 奄然：忽然。

② 湿痹之候……大便反快：语见《金匮要略》卷上“痉湿暍病脉证治”。

阳明病，不能食，攻其热必哕。所以然者，胃中虚冷故也，以其人本虚，故攻其必哕。

阳明中寒，故不能食。虽有热象，不可妄攻，攻之必哕，以其人本虚，又攻其热，故令哕也。胃中虚冷，亦得称阳明病者，以其有身热，汗自出不恶寒，反恶热之热象在也。

大讷按：凡人得热病，若饮食素少，胃气虚弱者，皆不可以大攻，不独阳明病之不能食者也。

阳明病，脉迟，食难用饱，饱则微烦、头眩，必小便难，此欲作谷瘅，虽下之，腹满如故。所以然者，脉迟故也。

阳明中风，宜能食矣。以其人脉迟，故难用饱，饱则消融不及，而食烦、风眩。若小便利不能发黄，今津液不化而小便难，谷与湿热相并，将蒸身为黄，欲作谷瘅，则腹已满，下之徒去其糟粕，腹满如故，虽误下，湿家不至陷入太阴而下利，故得为阳明病，亦不失为胃家实也。常器之曰：可五苓散。郭白云曰：已发黄者，茵陈蒿汤。

阳明病，法多汗，反无汗，其身如虫行皮中状者，此以久虚故也。

阳明主肌肉，腠理开发，法当多汗。今无汗，寒邪欲达而不能，所以身如虫行皮中状也。言久虚者，明其所以不能透出肌表之故，非谓当用补也，法当小发其汗。尤怡《潜居录》曰：其身如虫行皮中状者，气内蒸而津不从也。郭白云曰：宜桂枝麻黄各半汤，此汤解身痒，能小汗故也。

阳明病，反无汗而小便利，二三日呕而咳，手足厥者，必苦头痛。若不咳，不呕，手足不厥者，头不痛。

阳明法多汗，反无汗而小便利，津液既不达表，势必下渗，将大便硬而入腑乎？今二三日呕、咳，肢厥，必苦头痛，未入腑也。若不呕、咳，肢厥，头亦不痛，则必入腑矣。阳明主里，头痛非其本证，且在二三日，而不在得病之一日，因于呕咳，而不用于外邪，则阳明头痛又与太阳不同矣。常器之曰：可与小柴胡汤。郭白云曰：手足厥者，宜小建中汤。

阳明病，但头眩，不恶寒，故能食而咳，其人必咽痛。若不咳者，咽不痛。

阳明病，但风旋①目眩而不恶寒，已是里热达表，而风邪之表罢。风为阳邪，阳能杀谷，故能食。而咳者，气逆也。咽门者，胃之系，胃热气逆则攻咽而痛，是阳明内热之标也。若按法以清之，胃气不逆，则不咳，其咽亦不痛，胃家不实矣。

阳明病，无汗，小便不利，心中懊侬者，身必发黄。

阳明法多汗，今反无汗，小便又不利，热蕴不得越，故心中懊侬，热气郁蒸，必发黄也。常器之曰：可五苓散、茵陈蒿汤。

大讷按：发黄一证，是系湿热之邪郁不得发，而致懊侬、身黄也。喻嘉言曰：湿停热郁而烦躁有加，势必发黄。若汗出则热从外越，小便多则热从下泄，而发黄皆可免矣。倘误攻之，其热邪内陷，津液愈伤，汗与小便愈不可得，发黄之变安能免乎？发黄与谷瘅证本相同，但彼因脉迟胃冷而得，与固瘕及哕证同源，而与此为异派②。

阳明病，脉浮而紧者，必潮热发作有时。但浮者，必盗汗出。

柯韵伯曰：太阳之脉，浮而紧者，热必不解；阳明之脉，

---

① 风旋：比喻迅疾。

② 湿停热郁……此为异派：语出喻嘉言《尚论篇》卷二“阳明经上篇”。

浮而紧者，必潮热，发作有时。太阳之脉，但浮者，必无汗；阳明病之脉，但浮者，必盗汗出。二经之表证、表脉不同如此[1]。

阳明病，口燥，但欲嗽水不欲咽者，此必衄。

成氏曰：阳明之脉，起于鼻，络于口。阳明里热，则渴欲饮水。此口燥，但欲漱水不欲咽者，是阳明上焦热盛而里热未盛也。阳明多血，热迫之而妄行，必作衄也[2]。

阳明病，本自汗出，医更重发汗，病已瘥，尚微烦不了了者，此大便必硬故也。以亡津液，胃中干燥，故令大便硬，当问其小便日几行。若本小便日三四行，今日再行，故知大便不久出，今为小便数少，以津液当还入胃中，故知不久必大便也。

阳明内热达表，故自汗出，医不识阳明之表，因而重发其汗，外亡津液，遂成胃家之实，而令大便硬，此时当问其小便日几行。若本小便日三四行，今日再行，小便数少，津液当还入胃中，津回则肠润，故知不久必大便也。此戒人勿妄攻之意。所以治阳明者，识阳明之表，则不误汗矣；识阳明之里，则不妄攻矣。

伤寒呕多，虽有阳明证，不可攻之。

呕多者，尚在少阳，虽有阳明证，何可骤攻？常器之曰：宜小柴胡汤。

阳明病，心下硬满者，不可攻之，攻之利遂不止者死；利

---

① 太阳之脉……不同如此：语出柯韵伯《伤寒论翼》卷下“阳明病解”。

② 阳明之脉……必作衄也：语出成无己《注解伤寒论》卷五“辨阳明病脉证并治法”。

止者愈。

心下硬满，邪热尚高，故不可攻，攻之恐陷入太阴而下利，利不止者，正气脱而死也；利止者，胃家犹实，则可愈。

阳明病，面合赤色，不可攻之，必发热色黄，小便不利也。

阳明虽有可攻之证，而面色通赤，胃未实也，不可攻之，必发热而转色黄，外热悉入于里，胃热乘实，至小便不利，乃可攻之。色黄对赤色言之，非谓发黄也。

阳明病，不吐不下，心烦者，可与调胃承气汤。

成氏曰：吐后心烦，谓之内烦；下后心烦，谓之虚烦。今阳明病不吐不下而心烦，则是胃有郁热也。调胃承气所以下其郁热①。

大讷按：周禹载曰：此太阳经入阳明府候也，未经吐下，忽然心烦，则是烦为热邪内陷之征，与调胃下之，庶热去而烦自止耳。然不言“宜”而曰“可与”者，明以若吐后，则肺气受伤；若下后，则胃气已损。其不可与之意已在言外。虽然调胃亦有在吐下后可与者正多，盖吐下后可与，必有腹满便硬等证也。不吐下者，反不可与，必有干呕欲吐等证也。

阳明病，脉迟，虽汗出不恶寒者，其身必重，短气，腹满而喘，有潮热者，此外欲解，可攻里也。手足濈然而汗出者，此大便已硬也，大承气汤主之。若汗多，微发热恶寒者，外未解也，其热不潮，未可与承气汤。若腹大满不通者，可与小承气汤微和胃气，勿令大泄下。

阳明风寒之表欲罢，则脉来觉迟，虽汗出不恶寒，身重短气腹满而喘，犹是胃家实之外证，胃尚未实也，当审其有潮热者，

---

① 吐后心烦……下其郁热：语出成无己《注解伤寒论》卷五“辨阳明病脉证并治法”。

方为外欲解，可攻里也。再审其手足濈然汗出，方始信其大便已硬，大承气汤主之矣。若汗虽出而犹有微热恶寒，则是其热不潮，外仍未解也，何可骤与承气汤？即使腹大满不通，止[①]可与小承气微和胃气，勿令大泄下也。既虑医者不识阳明之表而误汗，又恐医者不识阳明之里而妄攻，此仲景吃紧[②]为人处。

大承气汤方

大黄四两　厚朴半斤，去皮，炙　枳实五枚，炙　芒硝三合

上四味，以水一斗，先煎二物，取五升，去滓，内大黄，煮取二升；去滓，内芒硝，更上火微一二沸，分温再服，得下余勿服。

小承气汤方

大黄四两　厚朴二两，炙，去皮　枳实三枚大者，炙

上三味，以水四升，煮取一升二合，去滓，分温二服。初服汤当更衣，不尔者，尽饮之。若更衣，勿再服。

柯韵伯：诸病皆因于气，秽物之不去，由于气之不顺，故攻积之剂必用气分之药，因以承气名汤。方分大小，有二义焉：厚朴倍大黄，是气药，为君，名大承气；大黄倍厚朴是气药，为臣，名小承气。味多性猛，制大其服[③]，欲令大泄下也，因名曰大；味寡性缓，制小其服[④]，欲微和胃气也，因名曰小。且煎法更有妙义，大承气用水一斗，煮枳、朴，取五升，去滓，纳大黄，再煮取二升，纳芒硝。盖以生者气锐而先行，熟者气

① 止：仅。
② 吃紧：紧要。
③ 制大其服：指用药剂量大、药味多。
④ 制小其服：指用药剂量小、药味少。

钝而和缓，仲景欲使芒硝先化燥屎，大黄继通地道，而后枳、朴除其痞满。小承气三味同煎，不分次第。同一大黄而煎法不同，此可见微和之意也①。

大讷按：王海藏论大承气汤云：厚朴去痞，枳实泄满，芒硝软坚，大黄泄实，必痞、满、燥、实四证全者，方可用之。

阳明病，潮热，大便微硬者，可与大承气汤；不硬者，不可与。若不大便六七日，恐有燥屎，欲知之法，少与小承气汤，汤入腹中，转矢气者，此有燥屎，乃可攻之；若不转矢气者，此但初头硬，后必溏，不可攻之，攻之必胀满，不能食也。欲饮水者，与水则哕，其后发热者，必大便复硬而少也，以小承气汤和之。不转矢气者，慎不可攻也。

此条验证下药，以见不独太阳下早有结胸、痞气之变，即阳明已入于腑，至六七日不大便，犹有初硬后溏，不可攻者，攻之虚其胃气，必胀满不能食也。胃燥则欲饮水，水寒入胃，胃热格拒则哕，其后却发热者，热气还复聚于胃中，必大便复硬而少也，以小承气汤和之。若不转矢气者，慎不可攻。通前说为一义也。

大讷按：方中行曰：以潮热转矢气，决人当下之候。转矢气，屁出也；胀满，药寒之过也；哕，亦是寒伤胃也；硬而少，重下故也。末句重致叮咛之意。

夫实则谵语，虚则郑声。郑声，重语也。

王宇泰曰：神有余，则能机变②而乱语，数数更端③；神不

① 诸病皆……微和之意也：语本柯韵伯《伤寒论注》卷三“承气汤证”。

② 机变：随机应变。

③ 数数更端：乱言无次，即谵语之意。数数：屡次。更端：变更另一事。

足，则无机变而只守一语也[①]。

大讷按：娄氏曰：谵语者，气虚独语也。《素问》云：脱阳者见鬼。余用参、芪温补，活者数百十人，不可概以谵语为实也。

直视，谵语，喘满者，死。下利者，亦死。

成氏曰：直视，谵语，邪实正虚也。喘满，为气上脱；下利，为气下脱。是皆主死[②]。

发汗多，若重发汗者，亡其阳，谵语、脉短者死；脉自和者，不死。

发汗多，若重发汗，亡阳胃燥，则必谵语。脉短者，津液已绝；脉和者，正气未衰。

大讷按：方中行曰：汗本血之液，阳亡则阴亦亏。脉者，血气之道路，短则道穷矣，和则病虽剧而血气未竭也，故知可以回生[③]。又按：喻嘉言曰：太阳经无谵语之例，必日久而少阳兼阳明，方有谵语，故此言太阳经得病时发汗过多，及传阳明重发其汗，亡阳而谵语也。亡阳之人，所存者，阴气耳，故神魂无主而妄见妄闻，与热邪乘心之候不同。况汗多则大邪必从汗解，只虑阳神飞越难返。脉短而阴气不附，脉和则阴阳未离，其生死俱从脉定耳。门人问：亡阳而谵语，四逆汤可用乎？答曰：亡阳，固必回阳，然邪传阳明，必审胃热之炽否？津液之竭否？里证之实否？俱不可知，设不辨悉，欲回阳，先竭其阴矣。此仲景所以不言药也。然得子此问，而妙义愈彰[④]。

伤寒若吐、若下后，不解，不大便五六日，上至十余日，

---

① 神有余…守一语也：语出王肯堂《伤寒证治准绳》卷三“阳明病·谵语”。

② 直视……是皆主死：语出成无已《注解伤寒论》卷五“辨阳明病脉证并治法”。

③ 汗本血之液……可以回生：语出方有执《伤寒论条辨》卷之四“辨阳明病脉证并治”。

④ 太阳经……妙义愈彰：语出喻嘉言《尚论篇》卷二“阳明经中篇”。

日晡所发潮热，不恶寒，独语如见鬼状。若剧者，发则不识人，循衣摸床，惕而不安，微喘直视，脉弦者生，涩者死。微者，但发热、谵语者，大承气汤主之。

伤寒吐下不如法，徒伤津液，病仍不解，不大便六七日，上至十余日，日晡所发潮热，不恶寒，阳明旺也。独语如见鬼状，神彩不与人相主当①也。若剧者，发则昏不识人，循衣摸床，惕而不安，阳气躁扰不宁也。微喘直视，阴气将脱也。若其脉弦者，阴未绝而可生脉，涩则阴绝而主死。其微者，但发热谵语，可与大承气汤下之。同一吐下，伤阴而病之或剧或微，生死判然②，以人腑脏之气虚实不同耳。

阳明病，其人多汗，以津液外出，胃中燥，大便必硬，硬则谵语，小承气汤主之。若一服谵语止，更莫复服。

阳明病，不但大承气汤不可过服，即小承气汤亦当中病即止，勿令过也，以其人多汗，外亡津液故也。

阳明病，谵语，发潮热，脉滑而疾者，小承气汤主之。因与承气汤一升，腹中转矢气者，更服一升；若不转矢气，勿更与之。明日不大便，脉反微涩者，里虚也，为难治，不可更与承气汤也。

谵语，潮热，脉滑疾而不实，早有里虚之虑，少投小承气汤一升，盖已慎之矣。汤入腹中不转矢气，是无燥屎，不可更与也。明日不大便，而脉变微涩，里气大虚，下后里虚，犹为可治。今不大便而里虚，明为邪气所胜，补泻俱无可施，故云难治也。参成氏注。

---

① 主当：主领，主持。

② 判然：形容差别特别分明。

阳明病，谵语，有潮热，反不能食者，胃中必有燥屎五六枚也。若能食者，但硬耳，宜大承气汤主之。

热当消谷引食，反不能食者，胃中热，实有燥屎也，宜大承气汤下之。若胃中虚热，则能食，虽硬，不得为有燥屎。

阳明病，下血、谵语者，此为热入血室，但头汗出者，刺期门，随其实而泻之，濈然汗出则愈。

阳明故有谵语，以其下血，知为热入血室，而不在胃也。血行，故虽但头汗出，而不责其汗实在血室，但泻期门，濈然汗出而愈矣。

汗出谵语者，以有燥屎在胃中，此为风也，须下之，过经乃可下之。下之若早，语言必乱，以表虚里实故也。下之则愈，宜大承气汤。

阳明方濈然汗出，正属表证而已，见谵语，尚未是阳明热结，以其人素有燥屎在胃中耳，此为胃风自扇，阴血久亏之故。既有燥屎，固须下之，今风家有汗，表邪在经，必俟其过经入腑，乃可下之。若早下，则内风益肆，神明扰而语言必乱，故凡表罢而虚，里热而实者，大承气下之，斯愈矣。

大讷按：古本经文“下之则愈，宜大承气汤”二句，在“过经乃可下之”之下，若在章末，则前言谵语、燥屎，不云大承气下之，而云须下之，是欲下而尚未下也。至于语言必乱，是因下早而表邪乘虚入胃之故，岂有更与承气之理？

伤寒四五日，脉沉而喘满。沉为在里，而反发其汗，津液越出，大便为难，表虚里实，久则谵语。

伤寒四五日，脉沉而喘满，此里实而喘，脉证俱为在里，而反发其汗，津液越出，大便为难，表虚里实，则谵语，此亦误汗而成胃实者也。

三阳合病，腹满身重，难以转侧，口不仁而面垢，谵语遗尿。发汗则谵语，下之则额上生汗，手足逆冷。若自汗出者，白虎汤主之。

腹满身重，难以转侧，口不仁，谵语者，阳明也。少阳病则面微尘，太阳病则膀胱不约。表里有邪而独攻其表，则谵语有加；表里有邪而独攻其里，则表热内陷，必额上汗出而手足逆冷。今三阳合病，阳明证多，经邪热盛，汗大泄者，与白虎汤以散内外之邪则得矣。参成氏注。柯韵伯曰：三阳合病，法在独取阳明，阳明之地清肃，则太少两路之阳邪不攻自解，所谓内寇宁而外患自息，此白虎所由奏捷耳。三阳以阳明为内地也[①]。程扶生曰：三阳病而列之阳明，以热入阳明里也。腹满，阳明经热合于前也；身重，太阳经热合于后也；难以转侧，少阳经热合于侧也。三证见，而一身之前后左右俱热气弥漫矣。口不仁而面垢，热合少阳之腑也，胆热上溢，则木克土而口不仁，清阳不升而面垢。《针经》曰：少阳病甚，则面微尘是也。谵语，热合阳明之腑也；遗尿，热合太阳之腑也。三证见，而身内之上中下俱热气充塞矣。大抵三阳主外，三阴主内，阳实于外，则阴虚于内，故不可发汗以耗其阴液；阳浮于外，则阴孤于内，故不可下之以伤其微阳。惟白虎一汤解热而不碍表里，然非自汗出，则表邪抑塞，亦未可用也。并病[②]是病之传者，合病[③]是病之不传者。若三阳合病，则又热气混同，而无轻重

---

① 三阳合病……为内地也：语本柯韵伯《伤寒论注》卷三“白虎汤证”。

② 并病：中医病名。伤寒一经病变未解，又出现另一经的病变，两经病证同时存在。

③ 合病：中医病名。伤寒六经病证中，两经或三经同时受邪而发病。

多寡之别矣。魏氏曰：此证与温病之邪热同一理，而特有蓄发久暂之分[1]。

白虎汤方

知母六两　石膏一斤，碎　甘草二两　粳米六合

上四味，以水一斗，煮米熟，汤成去滓，温服一升，日三服。

柯韵伯曰：邪入阳明，故反恶寒；热越，故汗出；因邪热铄其精液，故渴欲饮水；邪盛而实，故脉洪大；半犹在经，故兼浮滑。然火炎土燥终非苦寒所能治。经曰：甘先入脾。又曰：甘以泻之。以是知甘寒之品乃泻胃火生津液之上剂也。石膏甘寒，寒胜热，甘入脾，又质刚而主降，备中土生金之体，色白通肺，质重而含脂，具金能生水之用，故以为君；知母气寒主降，苦以泄肺火，辛以润肾燥，故以为臣；甘草为中宫舟楫，能土中泻火，寒药得以缓其寒，使沉降之性皆得留连于胃；粳米气味温和，禀庸平之德，作甘稼穑，得二味为佐，阴寒之物庶无伤损脾胃之虑，煮汤入胃，输脾归肺，水精四布，大烦大渴可除矣。

二阳并病，太阳证罢，但发潮热，手足漐漐汗出，大便难而谵语者，下之则愈，宜大承气汤。

太阳并于阳明，而太阳证罢，但发潮热，是邪已在阳明也。一身汗出为热越，今手足漐漐汗出，是热聚于胃，必大便已硬而谵语也，宜大承气汤下之则愈。

大讷按：柯韵伯曰：太阳证罢，是全属阳明矣。先揭二阳并病

---

① 此证与温病……久暂之分：语出魏荔彤《伤寒论本义》卷之八“合病并病坏病痰病过经不解病总论”。

者，见未罢之时，便有可下之证。今太阳一罢，则种种皆下证矣①。

阳明病，脉浮而紧，咽燥口苦，腹满而喘，发热汗出，不恶寒，反恶热，身重。若发汗则烦躁，心愦愦②，反谵语。若加烧针，必怵惕烦躁，不得眠。若下之，则胃中空虚，客气动膈，心中懊侬，舌上苔白者，栀子豉汤主之。

阳明经气极盛，虽为外寒所袭，脉见浮紧，而寒从热化，即见咽燥口苦，腹满而喘之里热。发热汗出，不恶寒反恶热，身重之表热，此时发汗则内热益甚，烦躁，心愦愦，反谵语也，则汗之不可。烧针则损动阴气，怵惕烦躁不得眠也，则烧针不可。下之则胃虚，邪客心中，懊侬而不安也，则下之不可。审其经邪之热，验之舌苔之白，当行解表和里之法，惟栀子豆豉汤为谛，至误治之后，亦唯此汤可以救逆。末句出方，总为全条说也。阳明以里证为重，故叙证先里而后表。

大讷按：娄氏曰：栀子豉汤专指下后心中懊侬者说。

若渴欲饮水，口干舌燥者，白虎加人参汤主之。

大讷按：吴氏绶③曰：凡伤寒时气等证，欲饮水者为欲愈。盖得水则能和其胃气，汗出而解，不与水则干燥，无由作汗，或致闷乱而死，但不可太过耳。

若脉浮发热，渴欲饮水，小便不利者，猪苓汤主之。

大讷按：王宇泰曰：此“浮”字误④。《活人》云：脉浮者，五

---

① 太阳证罢……皆下证矣：语见柯韵伯《伤寒论注》卷三“承气汤证”。

② 愦愦（kuì 溃）：烦乱。

③ 吴氏绶：即吴绶，明代医家，浙江钱塘县人，著有《伤寒蕴要全书》，发明五运六气，画图立说，究极元微，惜此书未见传世。

④ 此浮字误：语见王肯堂《伤寒证治准绳》卷六“小便不利”。

苓散；脉沉者，猪苓汤①。则知此证于“若脉”字下脱一“不”字也。但南阳欲区别二药之分，遂以沉对浮，致使后人疑三阳证中不当言脉沉，更不复疑经文之有厥②，亦不为无失。若曰脉浮者，五苓散不浮者，猪苓汤则得之矣。

阳明病，汗出多而渴者，不可与猪苓汤，以汗多胃中燥，猪苓汤复利其小便故也。

清阳明内热之表有三法：栀子豉汤，主阳明上焦之热；白虎加人参汤，主阳明中焦有热；猪苓汤，主阳明下焦之热。皆所以存津液而不令胃家实也。其汗多胃燥者，已入腑矣，岂可复利其小便？此又为猪苓汤示戒也。程郊倩曰：猪苓汤之治与五苓散颇同，在太阳为寒水气化不避桂、术者，从寒也；在阳明为燥土气化改桂、术为滑石、阿胶者，从燥也。处方至此，已极精微，犹复以利小便，为暴液亡汗者禁，则知证在阳明，兢兢以保津液为第一义矣。

猪苓汤方

猪苓去皮　茯苓　甘阿胶　滑石碎　泽泻各一两

上五味，以水四升，先煮四味，取二升，去滓，纳阿胶烊消，温服七合，日三服。

脉浮而迟，表热里寒，下利消谷者，四逆汤主之。

脉浮而迟，便是里寒之脉，下利清谷，正是里寒之证，此当急救其里。寒虽有表，热浑不为意耳，故以四逆汤主之。清与圊通，后凡言清谷、清血者仿此。

若胃中虚冷，不能食者，饮水则哕。

---

① 脉浮者……猪苓汤：语出朱肱《类证活人书》卷第十一。

② 厥（jué 决）：缺。

此因上条里寒二字转出，故不更详脉治。此二条另是寒邪直中于胃，真寒证也。阳明主热，此属寒证，故不冠以阳明病。

大讷按：喻嘉言曰：表热里寒，法当先救其里。太阳经中，下利不止，身疼痛者，已用四逆汤不为过，其在阳明之表热，不当牵制，更可知矣。此证比前阳明病不能食一条虚寒更甚，故不但攻其热必哕，即饮以水，亦必哕矣①。

四逆汤方

甘草二两，炙　干姜一两半　附子一枚，生用，去皮，碎八片

上三味，以水三升，煮取一升二合，去滓，分温再服。

脉浮发热，口干鼻燥热在阳明之经，**能食者则衄。**

食入于阴，长气于阳，能食助阳，血妄为衄。

阳明病下之，其外有热，手足温，不结胸，心中懊侬，若饥不能食，但头汗出者，栀子豉汤主之。

表未罢而下之，热当内陷。今下后，外有热而手足不甚热，邪虽内陷而不深，故不作结胸，而心中懊侬，饥不能食为虚烦也。热自胸中熏蒸于上，故但头汗而身无汗。邪不在胃，故饥；邪在胸中，故不能食。参成氏注。

阳明病，发潮热，大便溏，小便自可胃热未实，**胸胁满不去者，与小柴胡汤。**

柯韵伯曰：此少阳阳明并病，转属阳明之始也，与小柴胡汤，所以开阳明之出路。若据次第传经之说，必阳明始传少阳，则当曰胸胁始满，不当曰满不去矣②。

阳明病，胁下硬满，不大便而呕，舌上白苔者，可与小柴

---

① 表热里寒……亦必哕矣：语出喻嘉言《尚论篇》卷二“阳明经上篇”。

② 此少阳……满不去矣：语出柯韵伯《伤寒论翼》卷下“少阳病解”。

胡汤。上焦得通，津液得下，胃气因和，身濈然而汗出解也。

木邪干胃，提起少阳之邪，胃气因和，所谓上焦得通，津液得下也。柯韵伯曰：此已属阳明而少阳未罢也。盖少阳之气游行三焦，因胁下之邪盛，令上焦之治节不行，水精不得四布，故舌上白苔而呕，与小柴胡汤转少阳之枢，则上焦气化始通，津液得下，胃家不实而大便自输矣。身濈然而汗出解，上焦津液所化，蒸肤泽毛，若雾露之溉，与胃热熏蒸而汗出者不同也。

阳明中风，脉弦浮大而短气，腹都满，胁下及心痛，久按之气不通，鼻干不得汗，嗜卧，一身及面目悉黄，小便难，有潮热，时时哕，耳前后肿，刺之小瘥。外不解，病过十日，脉续浮者兼弦大看，**与小柴胡汤。脉但浮，无余证者，与麻黄汤。若不尿，腹满加哕者，不治。**

阳明中风而脉浮不得汗，即是麻黄汤证矣。苟或拘泥失治，遂至风邪充斥旁溢太少。脉浮者必兼弦大，内则短气腹满，胁下及心痛，久按之气不通，小便难，时时哕，外则鼻干，面目黄，有潮热，耳前后肿，风邪留滞，表里阻塞，猝难处方，乃遵用《内经·刺热篇》之刺法，使内证得以小瘥，则得尿，腹减可知，而面目黄，耳肿之外证不解，虽过十日之久，而浮兼弦大之脉续在，于是三阳之中，独取少阳，即是通三阳而和解之，则小柴胡汤之治可施，否则不得小瘥。不尿、腹满加哕，即不可治，小柴胡汤亦无用矣。由是观之，阳明中风，不得汗，当脉但浮无余证之时，早与麻黄汤发其汗，必不至风壅于经如此之剧也。全条吃紧在不得汗三字，对病下药，无不当。可见麻黄汤亦治阳明中风也。

阳明病，自汗出，若发汗，小便自利者，此为津液内竭，

虽硬不可攻之，当须自欲大便，宜蜜煎导而通之。若土瓜根及与大猪胆汁，皆可为导。

阳明以津液为重，自汗及发汗，肌腠大开，汗出必多，汗出多者，小便当少。若又小便自利，此为津液内竭，大便虽硬，不可攻之，当俟其自欲大便，而后以导法通之，否则日数虽多，并不用导也，况于攻乎！

蜜煎导方

蜜七合

一味纳铜器中，微火煎之，稍凝似饴状，搅之，勿令焦，欲可丸，并手捻作挺[①]，令头锐，大如指，长二寸许，以纳谷道中，大便时去之。

猪胆汁方

大猪胆一枚

泻汁，和醋少许，以灌谷道中，如食顷，当大便出。

阳明病，脉迟，汗出多，微恶寒者，表未解也，可发汗，宜桂枝汤。

阳明初受风寒，表气虚则脉迟、汗出多，微恶寒，是阳明之桂枝证。

大讷按：程扶生曰：此言中风传阳明者，表邪未解，仍宜作桂枝解肌也[②]。病属阳明，脉虽不浮而迟，犹有缓意焉，则为风邪未解，况有微恶寒之证，故仍用桂枝解表。

阳明病，脉浮，无汗而喘者，发汗则愈，宜麻黄汤。

---

① 挺：同“梃”，棍棒。

② 此言中风……解肌也：语出吴谦《医宗金鉴》卷二“辨阳明病脉证并治全篇”。

阳明初受风寒，表气实则脉浮，无汗而喘，是阳明之麻黄证。前条病得之一日不发热而恶寒者，即此二条是已。柯韵伯曰：阳明之表有二，有外邪初伤之表，有内热达外之表。外邪之表在一二日间，其证微恶寒，汗出多，或无汗而喘是也；内热之表在一二日后，其证身热汗自出，不恶寒反恶热是也。表因风寒外来，故仲景亦用麻、桂二汤汗之；表因内热外发，故仲景更制栀子豉汤，因其势而泄之。后人不识治阳明之初法，又废弃阳明解表和里之法，必待热深实极，以白虎承气投之，是养虎遗患也[①]。

阳明病，发热汗出者，此为热越，不能发黄也。但头汗出，身无汗，齐颈而还，小便不利，渴饮水浆者，此为瘀热在里，身必发黄，茵陈蒿汤主之。

柯韵伯曰：太阳、阳明俱有发黄证，但头汗而身无汗，则热不外越，小便不利，则热不下泄，故瘀热在里。然里有不同，肌肉是太阳之里，当汗而发之，故用麻黄连翘赤小豆汤，为凉散法；心胸是太阳、阳明之里，当寒以胜之，用栀子柏皮汤，乃清火法；肠胃为阳明之里，当泻之于内，故立本方，是逐秽法。茵陈禀北方之色，经冬不凋，傲霜凌雪，偏受大寒之气，故能除热邪留结，率栀子以通水源，大黄以调胃实，令一身内外瘀热尽从小便而出，腹满自减，肠胃无伤，此阳明治水之圣剂也[②]。又曰：仲景治小便必用气化之品，通大便必用承气之味，今小便不利，不用二苓者何？本论云阳明病，汗出多而渴者，不可与猪苓汤，则汗不出而渴者，津液先虚，更不可用明

---

① 阳明之表……养虎遗患也：语出柯韵伯《伤寒论翼》卷下“阳明病解”。

② 太阳阳明……圣剂也：语出柯韵伯《伤寒附翼》卷下“阳明方总论”。

矣。此以推承致新[1]之茵陈，佐以曲屈下行之栀子，不用枳、朴，以承气与芒硝之峻利，则大黄但可润胃燥而大便不遽行，必一宿而腹始减，黄从小便出而不由大肠。立法之妙，何其神也[2]。

茵陈蒿汤方

茵陈蒿六两　栀子十四枚，擘　大黄二两，去皮

上三味，以水一斗，先煮茵陈，减六升，纳二味，煮取三升，去滓，分温三服，尿如皂角汁状，色正赤，一宿病减，黄从小便去也。

阳明证，其人喜忘者，必有蓄血。所以然者，本有久瘀血，故令喜忘。屎虽硬，大便反易，其色必黑，宜抵当汤下之。

心为清虚之府，有久瘀血，则气不清而神明乱矣，故令喜忘。津液少则大便硬，以血在内，故虽硬而反易。其色黑者，血因火燥而色变，其始如褐色，久乃黑也。

阳明病，下之则心中懊侬而烦，胃中有燥屎者，可攻。腹微满，初头硬，后必溏，不可攻之。若有燥屎者，宜大承气汤。

下之心中懊侬而烦，必是未有燥屎而攻之早也。

大讷按：柯韵伯曰：下后心中懊侬而烦，栀子豉汤证。若腹大满不通，是胃中燥屎上攻也。若微满，犹是栀子厚朴汤证[3]。

病人不大便五六日，绕脐痛，烦躁，发作有时者，此有燥

---

① 推承致新：即“推陈致新”，排除陈旧的，生出新的来。指机体内的新陈代谢。承，同“陈”，时间久的。

② 仲景治小便……何其神也：语出柯韵伯《伤寒附翼》卷下“阳明方总论”。

③ 下后……栀子厚朴汤证：语见柯韵伯《伤寒论注》卷三“承气汤证”。

屎，故使不大便也。

言必如此而后攻之，则无他变矣，与上条一气说下。

大讷按：柯韵伯曰：发作有时，是日晡潮热之时。二肠附脐，故绕痛，痛则不通矣①。

病人烦热，汗出而解，又如疟状，日晡所发热者，属阳明也。脉实者，宜下之；脉虚者，宜发汗。下之与大承气汤，发汗宜桂枝汤。

病人每烦热，汗出则解，此阳明病状也。又如疟状，日晡发热，亦阳明病状也。阳明证具，犹必审其脉实为入腑，而宜下。若脉虚浮，则邪为在表而宜汗。此就阳明感邪，审脉而辨其表里，证同而治法迥殊，临证者讵可②妄乎？

大下后，六七日不大便，烦不解，腹满痛者，此有燥屎也。所以然者，本有宿食故也，宜大承气汤。

大下之后，胃弱不能消谷，至六七日不大便，则宿食已结而发烦热，腹满痛，此有燥屎也，宜大承气以下之。娄氏曰：大下之后，又下之，宜审其虚实而用之，不如栀子、枳实为稳。

病人小便不利，大便乍难乍易，时有微热，喘冒不能卧者，有燥屎也，宜大承气汤。

本条诸证未定，其有燥屎也，言当确审其有燥尿而后攻之。

大讷按：王氏曰：此证不宜妄动，必以手按之，如大便有硬块，喘冒不得卧，方可攻之。何也？乍难乍易故也。若虚者，用栀子、枳实为稳当。

食谷欲呕者，属阳明也，吴茱萸汤主之。得汤反剧者，属

---

① 发作有时……痛则不通矣：语见柯韵伯《伤寒论注》卷三“承气汤证”。

② 讵可：岂可。

上焦也。

食谷欲呕，胃家寒也，吴茱萸汤温其胃。而得汤反剧者，以上焦有热，温药初入，两热相并下焦，为之拒格而不内也。或者当以热因寒用之法导引之乎？

吴茱萸汤方

吴茱萸一升，洗　人参三两　生姜六两，切　大枣十二枚，擘

上四味，以水七升，煮取二升，去滓，温服七合，日三服。

太阳病，寸缓，关上小浮，尺弱脉未实，其人发热汗出，复恶寒不呕邪在表，但心下痞者，此以医下之也。如其不下，病人不恶寒而渴者，此转属阳明也。小便数，大便必硬，不更衣十日，无所苦也。渴欲饮水者，少少与之，但以法救之。渴者，宜五苓散。

小肠偏渗，则大便必硬，虽不更衣十日，而无满实之苦，则不当攻之，俟其津回肠润，大便自出也。渴欲饮水者，不可不与，不可多与，稍与之以救其烦渴，斯为法也。“渴者，宜五苓散”一句，与上文不属，亦是《太阳篇》中“小便不利，微热消渴，与五苓散”之意。

脉阳微而汗出少者，为自和也；汗出多者，为太过。阳脉实，因发其汗出多者，亦为太过，太过为阳绝于里，亡津液，大便因硬也。

阳明一经，以津液为重。脉阳微者，邪气少也，汗出少者，为自和；出多者，为太过。若阳脉实者，表热甚也，因其汗出多者，亦为太过。自和则邪解矣，太过为津液绝于内，大便因硬也。柯韵伯曰：阳明之热自内达表，清里热而表热自除。后人不能于仲景书中寻出阳明之表，因不识仲景阳明治表之法而反发阳明之汗。若上而鼻衄，下而便硬，是引贼破家矣。要知

是风寒之表，则用麻、桂而治。如是内热之表，即荆芥、薄荷皆足以亡津液而成胃实。

脉浮而芤，浮为阳，芤为阴，浮芤相搏，胃气生热，其阳则绝。

此专主脾胃之脉，浮阳芤阴，阴阳二字，以脏腑阴阳言也。浮于肌肉之上而中候则空，状如葱叶，所谓浮芤相搏也。其浮者为胃，芤者为脾，脾不能为胃行其津液，而胃气独治，津液不能四布，所谓胃气生热，其阳则绝也。尤怡《潜居录》曰：津液为阳之根，汗出过多，津液竭也，故云阳绝。

趺阳脉浮而涩，浮则胃气强，涩则小便数，浮涩相搏，大便则难，其脾为约，麻仁丸主之。

成氏曰：趺阳者，脾胃之脉。诊浮为阳，知胃气强；涩为阴，知脾为约[①]。《内经》曰：饮入于胃，游溢精气，上输于脾，脾气散精，上归于肺，通调水道，下输膀胱，水精四布，五经并行。是脾主为胃行其津液者也。今胃强脾弱，约束津液不得四布，但输膀胱，致小便数而大便硬，其脾为约。

麻仁丸方

麻子仁二升　芍药半斤　大黄一斤，去皮　厚朴一斤，炙，去皮　枳实半斤，炙　杏仁一斤，去皮尖

上六味为末，炼蜜为丸，如桐子大，饮服十丸，日三服，渐加以和为度。

太阳病三日，发汗不解，蒸蒸发热者，属胃也，调胃承气汤主之。

---

① 趺阳者……知脾为约：语见成无己《注解伤寒论》卷五“辨阳明病脉证并治法”。

大讷按：方中行曰：此概言阳明发热之大意。三日，举大纲而言也。蒸蒸，热气上行貌，言热自内腾达于外，犹蒸炊然。调胃，和阳明之正也①。

伤寒吐后，腹胀满者，与调胃承气汤。

《内经》曰：诸腹胀大，皆属于热。热在上焦则吐，吐后不解，复胀满者，胃热盛也，调其胃热，使不至大满大实，所以全其津液者多矣。

太阳病，若吐，若下，若发汗后，微烦，小便数，大便因硬者，与小承气汤和之，愈。

吐、下、汗三字，开说②非串说③。微烦者，胃实之标也。小便数，大便因硬者，则以津液少而成胃实矣。小承气汤和之，勿令大泄下也。

得病二三日，脉弱，无太阳柴胡证，烦躁，心下硬，至四五日，虽能食热未实则能食，**以小承气汤少少与，微和之，令小安，至六日，与小承气汤一升。若不大便六七日，小便少者，虽不能食**热实则不能食，**但初头硬后必溏，未定成硬，攻之则溏，须小便利，屎定硬，乃可攻之，宜大承气汤。**

《甲乙经》曰：脉软者，病将下，日虽浅而胃将实也。无太阳柴胡证，则在阳明矣。或和或攻，随热之浅深而轻重以治之，要皆慎用攻之意也。

大讷按：喻嘉言曰：此段之虽能食、虽不能食，全与辨风寒无涉，另有二义：虽能食者，见不可以胃强而轻下也；虽不能食者，见

---

① 此概言阳明……阳明之正也：语出方有执《伤寒论条辨》卷之四“辨阳明病脉证并治第四”。

② 开说：分开来讲。

③ 串说：连贯起来说。

不可以胃中有燥屎而轻下也①。

伤寒六七日，目中不了了，睛不和邪热内甚，上熏于目，**无表里证，大便难，身微热者**表热则身大热，里热则身微热，**此为实也，急下之，宜大承气汤。**

《甲乙经》曰：热病目不明，热不已者，死②。此目中不了了，睛不和，证近危恶，故须急下。节成氏注。

大讷按：喻嘉言曰：此条辨证最微细。大便难则非久秘，里证不急也；身微热，则非大热，表证不急也，故曰无表里证。只可因是而验其热邪在中耳。热邪在中，亦不为急，但其人目中不了了，睛不和，则急矣。以阳明之脉络于目，络中之邪且盛，则在腑之邪更可知矣，故惟有急下之而已③。

阳明病，发热汗多者，急下之，宜大承气汤。

邪热入腑，热迫津液将竭，故须急下之。

阳明病，发汗不解，腹满痛者，急下之，宜大承气汤。

发汗不解，而腹即满痛，传之迅也，故须急下。凡急下者，皆所以救胃家之实而全津液也。

腹满不减，减不足言，当下之，宜大承气汤。

减不足言，申明不减也，谓虽有小减时，其减甚微，不足云减也，正以显其大实大满耳。

阳明少阳合病，必下利。其脉不负者，顺也；负者，失也。互相克贼者，名曰负也。

庞安常曰：阳明土，其脉大；少阳木，其脉弦。若合病，

---

① 此段之……轻下也：语出喻嘉言《尚论篇》卷二“阳明经中篇”。

② 热病……死：语出皇甫谧《针灸甲乙经》卷七“六经受病发伤寒热病”。

③ 此条辨证……下之而已：语出喻嘉言《尚论篇》卷二“阳明经中篇”。

土被木贼，加之下利，则胃已困。若脉不弦，为土不负；弦者，为土负，必死[①]。魏氏曰：人知阳明胃土受木气之克贼，不知阳明燥金亦受相火之克贼，故曰互相克贼，名曰负也。按乾刚至健之气，运于地外而贯于地中，所以统天地而资始生，胃中燥金即乾金之贯于坤土以生化者也。标本受制，补救之法，其在小柴胡一汤乎？柴胡以攻木，使之自退，用黄芩借外援以苏燥金之气[②]。

脉滑而数者，有宿食也，当下之，宜大承气汤。

原文此条与上条为一证相连。《脉经》另列宿食为一条。郭白云曰：脉滑数，有宿食，故可用承气汤。若胃为木贼困而下利，岂可用承气之理？惟合病下利缺治法，今以负不负，宜理中丸[③]。

病人无表里证，发热七八日，虽脉浮数者，可下之。假令已下，脉数不解，合热则消谷善饥，至六七日不大便者，有瘀血也，宜抵当汤。

恶寒为表证，谵语为里证。此俱无之，但发热七八日，消烁津液，恐热不已而变生焉，故脉虽浮数而可下之。下后脉数不解，热聚于胃，则消谷善饥。至六七日不大便者，热不得泄，蓄血于下为瘀血也。许学士叔微曰：凡伤寒当下之证，皆从在经之邪入于腑。今不言阳明病而云病人无表里证，明非自表之里而病也，但为可下，故编入《阳明篇》。

若脉数不解而下不止，必协热而便脓也。

---

① 阳明土……必死：语出庞安常《伤寒总病论》卷第二“可下证（血证附）”。

② 人知阳明……燥金之气：语本魏荔彤《伤寒论本义》卷之八“合病并病坏病痰病过经不解病总论”。

③ 脉滑数……宜理中丸：语本郭雍《仲景伤寒补亡论》卷十“可下四十八条”。

下后脉数不解而下利不止者，为热得下泄，迫血下行，必便脓血也。《千金方》通前条为一证。常器之曰：可白头翁汤。

伤寒，发汗已，身目为黄。所以然者，以寒湿相搏，在里不解故也。以为不可下也，于寒湿中求之。

伤寒发汗已，则寒宜解，即不解，亦不当身目为黄。所以然者，以其人素有湿邪在里，表寒虽经发汗，其为阴湿所持者，仍在里而无从解故也。发汗后之寒虽已成瘀热，而寒湿郁蒸之热究非实热，故不可下，当于寒湿中求其或浅或深而治之，下三条是也。

伤寒七八日，身黄如橘子色，小便不利，腹微满者，茵陈蒿汤主之。

伤寒至七八日，寒与湿俱从热化，身黄如橘子色，瘀热已深，津液不得下行，至小便不利而腹微满，当从里，一边开结导滞，利小便以除湿，此则可下者也，茵陈蒿汤主之。

伤寒，身黄发热者，栀子柏皮汤主之。

伤寒而见身黄，虽已湿蒸于里，而寒湿郁蒸之热依然在表，表里之间宜从中治，清解和中以断瘀热之渐，则二邪不能相合而表里分消矣。栀子柏皮汤之治寒湿，又一和解法也。

栀子柏皮汤方

栀子十五个　甘草一两　黄柏二两

上三味，以水四升，煮取一升半，去滓，分温再服。

伤寒，瘀热在里，身必发黄，麻黄连轺[①]赤小豆汤主之。

伤寒瘀热在里，由湿蒸而来，故必发黄。然小便犹利，腹

---

① 连轺：中药名。《神农本草经》不见所注，但仲景古方所注云，即连翘之根也。

亦不至微满，瘀热未深，只从表，一边开其郁滞，麻黄、连轺、赤小豆为主治，而散热除湿之品佐之以共济。此三条皆于寒湿中求之者也。《太阳篇》之风湿相搏皆夹阳虚，此之寒湿相搏皆兼里热，故治法迥异。

麻黄连轺赤小豆汤方

麻黄二两，去节　赤小豆一升　连轺二两，连翘根也　甘草一两，炙　杏仁四十粒　生梓白皮一斤　生姜二两，炙　大枣十二枚，擘

上八味，以潦水[1]一斗，先煮麻黄，再沸，去上沫，纳诸药，煮取三升，分温三服，半日则尽。

伤寒中风五六日，往来寒热，胸胁苦满，默默不欲饮食，心烦喜呕，或胸中烦而不呕，或渴，或腹中痛，或胁下痞硬，或心下悸，小便不利，或不渴，身有微热，或咳者，小柴胡汤主之。

风寒之邪在表则寒，在里则热，在半表半里，故往来寒热。少阳之脉循胸络胁，邪凑其经，伏饮搏聚，则胸胁苦满；胸胁既满，谷虽消化，则默默不需饮食；邪热挟饮，涌而上逆，则心烦喜呕；邪之出入不常，各因人之气体，则有或然诸证。胸中烦而不呕，热虽聚于胸而气不甚逆也；渴者，热耗其津液也；腹中痛者，甲木之气乘其已土也；胁下硬满，邪引肝之分也；心下悸，小便不利，水停而不行也。不渴者，热未耗其津液也；身有微热者，太阳之邪未罢也。要以小柴胡汤和解为主治，随证加减之耳。柴胡入胆经，能通表里、祛三阳不退之邪，用之为君；黄芩能泄三阳之热，清心降火，用之为臣；人参、甘草、

① 潦水：雨后的积水。中医术语，李时珍谓“天上降注的雨水叫潦水”，宜用来煎补脾胃和去湿热的药。

大枣三者性平，坐镇中焦，助正祛邪者也；半夏、生姜能散能消，用以为佐使。各显其长，上通天庭①，下彻地户②，至为灵应，非智谋之士，孰能变化而通其机乎？

此条应入少阳病队中，今误书于此。

辨少阳病脉证并治法

少阳之为病，口苦，咽干，目眩也。

成氏曰：足少阳胆经也。《内经》曰：有病口苦者，名曰胆瘅。《甲乙经》曰：胆者，中精之府③。五脏取决于胆，咽为之使。少阳之脉起于目锐眦，故少阳受病，口苦咽干，目眩也。柯韵伯曰：少阳处半表半里，司三焦相火之游行。口、咽、目三者，脏腑精气之窍，能开能阖，恰合为枢之象，不可谓之表，不可谓之里，是表之入里、里之出表处，正所谓半表半里。苦、干、眩者，皆相火上走空窍而为病，风寒杂证咸有之，所以为少阳一经之总纲也。若目赤、两耳无闻、胸满而烦，只举得中风一证之半表里；《内经》之胸胁痛而耳聋，只举得热病一证之半表里，故提纲不与焉④。

少阳中风，两耳无所闻，目赤，胸中满而烦者，不可吐下，吐下则悸而惊。

此少阳自中风也。胸满而烦，似可吐下，以其易误而示之禁也。以吐除烦，吐则伤气，气虚者悸。以下除满，下则亡血，血虚者惊。若下条之头痛发热，其不可吐下，不待

① 天庭：指前额的中央。

② 地户：泛指大地。

③ 胆者……之府：语出皇甫谧《针灸甲乙经》卷一“精神五脏论”。

④ 少阳……不与焉：语本柯韵伯《伤寒论翼》卷下“少阳病解”。

言矣。

大讷按：方中行曰：少阳之脉，上抵头角，下耳后；其支者，从耳后入耳中，出走耳前；其支者，下胸中，贯肝膈，主目，胆为之合。风为阳而主气，耳无闻者，风壅则气塞也；目赤者，风热则气昏也；胸满而烦者，风郁则膈热也。少阳本无吐下法，其经又多气少血，吐下复伤其经，则血愈少而虚，血虚则心虚，所以神识昏乱，怔忡而惊也①。或云：中风宜小柴胡汤，悸而惊则宜小柴胡去黄芩加茯苓汤。

伤寒脉弦细，头痛发热者，属少阳，少阳不可发汗，发汗则谵语。此属胃，胃和则愈，胃不和则烦而悸。

此少阳自伤寒也。头痛发热，本应发汗，以其脉弦细，则属少阳，故不可发汗，于其疑似易误之处而昭其禁也。发汗亡津液，胃中干燥，木邪干之，则作谵语，以小柴胡汤解散少阳之邪，邪散津回，胃气因和，否则津枯饮结，必烦而悸也。

大讷按：王海藏云：少阳半表里，用小柴胡，名三禁汤，然亦须辨表里证孰多。又云：按此宜用小承气汤。成注以调胃承气主之者，非。

本太阳病不解，转入少阳者，胁下硬满，干呕不能食，往来寒热，尚未吐下，脉沉紧者，与小柴胡汤。

特标太阳病不解转入少阳，可见上二条为本经自受之风寒也。邪传少阳之经，随入少阳之腑，而未全陷也。胁满不欲食，少阳之里也，腑也；往来寒热而呕，少阳之表也，经也。以其未曾犯本经之禁以生变，而脉见沉紧，正当用和解之法。全条

① 少阳之脉……怔忡而惊也：语出方有执《伤寒论条辨》卷之四“辨少阳病脉证并治”。

是小柴胡证，恐人以脉沉紧而生疑，故告之曰柴胡证具，且无吐下之变，脉虽沉紧，必与小柴胡汤也。

若已吐下、发汗、温针，谵语，柴胡汤证罢，此为坏病。知犯何逆，以法治之。

少阳邪在表里之间，不行和解之法，而妄施吐下、发汗、温针，木邪不服而干于胃，必发谵语。若柴胡汤证不罢，不为逆；柴胡证罢，此为坏病，当求所犯何逆，而以法治之。参成氏注。

大讷按：王宇泰曰：救坏病，助荣卫，生津液，于桂枝汤中求之①。有云：犯温针坏者，桂枝甘草龙骨牡蛎汤。

三阳合病，脉浮大，上关上，不言弦者，隐于浮大也。**但欲眠睡，目合则汗。**

成氏曰：关脉以候少阳之气，太阳之脉浮，阳明之脉大，浮大之脉上关上，是三阳合病也。胆热则睡，少阴但欲眠睡，而阴不得有汗。今目合则汗，知三阳合病，胆有热也②。程扶生曰：开目为阳，合目为阴，三阳合病，热盛于经，目合则阳入阴中，故逼之而汗出。魏氏曰：此证宜急救其阴。

伤寒六七日，无大热表欲罢也，**其人躁烦者**邪欲传也，**此为阳去入阴也。**

表为阳，里为阴。柯韵伯曰：阳去入阴，指阳邪下膈言，非专指阴经也。或入太阳之腑而热结膀胱，或入阳明之腑而胃中干燥，或入少阳之腑而胁下硬满，或入太阴而暴烦下利，或

---

① 救坏病……桂枝汤中求之：语见王肯堂《伤寒证治准绳》卷三“少阳病·往来寒热”。

② 关脉……胆有热也：语出成无已《注解伤寒论》卷五“辨少阳病脉证并治法”。

入少阴而口苦燥干，或入厥阴而心中疼热，皆入阴之谓。后人拘于传经之次，因不知有入阴转属之义①。

伤寒三日，三阳为尽，三阴当受邪。其人反能食而不呕，此为三阴不受邪也。

柯韵伯曰：阳明为三阴之表，故三阴皆看阳明之转施。三阴之不受邪者，假胃为之蔽其外也。胃气和则能食不呕，故邪自解而三阴不病。胃阳虚，邪始得入三阴，故太阴受邪，腹满而吐食不下；少阴受邪，欲吐不吐；厥阴受邪，饥不能食，食即吐蛔。若胃阳亡，则水浆不入而死。要知三阴受邪，关系不在太阳、少阳而全在阳明。又曰：阳明以太阴为里，是指牝脏言；太阴亦以阳明为里，是指转属言也。肾者胃之关，木者土之贼，故三阴亦得以阳明为里。三阴为三阳之里，而三阴反得转属阳明为里，故三阴皆得从阳明而下，则阳明又是三阴实邪之出路也。既为三阴之表以御邪，又为三阴之里以逐邪，阳明之关系三阴重矣②。

伤寒三日，少阳脉小者，欲已也。

谓脉小而平均也。

少阳病欲解时，从寅至辰上。

成氏曰：《内经》云：阳中之少阳，通于春气。寅卯辰，少阳木旺之时。

---

① 阳去入阴……转属之义：语出柯韵伯《伤寒论翼》卷下“太阳病解”。

② 阳明……三阴重矣：语出柯韵伯《伤寒论翼》卷下“阳明病解”。

卷　四

辨太阴病脉证并治法

太阴之为病，腹满而吐，食不下，自利益甚，时腹自痛。若下之，必胸下结硬。

此揭太阴本病也。太阴主脾所生病，脾主湿，又主输，故云太阴之为病，腹满痛而吐利也。脾虚则胃亦虚，食不下者，胃不主纳也。太阴本无下证，是转属阳明，为太阴之标病矣。若本病而下之，岂止胸下结硬已哉！末句主标病言也，即后条说当用大黄、芍药者，宜减之之意。胸下结硬，非阳陷之结胸，又不同于寒实之结胸，救疗之法在临证者审处之。

大讷按：此当是直入阴经之阴邪，非是阳邪传入于里者也。然阳邪内炽不为解散，或反以寒药清其热，令胃气虚而且结，遂至邪陷入阴而自利。自利者，多难治，盖其始，邪在经时，当用辛甘之药温散之，邪当自解，至自利则入脏腑而危。

太阴中风，四肢烦疼，阳微阴涩而长者，为欲愈。

太阴脾经也，主荣四末[①]，四肢烦疼，风淫末疾也。风脉本浮，浮为阳脉，阳脉微，知风邪当去，涩则少气少血，故中风，涩而转长，则气治为欲愈。柯韵伯曰：涩与长，不并见也[②]。此条太阴风中于经，表证也。下条太阴病，脉浮者，可发汗，宜桂枝汤。四肢烦疼之下，可参也。

---

① 四末：指四肢。

② 涩与长……并见也：语出柯韵伯《伤寒论注》卷四“太阴脉证”。

太阴病欲解时，从亥至丑上。

太阴，土也，王于亥子，丑向阳，故云解时。

太阴病，脉浮者，可发汗，宜桂枝汤。

此为太阴表证，辨脉出方，发凡起例也。柯韵伯曰：脉从病见，太阴中风则脉浮，不从脏之阴而从风之阳也。浮为麻黄汤脉而用桂枝者，以太阴中风是里之表证，桂枝是里之表药，因脾主肌肉，是宜解肌耳①。

自利、不渴者，属太阴，以其脏有寒故也，当温之，宜服四逆辈。

此为太阴寒中脏者，发凡起例也。其证必腹满时痛，吐利，食不下也，其脉当沉细。

大讷按：张氏曰："辈"字，谓药性之同类，惟轻重优劣不同耳。四逆乃大热之剂，未易轻用，所以仲景不为定拟②也，莫若以理中辈循循用之为稳。

伤寒脉浮而缓，手足自温者，系在太阴，太阴当发身黄。若小便自利者，不能发黄。至七八日，虽暴烦下利，日十余行，必自止，以脾家实，腐秽当去故也。

脾家实者，太阴不虚也，不虚则邪不能容。太阴伤寒而绝无脏寒之脉证，全不似太阴，故曰系在太阴；太阴当湿郁发黄，乃小便自利而不能发黄，至七八日，暴烦似有作汗之机，以在太阴，终不汗而下利也；日十余行，知其必自止者，以其胃强脾健，自能逐邪下行而成太阴之开，是谓脾家实，腐秽当自去也。

---

① 脉从病见……是宜解肌耳：语出柯韵伯《伤寒论翼》卷下"太阴病解"。

② 定拟：做出判决。此指做出定论。

大讷按：《补亡论》于此条之上，另有一条曰：伤寒三日，太阴脉弱，至四五日，太阴脉大①。庞安常曰：脉大而胸满多痰者，可吐之，无此证者，宜汗之②。郭白云曰：吐用瓜蒂散，汗用桂枝汤。仍烦，脉浮，则可汗也③。

本太阳病，医反下之，因尔腹满时痛者，属太阴也，桂枝加芍药汤主之。大实痛者，桂枝加大黄汤主之。

此东垣所谓误下传也。腹满时痛者，已传太阴，太阳未解也；大实痛者，已传阳明，太阳未解也。由此观之，太阳与太阴亦有并病焉。柯韵伯曰：腹满为太阴阳明俱有之证，然位同而职异。太阴主出，病则腐秽之出不利，故满而时痛；阳明主纳④，病则腐秽燥而不行，故大实而痛。大实痛是阳明病，不是太阴病。仲景因表证未解，阳邪已陷入于太阴，故倍芍药以益脾而除满，此用阴和阳之法也。若表证未解而阳邪陷入于阳明，则加大黄以润胃，而除其大实痛，此双解表里法也。凡妄下，必伤胃气，胃气虚则阳邪袭阴，故转属太阴；胃液涸则两阳相搏，故转属阳明。属太阴，则腹满时痛而不实，阴道虚也；属阳明，则腹大实而痛，阳道实也。满而时痛，是下利之兆；大实而痛，是燥屎之征。故加芍药，小变建中之剂；加大黄，微示调胃之方⑤。

大讷按：赵嗣真云：太阴腹满，证有三：有次第传经之邪，有直

① 伤寒三日……太阴脉大：语见郭雍《仲景伤寒补亡论》卷七“太阴经证治”。

② 脉大……宜汗之：语出庞安常《伤寒总病论》卷第一“太阴证”。

③ 吐用……则可汗也：语出郭雍《仲景伤寒补亡论》卷七“太阴经证治”。

④ 阳明主纳：指胃腑接受、承载并消化水谷的功能。

⑤ 腹满……调胃之方：语本柯韵伯《伤寒附翼》卷上“太阳方总论”。

入本经之邪，有下后内陷之邪。不可不辨①。又按：王宇泰曰：邪气传入里而痛者，其痛不常，当以辛温之剂和之；阴寒在内而痛者，则痛无休止，时欲作利也，当以热剂温之；有燥屎宿食为痛者，则不大便，腹满而痛也，则须下之②。

桂枝加芍药汤方

于桂枝汤内加芍药三两，通前为六两，余依桂枝汤法。

大讷按：周禹载曰：太阳误下，太阴受伤矣，何也？以毫不被邪之脾，忽然而下，使清阳之气不能四布，因而时痛，于是仍以本方解表，倍加芍药以救太阴之逆、以收太阴之液者，正因外邪之入者浅也③。

桂枝加大黄汤方

桂枝二两　大黄一两　芍药六两　甘草二两，炙　生姜三两，切　大枣十二枚，擘

上六味，以水七升，煮取三升，去滓，温服一升，日三服。

大讷按：此言实痛，宜攻也。喻氏曰：大实大痛，自可攻之。然阳分之邪，初陷太阴，未可峻攻，但于桂枝中少加大黄，七表三里，以分杀其邪可也。娄氏曰：表邪未解而误下，乘虚入里，因而腹满大实痛，此方为宜。

太阴为病，脉弱，其人续自便利，设当行大黄、芍药者，宜减之，以其人胃气弱，易动故也。

重提太阴为病，申首条之义也。脉弱续自便利，是其胃气

---

① 太阴腹满……不可不辨：语本徐用诚《玉机微义》卷十四“寒门·论伤寒传变”。

② 邪气传入里……则须下之：语出王肯堂《伤寒证治准绳》卷四“太阴病”。

③ 太阳误下……入者浅也：语出周扬俊《伤寒论三注》卷六“太阴中篇”。

弱也。设当行大黄、芍药者，宜减之，又为太阴宜下者周其虑也。太阴脉弱，知胃气易动，故如此叮咛耳。按：喻嘉言曰：此段叮咛与《阳明篇》中互发①。阳明曰不转矢气，曰先硬后溏，曰未定成硬，皆是恐伤太阴脾气。此太阴证而脉弱便利，减用大黄、芍药，又是恐伤阳明胃气也②。

辨少阴病脉证并治法

少阴之为病，脉微细，但欲寐也。

方氏曰：少阴属肾，居于极下，其脉起于足小指之下，故其象微而细也。但欲寐者，嗜卧也，犹之天地之气，行于阳则辟而晓，行于阴则阖而夜也③。魏氏《本义》曰：提少阴之为病而标其脉证，少阴之脉沉而以微细言者，少阴脉沉，对太阳之浮；太阴脉微，对阳明之大；厥阴脉细，对少阴之弦。少阴处三阴之中，脉本沉兼微，为太阴之少阴，兼细为厥阴之少阴。犹之阳明处三阳之中，脉本大，兼浮为太阳阳明，兼弦为少阳阳明也。沉、微、细虽三阴俱有，而少阴之沉不待言，必兼太阴之微、厥阴之细，而少阴之脉始该肾为智巧所出，邪入而失其智巧之司，沉沉欲寐，是其候也。热入扰其阴，寒中混其阳，皆能致此。仲景所以未辨寒热之邪先著少阴之证，此至诀也。沉、微、细之脉而见迟，是少阴直中之寒；沉、微、细之脉而见数，是少阴传经之热。故“脉微细，但欲寐”六字为少阴之

---

① 互发：互相阐发。

② 此段叮咛……阳明胃气也：语出喻嘉言《尚论篇》卷四“太阴经全篇”。

③ 少阴属肾……阖而夜也：语本方有执《伤寒论条辨》卷之五“辨少阴病脉证并治”。

总脉总证。柯韵伯曰：少阴一经兼水火二气，寒热杂居，故为病不可捉摸。其寒也，证类太阴；其热也，证似太阳。仲景以微细之病脉，欲寐之病情，为提纲立法于象外，使人求法于病中。凡证之寒热与寒热之真假，仿此义以推之，其阴阳虚实见矣①。又曰：少阳为阳枢，少阴为阴枢，弦为木象，弦而细者，是阳之少也。微为水象，微而细者，阴之少也。卫气行阳则寤，行阴则寐。其行阴二十五度，常从足少阴之分，间行脏腑。少阴病则枢机不利，故欲寐也。少阳喜呕，呕主出，阳在外也。少阴欲寐，寐主入，阴在内也。喜呕是不得呕，欲寐是不得寐，皆在病人意中，得枢机之象如此②。

少阴病，欲吐不吐，心烦，但欲寐，五六日，自利而渴者，属少阴也，虚故引水自救。若小便色白者，少阴病形悉具。小便白者，以下焦虚有寒，不能制水，故令色白也。

欲吐不吐，心烦者，寒中少阴之经，欲入少阴脏之形证也；但欲寐，少阴病情也；自利而渴，犹属少阴之经；若小便色白，则寒入少阴脏矣。故曰少阴病形悉具。此寒中少阴，由经入脏之际，入脏则为四逆，吐利之里证矣。小便色白，里寒已见其端，而饮水自救，浮阳在上而未罢也。

病人脉阴阳俱紧，反汗出者，亡阳也，此属少阴，法当咽痛而复吐利。

《脉法》曰：假令旧有伏气，当须脉之。若脉微弱者，当喉中痛似伤，非喉痹也。病人云实喉中痛，虽尔，今复欲下利，

① 少阴一经……虚实见矣：语见柯韵伯《伤寒论翼》卷下“少阴病解”。

② 少阳为阳枢……之象如此：语出柯韵伯《伤寒论翼》卷下“少阴病解”。

然则此条乃伏气病也，当冠猪肤、桔梗、苦酒诸条之上。少阴初受邪，其机甚微，人已皆不觉其为病也。脉微弱，是少阴本脉邪伏未露，至脉阴阳俱紧，则伏气已发也。病发于阴，不当有汗，反汗出为亡阳，然此属少阴伏气，犹为少阴半表半里，阴阳错杂之证，未可以亡脱论也。要之微脉转紧，亦是病进之脉，又当与后条紧脉转微对看。方中行曰：咽痛者，少阴之脉循喉咙也，其脏属水，所以不唯咽痛，而复吐利①。柯韵伯曰：肾主五液，入心为汗。少阴受病，液不上升，所以阴不得有汗。仲景治少阴之表，于麻黄细辛中加附子，是升肾液而为汗也。若真阴为邪热所逼，则水随火越，故反汗出。仲景治少阴之里，附子汤中任人参，是补肾液而止汗也②。

少阴病，咳而下利，谵语者，被火气劫故也，小便必难，以强责少阴汗也。

咳而下利，邪传少阳之经，当和之、温之，妄以火劫责汗，津液内竭，故谵语，小便难也。

少阴病，脉细沉数，病为在里，不可发汗。

热邪传里，故脉细沉数，病不在表，不可发汗，发汗则动其经气，而有夺血亡阳之变。

大讷按：周禹载曰：病在少阴，已入里矣，今云在里，何耶？此对入腑而言，邪在阴经者，亦每转归阳明腑，盖沉细，少阴本脉也，而数则入胃矣。入胃者可汗乎？况阴经无汗法，如此则麻黄、附子不可用，温经亦不可用也，当于四逆中求之③。又王宇泰曰：阴脉沉细，

① 咽痛者……而复吐利：语见方有执《伤寒论条辨》卷之五“辨少阴病脉证并治”。

② 肾主五液……止汗也：语出柯韵伯《伤寒论翼》卷下“少阴病解”。

③ 病在少阴……四逆中求之：语出周扬俊《伤寒论三注》卷七“少阴上篇”。

今带数，恐人以为热，故举以告人。盖此数乃沉细而数，如经曰：数为虚者是也，非数则烦数之数①。或云：此无发热证，故不可汗。

少阴病，脉微，不可发汗，亡阳故也。阳已虚，尺脉弱涩者，复不可下之。

此二条为少阴汗下者辨证辨脉而防其误也。既不可汗，又不可下，当用温法可知。柯韵伯曰：少阴脉微，不可发汗，亡阳故也。脉细沉数，病为在里，不可发汗，然可汗之机，亦见于此。夫微为无阳，数则有伏阳矣，须审其病为在里而禁汗，不得拘沉为在里而不发汗也。发热脉沉者，是病为在表，以无里证，故可发汗。若脉浮而迟，表热里寒，下利清谷，是迟为无阳，病为在里，又不得以浮为在表而发汗矣。要之，阴中有阳，沉亦可汗；阳中有阴，浮亦可温②。

少阴病，脉紧，至七八日自下利，脉暴微，手足反温，脉紧反去者，为欲解也，虽烦下利，必自愈。

少阴脉紧，至七八日，自下利而脉暴微，得无阴邪胜乎？今详其手足反温，则知其脉紧去而暴微为欲解也。烦为利家所忌，今以正胜并烦，亦换阳之吉兆也，故曰虽烦下利，必自愈。又按：紧脉转微，是复少阴之本脉，即少阴来复之阳也。手足温，亦是脾家实，臭秽当去，故得转太阴而自解，正与太阴病七八日，暴烦下利自止同。阴病见阳脉者生，又当如此看。

大讷按：柯韵伯曰："反"是反正之反，玩"反温"前此已冷可知。微本少阴脉，烦本少阴证。至七八日，阴尽阳复之时，紧去微

① 阴脉沉细……烦数之数：语出王肯堂《伤寒证治准绳》卷四"少阴病"。

② 少阴脉微……浮亦可温：语出柯韵伯《伤寒论翼》卷下"少阴病解"。

见，所谓谷气之来也，徐而和矣。烦则阳已反于中宫，温则阳已敷于四末，此阴平阳秘，故烦利自止耳①。

少阴病，下利，若利自止，恶寒而蜷卧，手足温者，可治。

此与上条皆阴退阳回之候。可治，谓可用温法也。常器之曰：可当归四逆汤。柯韵伯曰：少阴是太阳之里，太阳恶寒，故少阴吐利必恶寒，从阳也。太阴手足温者，必暴烦下利而自愈，是太阴藉胃脘之阳，少阴吐利亦必手足温者可治，手足厥者不治，是下焦之虚寒，既侵迫于中宫，而胃脘之阳仍得敷布四末，斯知先天之元阳，仍赖后天之胃气培植也②。

少阴病，恶寒而蜷，时自烦，欲去衣被者可治。

喻嘉言曰：自烦欲去衣被，真阳扰乱不宁，然尚未至出亡在外，故可用温法也③。

少阴中风，脉阳微阴浮者，为欲愈。

成氏曰：少阴中风，阳脉当浮而微，表邪缓也；阴脉当沉而浮，里气和也。阳中有阴，阴中有阳，阴阳调和，故为欲愈。魏氏《本义》曰：少阴有直中之寒，无直中之风，风中肾脏之病，与伤寒之传经、直中俱不相涉。今言少阴中风，乃是少阴忽转太阳，宛似太阳中风之脉证也。阳微阴浮，即太阳中风之阳浮阴弱，于此知其阴出之阳，里邪达表，将必发热汗出而自愈④。赤按：少阴者，太阳之雌，少阴之邪从太阳而出，天然之门户也。若太阳传邪还表，不更顺乎？

---

① 反是……自止耳：语出柯韵伯《伤寒论注》卷四“少阴脉证”。

② 少阴……胃气培植也：语出柯韵伯《伤寒论翼》卷下“少阴病解”。

③ 自烦……用温法也：语见喻嘉言《尚论篇》卷四“少阴经前篇”。

④ 少阴……而自愈：语本魏荔彤《伤寒论本义》卷之十四“少阴前篇总论”。

少阴病，欲解时，从子至寅上。

一阳生于子，阴得阳则解。

少阴病，吐利，手足不逆冷，反发热者，不死。婉词也。脉不至者，急词也。灸少阴七壮。

少阴始得病即见吐利，寒中脏也；手足不逆冷，反发热者，阳已回也，故不死。设吐利而脉不至，阳暴脱也，急灸太溪穴以回其阳。太溪穴在足内踝后跟骨动脉中。柯韵伯曰：伤寒以阳为主，不特阴证见阳脉者生，亦阴病见阳证者可治也。凡蜷卧四逆，吐利交作，纯阴无阳之证，全赖一阳来复，故反烦者，可治。手足反温，反发热者，不死①。

少阴病，八九日，一身手足尽热者，以热在膀胱，必便血也。

肾与膀胱，一脏一腑，相为表里。少阴病至八九日，忽一身手足尽热者，肾移热于膀胱，阴出之阳下行极而上也。气病而伤血，阳又乘阴上行极而下也，亦见少阴中枢之象。与太阳热结膀胱，血自下者见证同而病因异。又按：阴从阳化，里热达表，阳盛阴虚，法当滋阴，与二三日无里证者不侔。

少阴病，但厥，无汗，而强发之，必动其血，未知从何道出，或从口鼻，或从目出，是名下厥上竭，为难治。

下厥者，少阴居下而热深也；上竭者，少阴之血尽从上而越竭也。少阴少血，故云难治。盖下厥是少阴本病，上竭则发汗所致，强发其汗，究竟汗不得出而但动其血，下条黄连阿胶汤似可用，以救其上竭，即以治其下厥，用识于此，以俟知音。

大讷按：常器之曰：可用芍药地黄汤。郭白云曰：芍药地黄汤止

① 伤寒以阳……不死：语本柯韵伯《伤寒论注》卷四“少阴脉证”。

治上竭而不治下厥，然下不厥则上不竭，先以当归四逆汤治下厥，仍灸太溪、三阴交及涌泉三穴，以止少阴之厥可也①。又按：王宇泰曰：但厥无汗，热入里而外寒甚也，当温之。而强发其汗，则卫寒甚而汗不能出，必内伤其荣血而妄行也②。

少阴病，恶寒，身蜷而利，手足厥冷者，不治。

谓直中少阴脏也。喻嘉言曰：阴盛无阳，即用四逆等法，回阳气于无何有之乡，其不能回者多矣③。郭白云曰：灸太溪，仍与四逆等法④。

大讷按：周禹载曰：四逆、白通温经回阳诸剂，必其人真阳未至衰绝，故药力尚有所施。但于危者扶之，使有以自主，非于无者造之，使可以作有也，故云不治⑤。

少阴病，吐利，烦躁，四逆者，死。

直中少阴脏。阴寒吐利，至于烦躁，津液枯渴，孤阳扰乱，更加四肢逆冷，是中州之土先败，上下交征，中气立断，故主死也。参方、喻二家。庞安常曰：烦躁者，内烦躁也，与吴茱萸汤，正宜细审其生死也⑥。郭氏曰：此正仲景吴茱萸汤证不

---

① 芍药地黄汤……少阴之厥可也：语出郭雍《仲景伤寒补亡论》卷十五“衄血吐血”。

② 但厥无汗……妄行也：语见王肯堂《伤寒证治准绳》卷四“厥阴病·厥”。

③ 阴盛无阳……回者多矣：语见喻嘉言《尚论篇》卷四“少阴经前篇”。

④ 灸太溪……四逆等法：语出郭雍《仲景伤寒补亡论》卷七“少阴经证治”。

⑤ 四逆……故云不治：语出周扬俊《伤寒论三注》卷七“少阴经大意”。

⑥ 烦躁者……生死也：语出庞安常《伤寒总病论》卷第一“少阴证”。

当不治，仍灸太溪穴[①]。尤氏《潜居录》曰：少阴病吐利烦躁，四逆者死，为阴盛而阳绝也。少阴病吐利，手足厥冷，烦躁欲死者，吴茱萸汤主之，谓阴盛而阳争也。病证同而辨之于争与绝之间，盖亦微矣。

少阴病，下利止而头眩，时时自冒者，死。

利止似可得生，而眩冒仍为死候。盖阴亡于下，阳无依附，浮越于上，而神明散乱也。可见阳回而利止则生，尽而利止必死。参方、喻意。

少阴病，四逆恶寒而身蜷，脉不至，不烦而躁者，死。

蜷而不伸，阴主屈也，阴寒证具而脉不至，是阳已去矣。阳去故不烦，然尚可施回阳之法而收之于万一。若复加躁，则孤阴垂绝，基址已坏，不能回也。参方、喻二家。郭白云曰：宜吴茱萸汤、当归四逆汤加吴茱萸汤，仍灸太溪穴。

少阴病，六七日，息高[②]者，死。

真气上浮，不归气海，自有一种无根而不返之声。成氏曰：肾为生气之源、呼吸之门，少阴病六七日不愈而息高者，生气绝也[③]。

少阴病，脉微沉细，但欲卧，汗出不烦，自欲吐，至五六日自利，复烦躁不得卧寐者，死。

脉微沉细，但欲寐，少阴之本脉本证也。人身烦闷而汗出，今汗出不烦，无阳也；自欲吐，阴邪上逆也，当急温之，失此

① 此正仲景……灸太溪穴：语出郭雍《仲景伤寒补亡论》卷七“少阴经证治”。

② 息高：中医病证名。严重呼吸困难，喘促短气，张口抬肩之症。

③ 肾为生气……生气绝也：语出成无己《注解伤寒论》卷六“辨少阴病脉证并治法”。

不图；至五六日，自利有加，复烦躁不得卧寐者，肾中真阳扰乱，顷刻奔散，即温之亦无及矣。参方、喻二家。柯韵伯曰：六经皆有烦躁，而少阴更甚者，以其阴之虚也。盖阳盛则烦，阴极则躁，烦属气，躁属形，烦发于内，躁见于外，是形从气动也。先躁而后烦，是气为形役也。不躁而时自烦，是阳和渐回，故可治。不烦而躁，是五脏之阳已竭，唯魄独居，故死。故少阴以烦为生机，躁为死兆①。

少阴病，始得之，反发热，脉沉者，麻黄附子细辛汤主之。

少阴表证也。庞安常曰：少阴脉沉，不知何沉也？沉紧，发汗则动经；沉数，为病在里，不可发汗。此脉或沉而微，或沉而濡，是表中寒而里不消，脉应里而发热在表，故以小辛之药温散而微微取汗也②。

少阴病，得之二三日，麻黄附子甘草汤微发汗。以二三日无里证，故微发汗也。

赵嗣真曰：少阴发汗二汤，其第一证以少阴本无热，今发热，故云反也。盖发热为邪在表而当汗，又脉沉属阴而当温，故以附子温经，麻黄散寒，而热须汗解，故加细辛，是汗剂之重者；第二证既无里寒之可温，又无表热之可汗，求其所以用麻黄附子之义，则是脉亦沉，方可名少阴病，身亦发热，方可行发汗药。又得之二三日，病尚浅，比之前证，亦稍轻，故不重言脉证而但曰微发汗，所以去细辛而加甘草，是汗剂之轻者③。赤按：

---

① 六经皆有……躁为死兆：语出柯韵伯《伤寒论翼》卷下“少阴病解”。

② 少阴脉沉……微微取汗也：语出庞安常《伤寒总病论》卷第一“少阴证”。

③ 少阴发汗……汗剂之轻者：语本徐用诚《玉机微义》卷十四“寒门·论伤寒阴分发热为反用温汗法”。

阴邪入里，则吐利厥逆，不得谓之表证矣，如何可以发汗？又有少阴本热，寒从热化，里热达表，又不得谓之无里证矣，如何可以温经？上条始得之，故不言及里证。此条二三日必详其无里证而后可施温经散寒之治，但以证有微甚而治分轻重耳。柯韵伯曰：少阴主里，应无表证，初受寒邪，即便发热，似乎太阳而属之少阴者，以头不痛而但欲寐也①。盖少阴为太阳之雌，太阳阳虚则不能主外，内伤真阴之气，便露出少阴之底板；少阴阴虚则不能主内，外伤太阳之气，便假借太阳之面目，此阴阳表里相应之机也。阴阳疑似之际，证难辨而脉可凭。《内经》曰：逆冬气，则少阴不藏，肾气独沉。故身虽热而脉则沉也，所以太阳而脉反沉，便用四逆汤以急救其里，此少阴病而表反热，便于表剂中加附子，以预固其里证。盖肾为坎象，二阴不藏，则一阳无蔽，阴邪始得以内侵，孤阳因之而外越，故发热无汗。太阳之表不得不开，沉为在里，少阴之枢又不得不固，设用麻黄开腠理，细辛散浮热，而无附子以固元阳，则少阴之津液越出，太阳之微阳外亡，去生便远。唯附子与麻黄并用，则寒邪散而阳不亡，精自藏而阴不伤。此里病及表、脉沉而当发汗者，与病在表、脉浮而发汗者径庭也。若表微热则受寒亦轻，故以甘草易细辛而微发其汗，甘以缓之与辛以散之者又不同矣。

麻黄附子细辛汤方

麻黄去节　细辛各二两　附子一枚，炮去皮，破八片

上三味，以水一斗，先煮麻黄，减二升，去上沫，纳诸药，

---

① 少阴主里……但欲寐也：语本柯韵伯《伤寒附翼》卷下“少阴方总论”。

煮取三升，去滓，温服一升，日三服。

麻黄附子甘草汤方

麻黄二两，去节　附子一枚，炮去皮，破八片　甘草二两，炙

上三味，以水七升，先煮麻黄一二沸，去上沫，纳诸药，煮取三升，去滓，温服一升，日三服。

少阴病，得之二三日以上，心中烦，不得卧，黄连阿胶汤主之。

与上条之二三日无里证对看。若二三日，表热入里，肾水耗而心火炽，一水不胜二火，故心烦不得卧。前条二三日无里证，则乘其在表而微汗之。此二三日已入里，为之滋其阴以和其阳，肾水生而君、相之火自息。柯韵伯曰：此少阴之泻心汤也。凡泻心，必藉芩、连而导引，有阴阳之别。病在三阳，胃中不和而心下痞硬，虚则加人参、甘草补之，实则加大黄以泄之。病在少阴，而心中烦，不得卧，既不得用参、甘以助阳，亦不得用大黄以伤胃，故用连、芩以直折心火，佐芍药以收敛神明，所以扶阴而抑阳也。然以但欲寐之病情，而至不得卧，以微细之病脉而反见心烦，非得血气之属以交合心肾，甘平之平以滋阴和阳，不能使水升而火降。若苦从火化，而阴火不得归其部，则少阴之热不除。鸡子黄禀离宫之色[①]，入通于心，可以补心中之血，用生者搅和，取润下之义也；驴皮禀北方之色，入通于肾，可以补坎宫之精，济水内合于心，而性急趋下，与之相溶而成胶，是降火归源之妙剂也。经曰：火位之下，阴精承之，阴平阳秘，精神乃治。斯方之谓欤？

① 离宫之色：指赤色。离宫，指南方。

黄连阿胶汤方

黄连二两　阿胶三两　黄芩一两　芍药二两　鸡子黄二枚

上五味，以水五升，先煮三物，取二升，去滓，纳胶烊尽，小冷，纳鸡子黄，搅令相得①，温服七合，日三服。

少阴病，得之一二日，口中和，其背恶寒者，当灸之，附子汤主之。

少阴病得之一二日，无表热，无里热，而即显真寒之象，当先灸之，以益火而消阴，而后主之以附子汤，扶阳而培阴。盖三阴以少阴为枢，设扶阳而不培阴，阴虚而阳无所附，非治法之善也。方中君生附二枚，取其力之锐也，且以益少火之阳，鼓肾间之动气，御外侵之阴翳；以人参为佐者，所以固生气之原；更用白术以坚太阴之土，芍药以滋厥阴之木，茯苓以利少阴之水。水利则精自藏，土坚则水有所制，木调则水有所生，制生则化矣。此仲景温补之第一方，为少阴固本御邪之剂。常器之曰：当灸膈俞及关元穴。

附子汤方

附子二枚，去皮　人参二两　白术四两　茯苓　芍药各三两

上五味，以水八升，煮取三升，去滓，温服一升，日三服。

王宇泰曰：背恶寒者，阴寒气盛，此条是也。又或阳气内陷，有背微恶寒者，所谓伤寒无大热，口燥渴，心烦，背微恶寒，白虎加人参汤主之是也。一为阴寒气盛，一为阳气内陷，当于口中润燥辨之②。

---

① 相得：相合。

② 背恶寒者……润燥辨之：语本王肯堂《伤寒证治准绳》卷四“少阴病”。

少阴病，身体痛，手足寒，关节痛，脉沉者，附子汤主之。

太阳表证，身体疼痛则手足热而脉浮。此身体痛、骨节痛而手足寒、脉沉者，是寒中少阴脏也。肾主骨，故骨节痛。柯韵伯曰：太阳、少阴皆有身痛、骨节痛之表。太阳则脉浮紧而身发热，用麻黄汤发汗，是振营卫之阳以和阴也；少阳则脉沉而手足寒，用附子汤温补，是扶坎中之阳以配阴也①。又曰：此与麻黄附子汤皆直治少阴表证而有出入之不同②。《内经》曰：少阴之阴，其入于经也，从阳部注于经；其出者，从阴内注于骨。发热脉沉，无里证者，从阳部注经也；身体骨节痛，手足寒，脉沉者，从阴内注于骨也。从阳注经是表热里寒病，从外来，故温而兼散；从阴注骨是表寒里虚病，从内出，故温而兼补，又与真武汤似同而实异。倍附子、白术，去姜而用参，全是温补以壮元阳。真武汤用生姜而无人参，尚是温散以逐水气。补散分歧，只在一味之转旋③也。

少阴病，下利便脓血者，桃花汤主之。

少阴热利，久成滑脱，下焦不约而里气虚寒也。涩可固脱，君以赤石脂之涩，少佐干姜、粳米开以润之，导石脂至下焦，成其固脱之用，此制方之意也。温之补之，又属第二义矣。

桃花汤方

赤石脂一斤，一半全用，一半筛末　干姜一两　粳米一升

上三味，以水七升，煮米令熟，去滓，每服七合，纳赤石脂末方寸匕，日三服。若一服愈，止后服。

---

① 太阳……阳以配阴也：语出柯韵伯《伤寒论翼》卷下“少阴病解”。

② 此与……出入之不同：语本柯韵伯《伤寒论注》卷四“麻黄附子汤证”。

③ 转旋：变化。

少阴病，二三日至四五日，腹痛，小便不利，下利不止，便脓血者，桃花汤主之。

腹痛里寒，小便不利，水谷不别也。上条既起其端，此乃备言日数与寒脱之象而申说其方。

大讷按：方中行曰：腹痛，寒伤胃也；小便不利，下利不止者，胃伤而土不能制水也；便脓血者，下焦滑脱也。石脂之涩，固肠虚之滑脱；干姜之辛，散胃虚之里寒；粳米、甘草，和中而益胃。故三物者，所以为少阴下利、便脓血之主治也①。

少阴病，下利便脓血者，可刺。

此条之下利便脓血，日未久，热未变寒，可刺经穴，以泻其热。以难用寒药，故另开一出邪之路耳。常器之曰：刺幽门、交信。

大讷按：周禹载曰：三条俱是便脓血而此用刺者，夫刺所以通经气也，桃花汤所以固脱也。乃一法通因涩用，一法通因通用者，固病情有虚实之分，亦治病有新久之别欤！不可不加审也②。

少阴病，吐利，手足厥冷，烦躁欲死者，吴茱萸汤主之。

喻嘉言曰：肾中之阴气上逆，将成危候，用茱萸以下逆气，人参、姜、枣以厚土，则阴气不复上干，此之温经兼以温中矣③。郭白云曰：少阴病，四逆而烦躁者，不问其余证，先宜服吴茱萸汤；四逆而无烦躁者，先宜服四逆汤。四逆下利，脉

① 腹痛……主治也：语出方有执《伤寒论条辨》卷之五“辨少阴病脉证并治”。

② 三条俱是……不加审也：语出周扬俊《伤寒论三注》卷七“少阴经大意”。

③ 肾中之阴气……温中矣：语出喻嘉言《尚论篇》卷四“少阴经前篇”。

不出者，先宜服通脉四逆汤。此三者，治少阴之大要药也①。

少阴病，下利咽痛，胸满心烦者，猪肤汤主之。

方中行曰：猪肤，《本草》不载，然猪属亥，宜入少阴，肤乃外薄，宜能解外，其性则凉，固能退热，邪散而热退，烦满可除也。白蜜润燥，以利咽，痛可愈也。白粉益土以胜水，利可止也。意者义在斯乎②！

大讷按：周禹载曰：猪为水畜，取肤明是润燥，一切苦寒，概不敢投。肾恶燥也，佐以粉蜜，是培土和金，斯咽痛愈而利可止也③。

猪肤汤方

猪肤一斤

上一味，以水一斗，煮取五升，去滓，加白蜜一升，白粉五合，熬香和相得，温分六服。

大讷按：猪肤一味，因《本草》不载，故论者不同。王氏以为猪皮，吴氏以为焊④猪刮下黑肤，无可依据。因思华陀曰：伤寒一日在皮，二日在肤。则皮下为肤，肤下庚者为肉，是肤深于皮一层矣。若以此为定评，则当用厚皮。愚见如此，明者察焉。

少阴病，二三日，咽痛者，可与甘草汤。不瘥，与桔梗汤。

咽痛诸条皆伏气病，热邪所发，甘草以和缓之。不瘥，加桔梗以开提之。风邪挟痰，半夏散以涤饮散邪，甚则苦酒汤以涤饮润咽，消肿敛疮。

---

① 少阴病……大要药也：语出郭雍《仲景伤寒补亡论》卷七“少阴经证治”。

② 猪肤……义在斯乎：语本方有执《伤寒论条辨》卷之五“辨少阴病脉证并治”。

③ 猪为水畜……利可止也：语本周扬俊《伤寒论三注》卷七“少阴经大意”。

④ 焊（xún 寻）：用开水烫后去毛。

大讷按：张氏曰：六经伤寒，唯少阴有咽痛、咽伤之患。盖少阴之脉上贯肝膈，入肺循喉咙，系舌本。经曰：肾所生病者，咽肿上气，嗌干及痛，此经脉所系邪气循行而致然也①。

甘草汤方

甘草二两

上一味，以水三升，煮取一升半，去滓，温服七合，日三服。

大讷按：徐忠可②曰：甘草一味单行，最能和阴而清冲任之热。每见生便痈者，骤煎四两顿服，立愈。则其能清少阴客热可知，所以为咽痛专方也。

桔梗汤方

桔梗一两　甘草二两

上二味，以水三升，煮取一升，去滓，分温再服。

大讷按：周禹载曰：设服前汤而不除，非药之不胜病也，正以少阴之火，挟邪上攻，则并其母亦病，故加苦桔梗以开之而自无不愈矣③。

少阴病，咽中伤，生疮，不能语言，声不出者，苦酒汤主之。

大讷按：方中行曰：咽伤生疮，此痛为重。不能语言者，少阴之脉入肺络心，通窍于舌，心热则舌不掉也。声不出者，肺主声而属金，金清则鸣，热则昏塞也。半夏主咽而开痰结，苦酒消肿而敛咽

---

① 六经伤寒……而致然也：语本王肯堂《伤寒证治准绳》卷四“少阴病·咽痛”。

② 徐忠可：清代医家，著有《金匮要略论注》。

③ 设服前汤……无不愈矣：语出周扬俊《伤寒论三注》卷七“少阴上篇”。

疮，鸡子甘寒而除伏热。连叙三条，证同而治殊，盖各适其宜耳①。

苦酒汤方

半夏洗，破如枣核，大十四枚　鸡子一枚，去黄，纳上苦酒②着③鸡子壳中

上二味，纳半夏着苦酒中，以鸡子壳置刀环④中，安火上令三沸，去滓，少少含咽之。不瘥，更作三剂服之。

大讷按：程扶生曰：卵白象天，卵黄象地，前黄连阿胶汤用鸡子黄，义取入肾滋阴，此苦酒汤用鸡子白，义取入肺润疮。

少阴病，咽中痛，半夏散及汤主之。

诸条皆伏气病，但寒热微甚不同耳。

大讷按：阴精不亏，则阴火不升，更得时邪之火，侵之渐次入经而肾阴更自消烁。夫少阴之经上循喉咙，阴火上逆，挟痰攻咽，故咽痛也。虽为阴精之不足，实为火邪之内薄，故以半夏为君，不嫌其燥；桂枝为臣，祛散其邪；佐以甘草缓急而下火，使火不复升，则痰壅咽痛，皆随药而愈矣。

半夏散及汤方

半夏洗　桂枝　甘草炙

上三味，各等分为末，合治之，白饮和服方寸匕，日三服。若不能散服者，以水一升，煎七沸，纳散一两方寸匕，更煎三沸，下火令小冷，少少咽之。

少阴病，下利，白通汤主之。

---

① 咽伤生疮……其宜耳：语本方有执《伤寒论条辨》卷之五“辨少阴病脉证并治”。

② 苦酒：醋的别称。

③ 着：放置。

④ 刀环：刀头上的环。

直中少阴脏，客邪不能制水，故自利。喻嘉言曰：下利无阳证，纯阴之象，恐其阴盛格阳，故用白通汤以通其阳而消其阴也①。

白通汤方

附子一枚，生用，去皮，破八片　干姜一两　葱白四茎

上三味，以水三升，煮取一升，去滓，分温再服。

大讷按：徐忠可曰：少阴病，既无热，脉微，下利，是阴寒凝结，统摄无主，并无疑似之阳证。凝结之寒，漫无欲散之机，故以生附配干姜，辛热而迅发，从朔雪中鼓动一阳，以成开泰之功。其用葱白者，隆冬凛冽，百草皆萎，患不在虚而在阳气之不接，故以葱白之最通阳界者。主阳之名，谓阳春布德，必先葭管飞灰②，东风透谷，而后冻解晖生。否则单恃辛热，不足以引有脚之阳，适足以益丹鼎之燥耳。

少阴病，下利，脉微者，为前条补脉。**与白通汤。利不止，厥逆，无脉，干呕烦者，白通加猪胆汁汤主之。服汤，脉暴出者死，微续者生。**

寒中少阴而自利，脉微，恐其内寒，阳气不得通于里，故与白通汤以通阳气，而利犹不止，阳气反为之逆乱。厥逆，无脉，干呕而烦者，寒甚格阳也，当加人尿、胆汁，从其气类而和之。服汤脉暴出者，正气因发泄而脱也。脉微续者，阳气渐复也。

---

① 下利无阳证……消其阴也：语出喻嘉言《尚论篇》卷四“少阴经前篇”。

② 葭管飞灰：指古人烧苇膜成灰，置于玉管中，放密室内，以占气候。某一节候到，某玉管中葭灰即飞出，示该节候已到。葭管，装有葭莩灰的玉管。

白通加猪胆汁汤方

附子一枚，生，去皮，破八片　干姜一两　葱白四茎　人参五合　猪胆汁一合

以上三味，以水三升，煮取一升，去滓，纳胆汁、人尿，和令相得，分温再服，无胆汁亦可用。

大讷按：别本云：若无猪胆汁亦可用。又按：徐忠可曰：白通汤本取通脉而沉者，起微者盛。反厥逆，无脉，干呕而烦，是葱白能通上而不能通下，是微阳之欲散未散者，因葱而上越，故为呕为烦，非徒无益而又害之也。然非葱白，姜、附之辛热猝难宣发，则葱白之用，岂为过乎？责在无向导矣。故以人尿、猪胆汁引之，但炎上之火收之极难，故脉忌暴出，谓与下之，凝寒竟不相属，则相离而绝也。

少阴病，二三日，不已，至四五日，腹痛，寒内盛。**小便不利，**湿不行。**四肢沉重疼痛，**湿外搏。**自下利者，**湿内渗。**此为有水气，**昭揭病根，**其人或咳，或小便不利，或下利，**本集无此句。**或呕者，真武汤主之。**

方中行曰①：真武者，北方阳精之宿，专司水之神，以之名汤，义取主水。然阴寒甚而水泛溢，由阳困弱而土不能制伏也。术与苓燥土胜湿，芍药、附子利气助阳，生姜健脾以燠土②。柯韵伯曰：太阳、少阴皆有水气为患，太阳之水属上焦，小青龙汗而发之，阳水当从外散也；少阴之水属下焦，真武汤温而利之，阴水当从下泄也③。

---

①　真武者……以燠土：语出方有执《伤寒论条辨》卷之五“辨少阴病脉证并治”。

②　燠（yù 玉）土：暖脾胃。燠，《说文》“燠，热在中也。”本义温暖。土，指中土脾胃。

③　太阳……下泄也：语本柯韵伯《伤寒论翼》卷下“少阴病解”。

大讷按：别本原文俱是或小便利、或下利，此则曰小便不利，并无或下利三字。观成氏注云：肾主水，肾病不能制水，水饮停为水气。腹痛者，寒湿内甚也；四肢沉重疼痛，寒湿外甚也。小便不利，自下利者，湿胜而水谷不别也①。《内经》曰湿胜则濡泄，与真武汤益阳气、散寒湿等语，则必小便不利而下利者，方与此汤。盖腹中痛，小便不利，四肢重痛，此肾中真阳不能制水，而寒水之气迟留中外也。腹痛，水侮土也。小便不利，自下利，湿胜而水谷不别也。身重痛，湿流关节也。咳呕，水气上逆也。以附子益火，以白术培土，以茯苓利湿，以生姜散寒，皆所以制水也。至芍药之用，亦以和腹痛之逆邪而引水下行，则是当从"小便不利，自下利"为是，故仍增或下利三字，伏祈明者之订定。

真武汤方

茯苓　芍药各三两　白术二两　附子一枚，炮，去皮，破八片　生姜三两，切

上五味，以水八升，煮取三升，去滓，温服七合，日三服。

加减法

咳者，加五味子半升，细辛、干姜各一两。小便利者，去茯苓。下利者，去芍药，加干姜二两。呕者，去附子，加生姜，足前②成半斤。

少阴病，下利清谷，里寒外热，手足厥逆，脉微欲绝，身反不恶寒，其人面赤色，或腹痛，或干呕，或咽痛，或利止脉不出者，通脉四逆汤主之。

此条之寒证较前条之下利，脉微为尤甚，而身热面赤自显

① 肾主水……水谷不别也：语见成无己《注解伤寒论》卷六"辨少阴病脉证并治法"。

② 足前：指某一药物增加的剂量合原来的剂量的总量。足，足够。

格阳之象，故于四逆汤倍加姜、附与葱，以入阴而迎阳，复其脉也。前条之暴出，则脉已离根；此条之即出，则阳已返舍。盖以外不恶寒，真阳尚在，躯壳通其脉而即出，始为体征。设脉出艰迟，其阳已随势而外散矣。节《尚论篇》文。

通脉四逆汤方

附子一枚，生，去皮，破八片　干姜三两，强人四两　甘草三两，炙

上三味，以水三升，煮取一升二合，去滓，分温再服，其脉即出者愈。

加减法

面赤色者，加葱九茎。腹中痛者，去葱加白芍药二两。呕者，加生姜二两。咽痛者，去芍药加桔梗一两。利止脉不出者，去桔梗加人参一两。

大讷按：徐忠可曰：寒见寒证，热见热证，此其常也。寒热证并见，是阴寒隔阳于外，不能内返也。故少阴病下利清谷，厥逆脉微，腹痛，寒也。而反外热不恶寒，面赤，干呕，咽痛，则为阴阳相睽①而元阳飞散之机，即于四逆加葱以入阴而迎阳，又倍干姜以壮温暖之气，加甘草一两以大和调之用。盖通之于外，正摄之于内也。甚至载阳汗出者亦用之，则合甘草、干姜大甘大热之间有妙用耳。虽汗出而不忌葱，可知此证之急务，妙在通之也，以故药同四逆而另作汤名，重在加减也。至于利止脉不出，正经所谓脉微而利，亡血也，又非一通可愈，故更加以人参。然观面色赤，加葱九茎，则知隔阳之证，当以戴阳为确矣。

少阴病，四逆，其人或咳，或悸，或小便不利，或腹中痛，

---

① 相睽（kuí 奎）：互相分离。睽，分离。

或泄利下重者，四逆散主之。

热邪深入少阴而里未结实，四逆散乃本经升举药也。卢氏复曰：少阴为病，但欲寐，阳去入阴之象，循致四肢逆冷，则热已深入，为治之法，入者出之。大凡气之欲出，须从太阴始，太阴主开也。芍药冬芽而气酸为甲木，甘草色黄而味甘为巳土，甲巳合化，既得开出之机，兼以直达之柴胡，横阔之枳实，翻身外转，气都向阳，则阴邪无地可容。向之自外入者，开之使从内出，此四逆散之义也。赤又按：此方尤为阳邪陷入厥阴之对剂，《厥阴篇》中厥热相寻①，宜于升阳达表者，当与小柴胡汤互衡而审处之。

四逆散方

芍药　甘草炙　柴胡　枳实破，水渍，炙干

上四味，各十分，捣筛，孙思邈铢两说：二钱五分为一分，白饮和服方寸匕，日三服。

加减法

咳者，加五味子、干姜各五分，并主下痢。悸者，加桂枝五分。小便不利者，茯苓五分。腹中痛者，加附子一枚，炮令坼。

泄利下重者，先以水五升，煮薤白三升，煮取三升，去滓，以散三方寸匕纳汤中，煮取一升半，分温再服。

大讷按：周禹载曰：下重，气滞也。薤白，疏泄也②。阳邪陷入，则大肠气滞，故调气则后重自除，薤白能通手阳明经气也。

少阴病，下利六七日，咳而呕渴，心烦不得眠者，猪苓汤

---

① 相寻：接连不断。

② 下重……疏泄也：语见周扬俊《伤寒论三注》“少阴上篇”。

主之。

下利呕渴，心烦不得眠，知非里寒，乃协热利也。渗泄小便，分利水谷，此其治也，故主之以猪苓汤。赵羽皇[①]曰：仲景制猪苓一汤，以行阳明、少阳二经水热，然其旨全在益阴，不专利水。盖伤寒在表，最忌亡阳而里虚。又患亡阴，亡阴者，亡肾中之阴与胃家之津液也。故阴虚之人，不但大便不可轻动，即小水亦忌过于渗泄。方中阿胶养阴、生新去瘀，于肾中利水，即于肾中养阴；滑石甘滑而寒，于胃中去热，即于胃家养阴；佐以二苓之淡渗，既疏浊热而不留其瘀壅，亦润真阴而不苦其枯燥。源清而流有不清者乎？

少阴病，得之二三日，口燥咽干者，急下之，宜大承气汤。

得病才二三日，而热邪已入少阴，肾水不供，因转属阳明，胃火上炎，故口燥咽干也。急下之，谷气下流则津液得升矣。

少阴病，自利清水，色纯青，心下必痛，口干燥者，急下之，宜大承气汤。

喻嘉言曰：热邪传入少阴，逼迫津水，注为自利，质清而无渣滓，色青而无黄赤，阳邪暴虐，反与阴邪相似。惟阳邪传自上焦，心下必痛，口必干燥，故宜急下以救阴[②]。柯韵伯曰：自利纯青水，心下痛，口干燥者，是土燥火炎，脾气不濡，胃气反厚，水去而谷不去，故宜急下[③]。

少阴病，脉沉者，急温之，宜四逆汤。

---

① 赵羽皇：明代医家，著有封髓丹等方论，其“参附宜虚论”为历代医家所重视。

② 热邪……急下以救阴：语本喻嘉言《尚论篇》卷四“少阴经后篇”。

③ 自利纯青水……故宜急下：语出柯韵伯《伤寒论翼》卷下“少阴病解”。

初头①脉沉未有形，证不知将发何病，便急温之，医门所以贵上工也。

少阴病，饮食入口即吐；心中温温欲吐，复不能吐。始得之，手足寒，知非传邪。**脉弦迟者，此胃中实，不可下也，当吐之。若膈上有寒饮，干呕者，不可吐也，急温之，宜四逆汤。**

少阴病始得之，手足寒，脉弦迟，其故有二。寒热郁于胸中，有物而不能吐出与夫寒饮停于膈上、无物可吐而但干呕，皆能使手足寒、脉弦迟也。一则吐之，以舒其胸中之阳气；一则温之，以消膈上之阴翳。则手足当温，而弦迟之脉亦平矣。其当吐者，不可下也；当温者，不可吐也。脉证相似而治法迥殊者，各有攸当也。

大讷按：程扶生曰：此欲吐不吐，阴邪上逆之证也。若始病得之，邪未深入，其手足但寒而不厥，脉但弦迟而不沉细，则为邪实，胸中寒尚在表，属于阳分，当吐不当下，吐者有物，呕者无物，两者须辨。若膈上有寒饮，但见干呕而不能吐出，则是阴寒上逆，当温而不当吐也，曰急温者明。不温则有厥逆、无脉诸变也。

少阴病，下利，脉微涩，呕而汗出，必数更衣，反少者，当温其上，灸之。

下利，脉阳微而阴涩，为真阴、真阳两伤之候。呕者，阴邪上逆也；汗出者，阳虚不能固外，阴弱不能内守也；数更衣反少者，阳虚则气下坠，阴弱则勤努责②也。灸百会穴以温其上，庶阳不致下陷以逼迫其阴，然后阴得安静不扰而下利自止。设用药以温下，宁不劫其阴乎？节《尚论篇》文。郭白云曰：

① 初头：起初。
② 努责：有便意但努挣而不出。

自利者，三阴证也。仲景以自利不渴者属太阴，渴者属少阴，何也？盖太阴，脾之经也，其脉布胃中，与胃为表里，脾本恶湿，加以胃中寒，故不渴也。少阴，肾之经也，肾属水，故恶燥，经中邪则肾当大燥，于是引水自救，故渴也。是以太阴无渴证，少阴有渴证也①。

① 自利者……有渴证也：语出郭雍《仲景伤寒补亡论》卷七“少阴经证治”。

卷　五

辨厥阴病脉证并治法

厥阴之为病，消渴，木盛水亏。**气上撞心，心中疼热，**肝气通心。**饥而不欲食，食则吐蛔，**木邪干胃。**下之利不止。**

厥阴属木，木为水子，子能令母虚，则水为之消，消而且渴，渴不为水止也。心属火，木能生火，肝气通心，故上冲于心，心中疼热也。胃司食而属土，受制于木，木实土虚，故饥而不欲食，食则吐蛔。若以其热渴而下之，则邪在厥阴而反虚，阳明木益贼其所胜而下利不止。喻嘉言曰：子盛则母虚，故肾水消而生渴；母盛则子实，故气冲心而疼热。然足经之邪终与手经有别，虽仰关而攻，究不能入心之郛廓[①]也。至胃则受俯陵之势，无可逃避，食则吐，而下则利不止矣[②]。柯韵伯曰：两阴交尽，名曰厥阴，又名阴之绝阳，是厥阴宜无热矣。然厥阴主肝，而胆藏肝内，则厥阴热证，皆少阳相火内发也。少阳、厥阴同一相火，相火郁于内是厥阴病，相火出于表为少阳病。少阳咽干，即厥阴消渴之机；胸胁苦满，即气上撞心之兆；心烦，即疼热之初；不欲食饮，是饥不欲食之根；喜呕，即吐蛔之渐。故少阳不解，转属厥阴而病危；厥阴病衰，转属少阳而欲愈[③]。

厥阴中风，脉微浮为欲愈，不浮为未愈。

---

① 郛（fú 服）廓：屏障。

② 子盛则母虚……利不止矣：语出喻嘉言《尚论篇》卷四“厥阴经全篇”。

③ 两阴交尽……而欲愈：语出柯韵伯《伤寒论翼》卷下“厥阴病解”。

柯韵伯曰：浮为风脉，此云不浮为未愈，是厥阴中风，脉反沉矣。此木犹阴处，风入地中，木郁不舒，故未愈。微浮是风行地上，草木发陈，复厥阴风木之常，故愈也①。

厥阴病，欲解时，从丑至卯上。

成氏曰：厥阴，木也，王于丑寅卯。向王，故为欲解②。

诸四逆厥者，不可下之，虚家亦然。

先四逆而后厥者，阴寒独盛也；先发热而后厥者，热邪内陷也。诸四逆厥者，不可下之，是兼虚寒证言，故曰虚家亦然。后条厥应下之，是专指厥深热亦深者言也。

厥阴病，渴欲饮水者，少少与之愈。

柯韵伯曰：厥阴肝木热甚于内，欲窃母气以克火，故渴欲饮水。少与之，可以平亢火；多与之，反以益阴邪。当审其消与不消，恐水渍入胃耳。又曰：渴欲饮水与饥不欲食对看，始尽厥阴之病情③。

伤寒，先厥后发热而利者，必自止，见厥复利。

阳邪下陷于阴，则厥逆而利，阳气出则发热，利必自止，见厥则阳复入阴而为利也。

大讷按：方中行曰：先厥，起于阴也；后发热，阳胜也；见厥，谓复厥也④。柯韵伯曰：先厥利而后发热者，寒邪盛而阳气微，阳为阴抑也，其始无热恶寒而复厥利，疑为无阳；其后发热而厥利自止，

---

① 浮为风脉……故愈也：语本柯韵伯《伤寒论翼》卷下“厥阴病解”。

② 厥阴……故为欲解：语出成无己《注解伤寒论》卷六“辨厥阴病脉证并治法”。

③ 厥阴肝木……厥阴之病情：语本柯韵伯《伤寒论翼》卷下“厥阴病解”。

④ 先厥……谓复厥也：语见方有执《伤寒论条辨》卷之五“辨厥阴病脉证并治”。

是为晚发。此时阴阳自和则愈。若阴气胜则虚热外退而真寒内生，厥利复作矣。厥与利相应则甚，与热相应则愈，是阳消阴长之机①。

伤寒，始发热六日，厥反九日而利，凡厥利者，当不能食，今反能食，恐为除中②，食以索饼③。若发热者，世本作不发热者，非。从来注家皆误，今从郭氏《补亡论》订正。**知胃气尚在，必愈，恐暴热来出而复去也。后三日脉之，其热续在者，期之旦日夜半愈。所以然者，本发热六日，厥反九日，复发热三日，并前六日，亦为九日，与厥相应，故期之旦日夜半愈。后三日脉之而脉数，其热不罢者，此为热气有余，先发痈脓也。**

谷食所以助胃，若胃气尚在，必能发热阳回，故可必其愈也。但恐热来复去，阳气终绝耳。后三日脉之，其热续在，阴阳相平，期之旦日夜半阳气生长之时而愈。若脉迟变数，热气有余，厥阴主血，热与血结，必发痈脓也。魏氏《本义》曰：前热六日，翻厥九日，再热三日，阳入阴九日，出阴亦九日，一出一入即一屈一伸，一屈一伸即一曲一直，木之本性然也。在少阳为往来寒热，属腑，故阳陷，浅而往来之时暂在厥阴为出入。厥热属脏，故阳陷深而出入之时久，旦日夜半决其愈者，热与厥相应，阴阳两停，无过不及，所以知其可愈。设后三日脉之而脉数，其热不罢，则阳盛于阴，为热气有余，虽厥阴以热为贵而亦不宜过，过则伤阴。肝为血脏，热入其中，久与相混酿为痈脓，可见厥阴以阳陷为病，以阳升为愈，而阳升必以透表而散，方为全愈。若仍在厥阴熏灼，是升犹未升也。仲景

① 先厥利……阴长之机：语出柯韵伯《伤寒论注》卷四“热厥利证”。

② 除中：中医古病名。重病之后，胃气败绝，以当不能食而反能食为主要表现的危重疾病。

③ 索饼：面条。

就厥、热二者，验阳之升降，而又明其以阴阳和平为正，令人知厥阴之治法也①。又曰：原文言始发热六日，便知其邪自少阴来，何也？少阴无发热，发热即为愈机，至传厥阴必发热。以少阴在三阴，为阴经之里，热不能发。厥阴与少阳相连，故易发热。又曰：仲景言日，约略之辞，但取其均平耳，非定以九日为准也②。

伤寒脉迟，六七日，而反与黄芩汤，彻其热。脉迟为寒，今与黄芩汤，复除其热，腹中应冷，当不能食，今反能食，此名除中，必死。

厥阴有热，正气赖以匡复，况脉迟为寒，种种似热，必不可以寒药彻之。今与黄芩汤除其热，胃中应冷，当不能食，今反能食，明是胃阳垂绝而暂焉，发露③其灭也，急焉，故云必死。腹中，即胃中也。除中之“中”，亦谓胃也。“除”与“除夕”之“除”同义，谓其中气已除去也。魏氏《本义》曰：伤寒脉迟六七日，或热少厥多，或下寒上热，医者不察，反以黄芩汤彻其热。夫脉迟为寒，以寒益寒，胃中应冷，当不能食，反能食者，胃阳暴露，名曰除中，将见发热汗出不止等证，阳已离根，岂能复续，所以决其必死④。

伤寒，先厥后发热，下利必自止，而反汗出，咽中痛者，其喉为痹。发热无汗，而利必自止，若不止，必便脓血。便脓

① 前热六日……治法也：语本魏荔彤《伤寒论本义》卷之十六“厥阴全篇”。

② 原文言……九日为准也：语本魏荔彤《伤寒论本义》卷之十六“厥阴全篇”。

③ 发露：显示。

④ 伤寒脉迟……决其必死：语本魏荔彤《伤寒论本义》卷之十六“厥阴全篇”。

血者，其喉不痹。

四肢皆脾所主，伤寒先手足厥冷而又下利，木克土也。后发热，利必自止者，火生土也。汗为心液，木火通心，故反汗出，心不受邪，因而越之，故咽中痛而喉为痹。肝火内行而入脾，火土合德，发热无汗而利必自止。若不止，是火邪内陷，血室不宁，必蒸为败浊，便脓血也。便脓血者，其候不痹，下行而不复上也。魏氏《本义》曰：伤寒有先厥而下利者，自是热下阴分，即为阳陷阴中也。及后发热而利止，此阳出阴分，即阳升得上也，而反汗出咽中痛者，亦是热气有余之故。热气有余，则熏灼上部，其咽为痹，皆由治之无术，不能使阳气透表升散，致为害空窍也。夫汗出应热散矣，乃不散而为喉痹，是汗乃阴分之血，为热邪所逼而化者，非透表升阳之汗，适足以亏阴益热而已。其发热无汗者，亦为热出阴中，下利亦必自止。又因无汗之故，而热不上冲，只能下注。其下利，即协热之利，热不消，利不得止，甚之熏灼肠胃而便脓血，是热邪下注之证，而阳未升散可知。热既下注则上不炎，其喉不痹。盖厥阴传经，热邪一日不升阳达表，必一日在内为患。在阳升热出尚如此，况热后复厥、厥热相寻？驯[①]至阳微阴盛，愈难治矣。主治者安可坐视而不升降其阳、宣导其热乎[②]？常器之曰：喉痹可桔梗汤，便脓血可桃花汤。

伤寒，一二日至四五日而厥者必发热，前热者后必厥，厥深者热亦深，厥微者热亦微。厥应下之而反发汗者，必口伤烂赤。

先厥者阳回，必发热也；前热者热陷，后必厥也。其厥沉

---

① 驯：逐渐地。

② 伤寒有先厥……宣导其热乎：语本魏荔彤《伤寒论本义》卷之十六“厥阴全篇总论”。

重者，其发热亦深重；其厥轻微者，其发热亦轻微。此阴阳胜复之理也。误读者谓手足厥深者其内蓄热亦深，厥微者其内蓄热亦微，大失论文本意。厥应下之而误汗者，不能逐散外邪，徒然引热上升，故令口伤烂赤。若手足厥冷，脉细欲绝，此时外寒初感，内热未起，又当发汗，当归四逆汤是厥阴伤寒发表药也。魏氏《本义》曰：热微则陷者浅，可以升降；热深则陷者深，不可升降。乘其陷入之势，与以荡涤之施，是厥应下之也。喻氏谓用小承气者，下热邪而净阴分也。然大柴胡似尤为对证。若热入之深而反发汗，并失其升降之义矣。升降亦非用燥热之品，发汗亡津，以重伤阴分之谓也，妄施之，必阳热之邪愈炽，火盛炎上，口伤烂赤所必然矣。

伤寒病，厥五日，热亦五日，设六日当复厥，不厥者自愈。厥终不过五日，以热五日，故知自愈。

庞安常曰：云若六日厥者，必发热愈甚，仍下利也①。郭氏曰：此恐论中语，而诸书皆不见②。魏氏《本义》曰“厥五日”，阳入也；“热亦五日”，阳出也。“设六日当复厥”，阳又入也，不厥则阳不入而直出透表矣。厥终不过五日者，以前热五日，阴阳之气适平，所以知其能自愈。又曰：邪在少阴不发热，及传厥阴则发热，故可因此一二日至四五日之发热而知邪所自来，又可因此一二日至四五日而识厥日之数，以定厥热之浅深也③。又曰：热证宜理热邪，如渐厥多热少，则又当理寒邪，勿伤阳分矣。然

① 云若六日……仍下利也：语见庞安常《伤寒总病论》卷第一“厥阴证”。

② 此恐……皆不见：语见郭雍《仲景伤寒补亡论》卷七“厥阴经证治”。

③ 厥五日……热之浅深也：语本魏荔彤《伤寒论本义》“厥阴全篇”。

厥多热少，渐致有阴无阳，自各有专条也①。

凡厥者，阴阳气不相顺接，便为厥。厥者，手足逆冷是也。

阴气独盛，不与阳相顺接则厥；阳气深陷，不与阴相顺接则厥。故曰凡厥者，阴阳气不相顺接，便为厥。郭白云曰：世之论厥者，皆不达其源。厥者，逆也，凡逆皆为厥。伤寒所论，乃手足厥逆之一证也。其阴阳正气偏胜而厥者，一寒不复可热，一热不复可寒。伤寒之厥，非本阴阳偏胜，暂为寒邪所苦而然。邪并于阴而阴盛阳衰，阴经不能容其邪，必溢于阳，故为寒厥；邪并于阳而阳盛阴衰，阳经不能容其邪，必溢于阴，故为热厥。其手足逆冷，或有温时，手足虽逆冷而手足心必暖。庞氏谓此非正厥，皆寒气之轻者也，故可消息汗下。或者以此便为热厥，非也。其为热厥、寒厥，一皆寒耳。伤寒厥逆正论寒厥，唯有轻重之异，无热厥也。然则热厥之证何如？手足如炭火炮烙，或如入汤中是也。伤寒有此乎？曰以理推之，阳毒或有此证，人不悟其为热厥也。寒热二厥之证，始于何时？曰：始于《素问》。岐伯曰：阳气衰于下则为寒厥，阴气衰于下则为热厥。故阳气胜则足下热，阴气胜则从五指至膝下寒也。曰：经有言足如履冰、肘如入汤中一证，岂寒热并厥乎？曰：此为风痹淫烁，阴阳二经俱不足，邪气乘虚而入于二经之间，住来寒热，正气不能与之争，邪气日进，正气日衰，所以不出三年死，非厥也②。又曰：厥病发痈脓、便脓血，何也？盖以毒气从三阴经走，下不复可止，非发痈脓、便脓血则无自出。故其毒也，下于表者则发痈脓，下于里者则便脓血，以是知厥亦有可下逐之

---

① 热证宜……各有专条也：语本魏荔彤《伤寒论本义》“厥阴全篇”。

② 世之论厥者……非厥也：语出郭雍《仲景伤寒补亡论》卷七“厥阴经证治”。

理，免发痈脓、便脓血也。便脓血则喉不痹者，以毒下也。应下之而反汗，则口伤烂赤者，以毒下而复之上也①。

伤寒，脉微而厥，至七八日，肤冷，其人躁，无暂安时者，此为脏厥，非蛔厥也。蛔厥者，其人当吐蛔。今病者静，而复时烦，此为脏寒，蛔上入膈故烦，须臾复止。得食而呕，又烦者，蛔闻食臭出，其人当自吐蛔。蛔厥者，乌梅丸主之，又主久利。

脏厥者，木邪盛则肾水暗亏，吸取无休，肾阳欲发露而不能，则肤冷而躁，去暂安时也。蛔厥者，木邪盛则胃土受克，胃阳虚而蛔上入膈，故烦时而复止。盖蛔在胃中无食则静，闻食臭则出也。当其始脉微而厥，则阳气衰微可知，尚未定其为脏厥、为蛔厥也。至七八日肤冷，而肾阳扰乱不宁，乃为脏厥，用法以温之，而厥不回者，主死。若蛔厥则时烦时止，未为死候，因此而驯至胃中，无阳则亦死也。乌梅丸安蛔而温胃，故主之，主久利者，以能解阴阳错杂之邪也。魏氏《本义》曰：厥阴病，诊之脉微，法当阳升发热，乃反厥者，则非阳升之微，乃阳衰之微也。至七八日之久，不但手足厥冷，而且肤冷，其人躁无暂安时，此肾脏阳衰欲绝之脏厥，非胃阳不足、蛔不安伏之蛔厥也②。喻氏谓：宜以四逆汤，回阳安躁是也③。若夫蛔厥，蛔因胃底虚寒，浮游于上，故其人当吐蛔，二证厥同，而烦与躁不同。肾寒之脏厥，躁无暂安时。今病者静而复时烦，

---

① 厥病发痈脓……复之上也：语出郭雍《仲景伤寒补亡论》卷七“厥阴经证治”。

② 厥阴病……蛔厥也：语本魏荔彤《伤寒论本义》卷之十六“厥阴全篇”。

③ 宜以……安躁是也：语本喻嘉言《尚论篇》卷四“厥阴经全篇”。

以此辨在肾在胃，而分别治之也。仲景又为申明蛔厥之理，亦属之脏寒，此脏字，指胃。《内经》十二脏并腑言之也。蛔上入膈，烦有起止，得食而呕、而烦、而吐，皆胃寒而蛔不安伏之故，此虽未至肤冷，阴躁而阳陷，阴中胶固不能出，势必渐至澌灭而后已，非为破阴升阳不可也。欲阳升举，非扶助阳气不可也。欲阴开破，非收敛阳气不可也。乌梅丸一方，从缓治之寒热杂合之邪，与以寒热杂合之药。乌梅酸收以敛阴，细辛辛热以开阴，连、柏苦寒以降阴，使阴不得陷阳也；姜、附、蜀椒以助阳，人参以补阳，桂枝以升阳，使阳不为阴所陷也。更用当归引群药入厥阴，分际以奏功焉。若以治阳陷入阴之滞下病，亦无不立效也。可见厥阴病中，虽阳衰邪退，犹必以升阳透表为治法。盖除少阳一路，别无厥阴驱邪门户矣，岂可坐视其阳衰陷深，致成厥不能还之证乎？或言脏厥，亦有起自少阴，兼中厥阴而致者，此说大是，是又不待日久而成也。若传经而得脏厥，则阳渐消亡之证也。麻黄升麻汤为升阳之急剂，乌梅丸为升阳之缓剂，学者识之。

乌梅丸方

乌梅三百个　细辛六两　干姜十两　黄连一斤　当归四两　附子炮　桂枝　人参　黄柏各六两　蜀椒四两，去子

上十味，各捣筛，合治之，以苦酒渍乌梅一宿，去核蒸之，五升米下饭熟，捣成泥，和药令相得，纳臼中与蜜杵二千下，丸如桐子大，先食饮服十丸，日三服，稍加至二十丸。禁生冷滑物臭食等。

伤寒热少厥微，指头寒，默默不欲食，烦躁数日，小便利，色白者，此热除也。欲得食，其病为愈。若厥而呕，胸胁烦满者，其后必便血。

热少厥微，手足不寒而但指头寒，厥微热亦微之证也。默默不语，阳陷入阴之象也。不欲食而烦躁，木邪侵胃，肾水受烁也。至数日之后，渐见小便利而色白，是肾水不为木吸而里热退也。欲得食，是木邪去胃而胃气和也，故曰其病为愈。若未得小便利，则热不除，邪持不去，且干其腑，阴出之阳而转见少阳之证，则呕而胸胁烦满也。厥阴之邪亦可乘此而外泄于此，不得外泄，其后热气更还于脏。肝主血，必致便血。

伤寒，发热四日，厥反三日，复热四日，厥少热多，其病当愈。四日至七日不除者，必便脓血。

厥阴热气有余，下走而从里出，则便脓血。魏氏《本义》曰：伤寒，发热四日，厥反三日，复热四日，后并不复厥，厥少热多，其病当愈。于是升降以释散之，则当愈者必愈矣，失此不治。至七八日之久而热不除，是热重于里，必有下注之患，迨至便脓血，则协热之利，又须以小承气及大柴胡为治矣①。赤按：升降而释散之，四逆散为稳。

伤寒，厥四日，热反三日，复厥五日，其病为进，寒多热少，阳气退，故为进也。

诊厥阴病，以阳为主，故以寒多热少为阳气退而病进。魏氏《本义》曰：厥四日，热反三日，复厥五日，阳陷阴分者渐深，热耗阴分者渐炽，始唯阳陷驯至阳衰，寒多热少而阳气退，病不更进乎？可见厥少热多，病为易治②。司命者当图之于早也。

---

① 伤寒……为治矣：语本魏荔彤《伤寒论本义》卷之十六“厥阴全篇”。

② 厥四日……病为易治：语本魏荔彤《伤寒论本义》卷之十六“厥阴全篇”。

伤寒六七日，脉微，手足厥冷，烦躁，灸厥阴，厥不还者，死。

成氏曰：伤寒六七日，正气当复，邪气当罢，脉浮身热为欲解，若反脉微而厥，则阴胜阳也。烦躁者，阳虚而争也，灸厥阴以复其阳，厥不还则阳气已绝，不能复正而死①。柯韵伯曰：厥者必发热，热与厥相应，热深厥亦深，热微厥亦微，此四证是厥阴伤寒之定局。先热后厥，厥热往来，厥多热少，热多厥少，此四证是厥阴伤寒之变局，皆因其人阳气多寡而然②。

伤寒，发热，下利，厥逆，躁不得卧者，死。

魏氏《本义》曰：发热而利不止，则非阳升邪散之热，乃阳微为阴所逼之热也。热后复厥，自必下利如故，遂至阴躁不得卧，所谓无暂安时者也，厥不复还矣，故主死也③。

伤寒，发热，下利至甚，厥不止者，死。

魏氏《本义》曰：发热时下利至甚，其阳随下利脱尽矣。及至厥时，厥遂不还，不必阴躁，已主死也④。

大讷按：周禹载曰：厥利止而发热为阳复，不止为阳脱，阳既脱则虽不烦躁，亦主死矣⑤。

---

① 伤寒六七日……复正而死：语出成无已《注解伤寒论》卷六“辨厥阴病脉证并治法”。

② 厥者必发热……多寡而然：语见柯韵伯《伤寒论翼》卷下“厥阴病解”。

③ 发热而利……故主死也：语本魏荔彤《伤寒论本义》卷之十六“厥阴全篇”。

④ 发热时……已主死也：语本魏荔彤《伤寒论本义》卷之十六“厥阴全篇”。

⑤ 厥利止……亦主死矣：语出周扬俊《伤寒论三注》卷八“厥阴中篇”。

伤寒六七日不利，便发热而利，其人汗出不止者，死。有阴无阳故也。

魏氏《本义》曰：治厥阴病，凡见阳衰，即宜急为扶助。凡见阳陷，即宜急为升降。今伤寒六七日不下利，必露阳微之端倪，而人不觉，遂延误其扶阳之治，而孤阳乃为盛阴所逼，自内而出亡于外，为汗为热，自上而随阴下泄为利，顷刻阳不守舍，是为有阴无阳，不唯与热气有余之厥阴异，而并与寒热杂合之厥阴异，此阳脱于阴而死之证也①。赤按：厥阴有热，利当自止，其热不止而便脓血者，热气下行，有法有方，见于后条。至有发热下利，邪气独盛，或脏气已竭，唯魄独居而躁不得卧，或土败木贼而利甚，厥不止或阳虚外亡而汗出不止，俱主死也。

大讷按："便"字当作"暴"字解。盖始病时，不热不利，后为阴邪所逼，虚阳外越而暴热暴利，且至汗不止而阳亡，故曰有阴无阳也。

发热而厥，七日下利者，为难治。

发热而厥，邪陷入阴也。七日当正胜邪退，而反下利，则真阳下泄而不复，故为难治。常器之曰：当四逆汤。魏氏《本义》曰：阳邪陷入厥阴，以升阳透表为表。若听其厥热相寻不已，其后阳气必衰，总欲升降，无力振拔，于是终陷而不出矣。发热而厥，则前乎此者，热一二日至四五日，热之时可谓久矣。乃至厥，亦必自一二日至四五日，厥之时可谓久矣。此所谓厥深热亦深之重证也。乃至厥七日而不复热，又复下利，则阳不唯陷阴不出，且将入阴不起，为阴所灭没

① 治厥阴病……死之证也：语本魏荔彤《伤寒论本义》卷之十六"厥阴全篇"。

也，岂易治之证乎[1]？

大讷按：喻嘉言曰：厥利与热，不两存之势也。发热而厥，七日是热者，自热；厥利者，自厥利。两造其偏，漫无相协之期，故虽未现烦躁等证，而已为难治。盖治其热则愈厥利，治其厥利则愈热，不至阴阳两绝不止矣[2]。

伤寒脉促，手足厥逆者，可灸之。

阳欲返，以阴盛而阳不得入，则手足厥逆，而脉为之促。若非灸阴以迎阳，则阳外走而汗出，必死矣。常器之曰：灸太冲穴。魏氏《本义》曰：此少阴中寒，侵及厥阴，阴盛阳微，可急灸之。经文不言灸于何穴，则厥少两经穴，皆可灸也。然必择其寒邪盛重之处而灸，法始用之无弊也[3]。

伤寒，脉滑而厥者，里有热也，白虎汤主之。

滑以候热，此以里热甚而反见厥也，故以石虎汤解其热。柯韵伯曰：厥阴脉微欲绝，是伤寒所起之脉，所谓不可下者是矣。脉滑而厥，是内热闭郁之脉，所谓厥应下之是矣。下之，是下其热，非下其实。泄利下重者，四逆散；欲饮水数升者，白虎汤。此厥阴之下药，所以下无形之邪也。若以承气下之，利不止矣[4]。

病者手足厥冷，言我不结胸，小腹满，按之痛者，此冷结

① 阳邪陷……治之证乎：语本魏荔彤《伤寒论本义》卷之十六“厥阴全篇”。

② 厥利与热……两绝不止矣：语出喻嘉言《尚论篇》卷四“厥阴经全篇”。

③ 此少阴中寒……用之无弊也：语本魏荔彤《伤寒论本义》卷之十六“厥阴全篇”。

④ 厥阴脉微……利不止矣：语出柯韵伯《伤寒论翼》卷下“厥阴病解”。

在膀胱、关元也。

不结胸，病不在上焦也。小腹满，按之痛，得无疑其热结下焦乎？以其手足厥冷，知为冷结在膀胱、关元也。魏氏《本义》曰：此条是推原寒邪所以直中厥阴之故。以其人肾阳素虚，寒邪自下中之，水木之脏相连，直中厥阴之病，实不外于少阴之中寒病者。手足厥冷，言我不结胸，小腹满，按之痛，阴气凝结于下，尺脉必沉迟，仲景揭之曰“冷结在膀胱、关元”。膀胱为肾腑，关元在脐下，俱逼近少阴肾脏，肝中所藏少阳之阳，宁足为扞乎？所以直中厥阴而为病，余故谓厥阴直中之寒起自少阴①。

伤寒五六日，不结胸，腹濡，脉虚，复厥者，不可下。此为亡血，下之死。

不结胸，腹软，衬出上条之小腹满也。脉虚，为上条补脉也。复厥，申上手足厥冷也。热结膀胱，则为有血，可用桃仁承气汤下之。此为无血，不可下也，下之则死。

大讷按：方中行曰：腹濡，邪在经而里阴虚也。脉者，血之府。脉虚，故知亡血也。血亦阴，下之死者，重亡其阴也②。

手足厥寒，脉细欲绝者，当归四逆汤主之。

手足厥寒即手足厥冷，“脉细欲绝”申上“脉虚”而甚之也。当归四逆汤通上二条，而为冷结膀胱、关元之治也。

大讷按：周禹载曰：经言亡血，又言必便血，总以肝为藏血之脏。凡病之深入厥阴者，未有不伤血分者也。经云：脉绵绵如泻漆之

---

① 此条是……起自少阴：语本魏荔彤《伤寒论本义》卷之十六“厥阴全篇”。

② 腹濡……重亡其阴也：语出方有执《伤寒论条辨》卷之五“辨厥阴病脉证并治”。

绝者，亡其血也。血伤则脉细，伤之甚则细之甚，而至于欲绝，此非必吐、衄、下血而后如此也。血为邪伤，营气不流，则亦见衰息之象如此①。

若其人内有久寒者，宜当归四逆加吴茱萸生姜汤主之。

柯韵伯曰：手足厥冷，脉细欲绝，是厥阴伤寒之外证。当归四逆，是厥阴伤寒之表药。夫阴寒如此而不用姜、附者，以相火寄于肝位，虽寒而脏不寒。故先厥者后必发热，手足越冷，肝胆越热，故厥深热亦深。所以伤寒初起，脉证如此者，不得遽认为虚寒，妄投姜、附以遗患也②。

当归四逆汤方

当归　桂枝　芍药各三两　细辛　甘草炙　通草各二两　大枣十五枚，擘

上七味，以水八升，煮取三升，去滓，温服一升，日三服。

大讷按：柯韵伯曰：此方取桂枝汤，君以当归者，厥阴主肝，为血室也。倍加大枣者，肝苦急，甘以缓之也，即小建中加饴法。肝欲散，急食辛以散之。细辛甚辛，通三阴气血，外达于毫端，力比麻黄，用以代生姜，不欲其横散也，与麻黄汤之不用同义。通草能通关节，用以开厥阴之合。当归得芍药，生血于中。大枣同甘草，益气于里。桂枝得细辛，而气血流经，缓中以调肝，则营气得至太阴，而脉自不绝。温表以逐邪，则卫气得行四末，而手足自温，不须参、苓之补，不用姜、附之峻，此厥阴四逆与太、少不同治，仍不失辛甘发表之义。斯为厥阴伤寒之表剂欤③。

---

① 经言亡血……之象如此：语见周扬俊《伤寒论三注》卷八“厥阴上篇”。

② 手足厥冷……以遗患也：语出柯韵伯《伤寒论翼》卷下“厥阴病解”。

③ 此方取……表剂欤：语本柯韵伯《伤寒附翼》卷下“厥阴方总论”。

四逆加吴茱萸生姜汤方

当归　桂枝　芍药　细辛各三两　通草　甘草各二两　吴茱萸二升　生姜半斤　大枣二十五枚，擘

上九味，以水六升，清酒六升，和煮取五升，去滓，温分五服。

大讷按：柯韵伯曰：若其人内有久寒，非发散之品所能兼治。茱萸辛热猛于细辛，能直通厥阴之脏，仍加生姜之横，散淫气于筋，筋脉不沮弛，则气血如故，是又救厥阴内外两伤于寒之法也①。程郊倩曰：少阴所主者，气厥则为寒，当纳气归肾。厥阴所主者血，厥则为虚，当温经复营，此大法也。

大汗出，热不去，内拘急，四肢疼，又下利，厥逆而恶寒者，四逆汤主之。

大汗出矣，热犹不去，真阳外越也。内拘急而下利者，里寒甚也。四肢疼而厥逆恶寒者，表寒甚也。四逆汤所以复阳而散寒。魏氏《本义》曰：阴寒内固，假热外现，大汗自出而阳出亡，热自不去而寒邪直中厥阴，而筋脉隧道并病矣。阴寒下泄，孤阳将脱，四逆汤所以回阳气于垂绝②。

大汗，若大下利而厥冷者，四逆汤主之。

大汗或大下利，因而厥冷，是阳亡阴胜，故以四逆汤救之。魏氏《本义》曰：不必尽由误汗误下，阴寒在内，阳气在外，则逼而为汗。阴气在上，阳气在下，则陷而为利。厥阴之厥冷，与少阴之厥冷，非有两厥冷也。四逆汤之治，治厥阴之本也，

---

① 若其人……寒之法也：语本柯韵伯《伤寒附翼》卷下“厥阴方总论”。

② 阴寒内固……于垂绝：语本魏荔彤《伤寒论本义》卷之十六“厥阴全篇”。

即少阴之厥冷正因连及厥阴故耳[1]。

病人手足厥冷，脉乍紧者，邪结在胸中，心下满而烦，饥不能食者，病在胸中，当须吐之，宜瓜蒂散。

此条是胸中阳分之病，非厥阴病也。编书者因“厥冷”字样而误入篇中耳。手足厥冷，厥之微者也。若邪陷已深，则脉当沉，今云乍紧，则邪未入胃，仅结在胸中也。邪结故脉紧，邪在胸中，故心下满而烦。邪不在胃，故饥。邪塞胸中，故不能食。阳受气于胸中，实气于四肢，邪结胸中，其阳不布，故手足为之厥冷。脉紧者，阳脉也，邪结阳分而见阳脉，乍紧亦乍结也。心中满而烦，饥不能食，胸邪最高，宜用吐法，涌载其邪而出，高者越之之旨也。

伤寒厥而心下悸者，宜先治水，当服茯苓甘草汤。却治其厥，不尔，水渍入胃，必作利也。

《金匮要略》曰：水停心下，甚者则悸[2]。厥而心下悸者，自当先治其水，而后治其厥。若先治其厥，则水饮入胃，必作利也。柯韵伯曰：伤寒厥而心下悸者，亦肝乘肺也，虽不发热恶寒，亦木实金虚，水气不利所致。彼腹满者，是水气在中焦，故刺期门以泻其实。此水在上焦，故用茯苓甘草汤以发其汗，此方是化水为汗、发邪内散之剂，即厥阴治厥之剂也[3]。

伤寒六七日，大下后，寸脉沉而迟，手足厥冷，下部脉不至，咽喉不利，唾脓血，泄利不止者，为难治，麻黄升麻汤

---

① 不必尽由……厥阴故耳：语本魏荔彤《伤寒论本义》卷之十六“厥阴全篇”。

② 水停……则悸：语见张仲景《金匮要略方论》卷中“痰饮咳嗽病脉证并治”。

③ 伤寒厥……治厥之剂也：语出柯韵伯《伤寒论翼》卷下“厥阴病解”。

主之。

伤寒至六七日，虽成热已久，尚宜表散，医以快药下利，而致邪陷厥阴，寸脉沉而迟，手足厥逆，邪陷入阴之故。下部脉不至，热伏下焦，下利不止，故咽喉不利，唾脓血者，木火不甘郁伏，而上侮手太阴金也。泄利不止者，木不遂其上达之性，曲屈而乘乎足太阴土也。治法君麻黄，而升麻为臣，直从阴中提出其阳，而苓、桂、术、甘之燠土燥湿，归、芍、萎、姜之温润以宣扬其脉，冬、膏、芩、母之彻热以救肺，共为佐使，使阳复本位，而阴阳错互之邪并从一汗而皆释。难治者何尝不可治乎？魏氏曰：此方之破阴升阳与乌梅丸同理，而各有义焉。乌梅丸治胃寒以安蛔，意在缓以收功；麻黄升麻汤理肺热以发汗，意在急于奏捷[1]。

麻黄升麻汤方

麻黄二两半，去节　升麻一两一分　当归一两一分　知母　黄芩　萎蕤各十八铢　石膏碎，绵裹　白术　干姜　芍药　天门冬去心　桂枝　茯苓　甘草炙，各六铢

上十四味，以水一斗，先煮麻黄一二沸，去上沫，纳诸药，煮取三升，去滓，分温三服，相去如炊三斗米顷，令汗出愈。

伤寒四五日，腹中痛，若转气下趋少腹者，此欲自利也。

腹中痛，多属虚寒，与腹中实满不同。若更转气下趋小腹，明是里寒不能守，而寒邪下迫，将欲自利也。明眼之士当图功于未着也。参方、喻二家。

伤寒本自寒下，医复吐下之，寒格，更逆吐下。若食入口

---

① 此方之破阴……急于奏捷：语本魏荔彤《伤寒论本义》卷之十六“厥阴全篇”。

即吐，干姜黄连黄芩人参汤主之。

平素胃寒下利之人而病伤寒，医者复以寒药吐之，遂成格拒，其吐下更逆矣，若食入口即吐是也。人参、干姜以正治其吐，黄连、黄芩反佐以通其格。魏氏《本义》曰：伤寒，热浮于上为上热，而平素阳微于下为下寒，传经热邪自少阴而转厥阴，则凡热多厥少，总为可治之证，升之、举之不暇，何故吐之，下之乎？医者认可见之热在上，不知不可见之寒在下，吐下而势愈逆、阳越微，于是阴在阳外，寒在热上，阴药之寒性留于胸膈，而上焦之阳气伤于涌泄，是之谓寒格。唯其阳宜升而反降之，正宜助而反泄之，所以更为逆也。食入即吐，或至下利不止，本为阴阳争拒之证，驯致为有阴无阳之渐矣。法当急温其中焦，使阳在内为阴所包者力盛而自出，干姜、人参是升阳之品也。且使寒在上，郁伏其热邪者，气开而自降，黄连、黄芩是降阴之品也。一方而升阳降寒，温中治逆，数善备焉矣①。

干姜黄连黄芩人参汤方

干姜　黄连　黄芩　人参各三两

上四味，以水六升，煮取二升，去滓，分温再服。

下利，有微热而渴，脉弱者，令自愈。

成氏曰：下利反大热者，逆。有微热而渴，里气方温也。脉弱者，邪气退也②。

下利，脉数，有微热汗出，令自愈。设复紧，为未愈。

---

① 伤寒……数善备焉矣：语本魏荔彤《伤寒论本义》卷之十六“厥阴全篇”。

② 下利反……邪气退也：语本成无己《注解伤寒论》卷六“辨厥阴病脉证并治法”。

成氏曰：下利，阴病也；脉数，阳脉也。阴病见阳脉者生。微热汗出，阳气得通也，利必自愈。诸紧为寒，设复脉紧，阴气犹胜，故云未解①。柯韵伯曰：下利有微热、汗出，是中风本证。里证出表，则风从外散，故令自愈②。

大讷按：此为邪气欲退而未尽，正气乍复而未盛，补之尚恐阻滞余邪，攻之又恐再损正气，故宜节饮食、适寒温，调养以令其自愈，不可妄投药剂矣。

下利，手足厥冷，无脉者，阴气独胜，阳气大虚。灸之不温阳已绝。若脉不还，反微喘者，死。

无根之阳，上升而脱，此有阴无阳之候，无可救也。

大讷按：方中行曰：喘，言息短而声不续，阳气衰绝也③。喻嘉言曰：灸之不温，脉不还，固为死证，然或根柢未绝，亦未可知。设阳气随火气上逆，胸有微喘，则孤阳上脱而必死矣。与少阴病六七日，息高者死正同④。柯韵伯曰：此证不呕不烦，不须反佐，内服白通，外灸少阴及丹田、气海，或可救于万一⑤。

少阴负趺阳者，为顺也。

成氏曰：少阴肾水，趺阳脾土。下利，为肾邪干脾，水不胜土，故为顺也⑥。喻嘉言曰：少阴中寒，肾水泛滥，吐利为

---

① 下利……故云未解：语见成无已《注解伤寒论》卷六“辨厥阴病脉证并治法”。

② 下利有微热……故令自愈：语出柯韵伯《伤寒论翼》卷下“厥阴病解”。

③ 喘……阳气衰绝也：语见方有执《伤寒论条辨》卷之五“辨厥阴病脉证并治”。

④ 灸之不温……死正同：语出喻嘉言《尚论篇》卷四“厥阴经全篇”。

⑤ 此证不呕……救于万一：语出柯韵伯《伤寒论注》卷四“白通汤证”。

⑥ 少阴肾水……故为顺也：语出成无已《注解伤寒论》卷六“辨厥阴病脉证并治法”。

患。若趺阳胃土镇守中州，水得其制，昏热立转为平，成矣。此条专为少阴中寒明示，以扶土为先也。《尚论篇》编入《少阴篇》是也。魏氏《本义》曰：少阴负趺阳者，谓趺阳盛大，少阴弱小也。少阴中寒，肾阳素亏，其弱小者宜也。唯趺阳盛大，则胃阳尚旺，纵有寒邪，不得直冲上焦，可以一温而愈。少阴传经之脉，必细沉而见数，数则热矣。若反盛于趺阳，肾家之邪热宁可扑灭乎？故必热势衰微而少阴脉小，真阴未竭，邪热可涤，然则少阴负趺阳五字，合传经与直中而统为一则也。喻氏特见其偏耳。或问《灵枢》动腧篇论动脉，足少阴挟冲脉下行至跗上，与足阳明、冲阳之跗阳穴皆在跗上，是二经所行近在一处，将何以别其胜负？曰：浮沉候之，浮取胃，沉取肾①。

下利，寸脉反浮数，尺中自涩者，必清脓血。

浮为虚，数为热，涩为亡血。寸脉浮数，尺中脉涩，知其下利，必有脓血。清与圊通，《脉经》曰：厕也。尤氏《潜居录》曰：下利，寸脉反浮数者，阳之盛也；尺中自涩者，阴之虚也。以阳加阴，必圊脓血。柯韵伯曰：厥阴中风欲愈之脉，当微浮，今寸脉反浮数，风去而热不去，尺中自涩者，热属阴络，肝血不藏，必便血也②。

下利清谷，不可攻表，汗出必胀满。

下利者，胃气本虚，发汗则伤其阳，气不行而胃益虚，故胀满也，此即下利身疼痛者，先温里而后攻表之义。郭白云曰：

① 少阴负趺阳……沉取肾：语本魏荔彤《伤寒论本义》卷之十四“少阴前篇”。

② 厥阴中风……必便血也：语出柯韵伯《伤寒论翼》卷下“厥阴病解”。

下利清谷，不可攻表，宜通脉四逆汤[①]。

下利，脉沉弦者，下重也。脉大者，为未止。脉微弱数者，为欲自止，虽发热不死。

下利，脉沉弦者，主里虚下重也。脉大为病进，脉微弱为邪退，下利、脉大而发热，则邪盛。若脉微弱，虽发热不死，以邪气微也。魏氏《本义》曰：下重即滞下之病，俗所谓痢者是也。厥阴肝经所属之证亦以阳气升降为病之进退，审之于脉，脉必沉弦，沉为阳陷入阴，弦为风木本脉，知为下重之证矣。然沉弦之中，按之而力愈大，则阳之陷阴也深，故阳不易升而病为未止。若沉弦之中按之而微弱，则阳之陷也浅，阳故易升而病欲自止，兼之见数，则陷阴之阳已蠢蠢欲动而上达矣。阳升者必发热，虽下重不宜身热。然脉微弱而数者则发热，正见病愈之机，故曰虽发热不死[②]。柯韵伯曰：下利，脉沉弦，沉为在里，弦为风，脉弦而大，是风因火动，故利未止。脉微弱数者，是风少火微，故为自止。虽发热不死者，阴出之阳也[③]。

大讷按：王宇泰曰：脉沉弦，四逆之类。脉大，葛根黄芩黄连汤[④]。

下利，脉沉而迟，里寒之脉。**其人面少赤，身有微热，**表邪未解。**下利清谷者，**里寒之证。**必郁冒汗出而解，**里气先虚，必郁冒，然后汗出解。**病人必微厥，所以然者，其面戴阳，下虚故也。**

---

① 下利清谷……通脉四逆汤：语出郭雍《仲景伤寒补亡论》卷七“厥阴经证治”。

② 下重……虽发热不死：语本魏荔彤《伤寒论本义》卷之十六“厥阴全篇”。

③ 下利……阴出之阳也：语出柯韵伯《伤寒论翼》卷下“厥阴病解”。

④ 脉沉弦……葛根黄芩黄连汤：语见王肯堂《伤寒证治准绳》卷四“少阴病·下利”。

下虚则厥。喻嘉言曰：下利脉沉迟，里寒也。面少赤，身微热，则仍兼外邪，必从汗解。但戴阳之证必见微厥，汗中大伏危机，其用法迥异常法，下条正其治也①。魏氏《本义》曰：厥阴病，阳衰邪退而阳陷不出，渐有逼阳出亡之势。下利脉沉迟，自是寒邪为患矣。其人面少赤，身有微热，真寒逼假热于外也。设为厥阴热利，则身必盛热。若发热而利下，必便脓血，岂有身微热而圊谷者乎？唯其阳气已衰，为阴所逼，上越头目而郁冒汗出，阳散而郁冒解。倘解后又郁冒，郁冒后又汗出，则真阳宁不顷刻离脱乎？其阳已无限，阴甚深之根，其厥反微，以至危之候也。仲景明其所以然，曰其面戴阳，下虚故也。然戴阳之证，讵可误认为热乎？急引孤阳俾安厥宅，斯其治矣②。

大讷按：不解者，宜通脉四逆汤。又按：方中行曰：诸阳聚于面，少赤，亦阳回也，故曰戴阳。郁冒，作汗也；微厥，邪正争也；下虚，指利而言也③。

下利清谷，里寒外热，汗出而厥者，通脉四逆汤主之。

喻嘉言曰：上条辨证，此条用药，两相互明。少阴下利清谷，面赤色者已用此法矣。要知通之即所以收之也，不然岂有汗出而加葱之理④？此条旧本在后，与上条各自一证。喻氏以为上条辨证，此条出其治，因移此条与上条相属，今

① 下利脉沉迟……正其治也：语出喻嘉言《尚论篇》卷四“厥阴经全篇”。

② 厥阴病……斯其治矣：语本魏荔彤《伤寒论本义》卷之十六“厥阴全篇”。

③ 诸阳聚于面……指利而言也：语见方有执《伤寒论条辨》卷之五“辨厥阴病脉证并治”。

④ 上条辨证……加葱之理：语出喻嘉言《尚论篇》卷四“厥阴经全篇”。

从之。

下利，脉数而渴者，今自愈。设不瘥，必清脓血，以有热故也。

脉数而渴，里气自温，故愈。设脉数不解而下利不止也，必协热而便脓血也。

大讷按：柯韵伯曰：脉数有虚有实，渴亦有虚有实，若自愈，则数为虚热，渴为津液未复也。若不瘥，则数为实热，渴为邪火正炽矣①。

下利后，脉绝，手足厥冷，晬时脉还，手足温者生，不还者死。

利后脉绝，手足厥冷，有阴无阳之候也。晬时，一周时也。晬时之间，脉还而手足温，阳气回也。若脉不还，手足必不温，真阳乃不回也，故死。

伤寒下利，日十余行，脉反实者，死。

下利里实，脉当微弱，反实者，病胜脏也，故死。魏氏《本义》曰：下利，日十余行，而脉反坚实，阴邪固结，无阳阴独之象，见于脉者已如此，不久即见手足厥冷、下利不止之证。厥不复还，脉遂至绝，此阳为阴所内灭，更不能发热汗出。出，亡在外矣。盖传经热邪，末路必至于此，曷不图之于早乎②？

下利，欲饮水者，以有热故也，白头翁汤主之。

魏氏《本义》曰：下利而欲饮水者，其为有热无寒可知。白头翁、秦皮解散之性领连、柏之苦寒入厥阴阴分，阴气开而

① 脉数有虚……邪火正炽矣：语见柯韵伯《伤寒论注》卷四“白头翁汤证”。

② 下利……图之于早乎：语本魏荔彤《伤寒论本义》卷之十六“厥阴全篇”。

阳出，寒药行而热退，热退而利止，津复而渴止，厥阴热气有余之神方也[①]。柯韵伯曰：凡脉浮为在表，沉为在里。厥阴中风，其脉既沉，其证亦为在里，此热利下重，是厥阴中风也。太阳中风，下利呕逆，是有水气；厥阴中风，热利下重，是有火气。故以白头翁为主以治风，连、芩为辅以清火，佐秦皮以升九地[②]之风，则肝木欣欣向荣矣。下利而渴欲饮水，是厥阴之消渴，亦中风之烦所致也[③]。

大讷按：戴元礼云：大抵阳热之利与阴寒之利自不同，阳利，粪色必焦黄，热臭出作声，脐下必热，得凉药则止，得热药愈增；阴利必洞下清谷，粪色或白或淡黄，脐下多寒，宜温中止泻之剂。

热利下重者，白头翁汤主之。

魏氏《本义》曰：热气有余，不上冲而下注，为下重之证，白头翁汤解散而升阳，苦寒以泄阴，阳升阴降而下重可愈[④]。赤按：此二条为篇内热利，诸条详审而出其治也。

大讷按：身不热而自利、手足温者属太阴，若身冷四逆者则属少阴、厥阴，其余身热下利皆属阳经矣。然阴寒之利亦有反发热者，有初病时无热、利后反热者，有初病即得身热、后乃自利者。证候不同，治者察焉。

白头翁汤方

白头翁　黄连　黄柏去皮　秦皮各三两

上四味，以水七升，煮取二升，去滓，温服一升。

---

① 下利……之神方也：语本魏荔彤《伤寒论本义》卷之十六“厥阴全篇”。

② 九地：犹言遍地。

③ 凡脉浮……烦所致也：语见柯韵伯《伤寒论翼》卷下“厥阴病解”。

④ 热气有余……下重可愈：语本魏荔彤《伤寒论本义》卷之十六“厥阴全篇”。

大讷按：周禹载曰：白头翁汤，皆凉药也。然四者之中，各有分治。能逐血以疗肠澼者，白头翁也；能洗发肝家之热以散其邪者，秦皮也；能去心火而厚肠胃者，黄连也；能除热以利小肠，即可以止泄者，黄柏也。合四者之长以治热利下重，而有不愈者乎①？

下利，腹胀满，身体疼痛者，先温其里，乃攻其表。温里宜四逆汤，攻表宜桂枝汤。

《太阳篇》下后里虚，急当救里；下后里和而表未解，急当救表。两两开说。此条里气虚寒，表有阳邪，先救其里，乃攻其表，文法迥殊，无得相混。魏氏《本义》曰：此仲景为厥阴直中真寒，开先温里后攻表之法门也。下利为厥阴寒证，腹胀满为阴寒内结，身体疼痛为寒邪在肝，则筋脉拘急而掣痛。要知寒邪所以直中厥阴者，由于少阴肾家之元阳先惫，是以厥阴寒证端自少阴发源，源头之阳水既温，则灌溉于肝木者皆是春泉矣。四逆汤以温少阴，是先治厥阴之本也。既温其里矣而本经之阴寒尚留滞而不能宣散，于是用桂枝汤以攻表。盖桂枝长于和营卫，而升阳于温里之后，内阳既足，乃借其透表行经之力，敷布阳和之气于周身，使隧道之间无复阴寒之留滞，斯诚治厥阴直中之定法②。

下利谵语者，有燥屎也，宜小承气汤。

厥阴入胃，虽有燥屎，不可用转药，故宜小承气汤。魏氏《本义》曰：厥阴热邪入胃则胃津干，而有燥屎污浊之气随热上逆，斯神识昏愦谵语作矣，此热气有余之甚者也。厥阴应下

① 白头翁汤……不愈者乎：语见周扬俊《伤寒论三注》卷八“厥阴上篇”。

② 此仲景……直中之定法：语本魏荔彤《伤寒论本义》卷之十六“厥阴全篇”。

之证，下之奚疑[1]？

下利后更烦，按之心下濡者，为虚烦也，宜栀子豉汤。

下多则亡阴。久利之后，心气不藏于肾，肾水不注于心，则虚烦也。栀子象心而能降，香豉象肾而取升，故任之。岂以利后虚烦反用吐以虚其虚乎？魏氏《本义》曰：下利后，不厥而更烦，此热上冲也，按之心下濡，则气虚而热留膈上，必有痰饮相混，不能使之自为升散，是为虚烦也。法当乘邪在上之时，宜与栀子豉汤，以香豉为升散，以栀子为开泄，而病可已也[2]。

呕家有痈脓，不可治呕，脓尽自愈。

喻嘉言曰：厥阴之邪上逆，干呕、吐涎沫者，用茱萸汤以下逆气。若阴邪上逆，结而为痈，溃出脓血，即不可治其呕，正恐人以茱萸汤治之耳。识此意，即用辛凉以开提其脓，何不可乎[3]？魏氏《本义》曰：呕家有热邪衰退而向会[4]，熏烁肺金，故有痈脓者，岂敢以茱萸汤重伤其肺乎？阳退更忌寒凉，不如以不治治之，待其脓尽而自愈[5]。

干呕，吐涎沫，头痛者，吴茱萸汤主之。

厥阴，故有头痛，以其支脉上出额，与督脉会于巅也。魏氏《本义》曰：厥阴病，膈上有寒饮，未尝不干呕，时又吐涎沫，则虚寒可知，吴茱萸汤温中生阳，使不至有阴无阳，亦所

---

① 厥阴热邪……下之奚疑：语本魏荔彤《伤寒论本义》卷之十六“厥阴全篇”。

② 下利后……而病可已也：语本魏荔彤《伤寒论本义》卷之十六“厥阴全篇”。

③ 厥阴之邪……何不可乎：语出喻嘉言《尚论篇》卷四“厥阴经全篇”。

④ 向会：聚合。向，朝着。会，会合。

⑤ 呕家有热邪……脓尽而自愈：语本魏荔彤《伤寒论本义》卷之十六“厥阴全篇”。

以预防之也①。

呕而脉弱，小便复利，身微热，见厥者，难治，四逆汤主之。

成氏曰：呕而脉弱，邪气传里也。呕而气上逆，小便当不利。小便复利者，里虚也。身有微热见厥者，阴胜阳也，为难治，与四逆温里助阳②。魏氏《本义》曰：厥阴有呕，木火上升作逆也。但呕而脉弱，小便复利，身有微热，见厥诸证，俱证虚寒，微热亦浮游之热耳。若早为扶阳，致成有阴无阳之证，则救之无及矣，急以四逆汤治之③。

大讷按：柯韵伯曰：呕而发热者，小柴胡证。此脉弱而热微，则非相火；内无热，故小便利；表寒甚，故见厥；膈上有寒饮，故呕也。伤寒以阳为主，阳消阴长，故难治④。

呕而发热者，小柴胡汤主之。

厥阴病而见少阳证，即主小柴胡汤，因势而导之，使从少阳出也。伤寒中风有柴胡证，但见一证便是，与“本渴饮水而呕，柴胡不中与者”宜互详之。魏氏《本义》曰：呕而发热，亦不见厥，知其热气有余而上冲为患也。厥阴血脏，邪热在斯，热发不已，木火之性上行必呕，同于少阳之为病，所谓脏腑相连，仍主少阳之柴胡汤，以升清为透表发汗，以降浊为下逆涤

---

① 厥阴病……预防之也：语本魏荔彤《伤寒论本义》卷之十六“厥阴全篇”。

② 呕而脉弱……温里助阳：语出成无已《注解伤寒论》卷六“辨厥阴病脉证并治法”。

③ 厥阴有呕……四逆汤治之：语本魏荔彤《伤寒论本义》卷之十六“厥阴全篇”。

④ 呕而发热者……故难治：语出柯韵伯《伤寒论注》卷四“四逆汤证上”。

邪，悉如少阳之治，此治厥阴之本方，如太阳中风之桂枝汤，胃家实之承气汤，一定而不移者也①。

伤寒，大吐、大下后，极虚，复极汗出者，以其人外气怫郁。复与之水，以发其汗，因得哕。所以然者，胃中寒冷故也。

大讷按：周禹载曰：吐下两伤其胃气，则中气虚而卫不固矣。然究未发汗，则外气必郁而烦；津液既伤，则口中不和而渴。可知设因烦躁而复与之水，遂令寒气入胃，阳益外亡，因而得哕者，胃中之寒为何如乎？舍温中无别法也。

伤寒，哕而腹满，视其前后，知何部不利，利之则愈。

哕而腹满，气上而不下也。前，小便也；后，大便也。利之以降其气。方中行曰：此二条疑是《太阳篇》错简②。柯韵伯曰：诊厥阴病，以阳为主；而治厥阴病，以阴为主。故当归四逆不去芍药，白头翁汤重用连、柏，乌梅丸用黄连至一斤，又佐黄柏六两；复脉汤用地黄至一斤，又佐麦冬八两。要知脉微欲绝、手足厥冷者，虽是寒盛，亦不阳虚，故即可表散外邪而不可固里。脉代结、心动悸者，似乎阳虚，实为阴弱，只可大剂滋阴而不可温补。所以然者，肝之相火本少阳之生气，而少阳实出于坎中之真阴。经曰：阳予之正，阴为之主。又曰：阴虚则无气。又曰：少火生气，壮火食气。审此则知治厥阴之理矣③。

---

① 呕而发热……不移者也：语本魏荔彤《伤寒论本义》卷之十六“厥阴全篇”。

② 此二条……错简：语出方有执《伤寒论条辨》卷之五“辨厥阴病脉证并治”。

③ 诊厥阴病……厥阴之理矣：语出柯韵伯《伤寒论翼》卷下“厥阴病解”。

卷　六

脉法上篇

问曰：脉有阴阳者，何谓也？答曰：凡脉大浮数动滑，此名阳也；脉沉涩弱弦微，此名阴也。凡阴病见阳脉者生，阳病见阴脉者死。

大、浮、数、动、滑五脉，皆阳之性态，故见则为阳气至也；沉、涩、弱、弦、微五脉，皆阴之体段①，故见则为阴气至也。阴病，三阴之属也，见阳脉，则阴消而阳长，阳主生，为换阳之吉兆也。阳病，三阳之属也，见阴脉，则阳退而阴进，阴主杀，为入阴之危机也②。节方氏《条辨》文。凡阴病见阳脉者生，阳病见阴脉者死。注家只据伤寒立言，观此“凡”字，知脉法不专为伤寒设，亦不是承接上文扩充之。脉以胃气为本，名阳名阴，见此等脉状，尚是阴阳之名而非阴阳之实。胃气稍虚，则阴阳偏重，较之平脉有余名阳，不足名阴耳。此阳病兼外伤六气言，阴病兼内伤精气言。若专指伤寒之阴证、阳证言，则浅矣。阳脉指胃脘之真阳，《内经》所谓二十五阳者是也。阴病见阳脉，是胃气来复，五脏冲和之气发见，故主生。《内经》云：别于阳者，知病起时也。阴脉，指五脏之真阴，因胃脘之阳不至于手太阴，五脏之真阴表见也。阳病见阴脉，是脉无胃

---

① 体段：指事物的形象。

② 大浮数……之危机也：语出方有执《伤寒论条辨》卷之七“辨脉法下篇”。

气，故主死。《内经》云：别于阴者，死生之期也。要知沉、涩、弱、弦、迟，是病脉，不是死脉，其见于阳病最多。阳病大、浮、数，动、滑不休，即是死脉。阴病见大、浮、数、动、滑之脉，多阴极似阳，未必即可生之机也。若真脏脉至，如肝脉之中外急，心脉坚而搏，肺脉大而浮，肾脉如弹石，脾脉如距啄，皆反见有余之象，岂可以阳脉名之？经曰：邪气来也，紧而疾；谷气来也，徐而和，则又不得以迟数论阴阳矣①。节柯氏《伤寒翼》文。

问曰：脉有阳结、阴结者，何以别之？答曰：其脉浮而数，能食不大便者，此为实，名曰阳结也，期十七日当剧。其脉沉而迟，不能食，身体重，大便反硬，名曰阴结也，期十四日当剧。

阳结、阴结，皆胃实也。三阳入胃为实，则为阳结；三阴入胃为实，为阴结。其始，脉浮而数，能食，如此而至不大便，胃实者，阳结也；其始，脉沉而迟，不能食，身体痛，如此而至大便硬，胃实者，阴结也。阳结至十七日而阴不回则剧，阴结至十四日而阳不化则剧。十七、十四未详。尤氏《潜居录》曰：天人之气十五日一更，更则结者当解。设不解，其病当剧。云十七日，阳结能食，故过期；十四日者，阴结不能食，故不及期。大讷按：阳气固结，阴不得而杂之，为阳结；阴气固结，阳不得而杂之，为阴结。结者，不相杂也。又按：张令韶曰：承上文而言脉，既有阴阳，则阴阳又贵乎和也。其有不和，而纯阴纯阳，即谓之阳结、阴结。盖脉始于足少阴肾，生于足阳明胃，是少阴、阳明为脉之生始，为阴阳之总司，故必于少阴、阳明主气之期而决其当剧也。浮数，阳脉也；能食不大便，阳

① 凡阴病……论阴阳矣：语出柯韵伯《伤寒论翼》卷上“平脉准绳”。

病也。以阳病而又得阳脉，全无阴气以和之，故为实也。一日太阳，二日阳明，至十七日，又当少阴三传主气之期，而不得少阴之阴气以济之，是阳气固结已甚，病当剧也。沉迟，阴脉也；不能食，身体重，阴病也。阴病当下利，今反硬，阴气固结不通也。至十四日，又当阳明三传主气之期，而不得阳明之阳气以济之，是阴气固结已甚，病当剧也。此即所谓亢则害也。

问曰：病有洒淅恶寒而复发热者，何？答曰：阴脉不足，阳往从之；阳脉不足，阴往乘之。曰：何谓阳不足？答曰：假令寸口脉微，名曰阳不足。阴气上入阳中，则洒淅恶寒也。曰：何谓阴不足？答曰：假令尺脉弱，名曰阴不足，阳气下陷入阴中，则发热也。

阳不足以胜阴而反从阴化，则恶寒；阴不足以胜阳而从阳之化，则发热。

大讷按：上文言纯阴、纯阳而为阳结、阴结，此言阴阳交胜而彼此相乘也。恶寒者，阴胜也；发热者，阳胜也。所以发热者，乃阴脉不足，阳往从其虚也；其所以恶寒者，乃阳脉不足，阴往乘其虚也。阴阳相乘，故恶寒而复发热也。夫阳脉、阴脉变化无端，不可执一，不必于尺寸见之，亦无不可于尺寸见之。故曰假令寸口、假令尺脉也。此之不足，彼即以有余乘之，是以阴气乘阳之不足而上入，则恶寒；阳气乘阴之不足而下陷，则发热。阴阳之不可以交胜者如此。节张令韶文。

阳脉浮、阴脉弱者，则血虚，血虚则筋急也。血虚则筋失其养。

大讷按：张氏曰：阴在内，阳之守也；阳在外，阴之使也。阳浮于外，不内顾其阴，则阴脉弱矣，阴脉弱则内守空虚而血少矣，血少则无以荣筋而筋急矣。此以脉而辨血之虚也。

其脉沉者，营气微也。

沉字下当有而字、转出微细字样，方见其营气微。

其脉浮而汗出如流珠者，卫气衰也。

表不固而汗出，故知卫气衰。

营气微者，加烧针则血流不行，更发热而躁烦也。

申上文而言误治之变。盖营气微则阴虚而有热，加烧针则助阳而损阴，故血一往流去不能循环，阳得其助，更发热而烦躁也①。节方氏《条辨》文。

大讷按：流，一作留。流，不行者，犹言流不通也。其义两见，以便初学。

脉蔼蔼②如车盖者，名曰阳结也。

蔼蔼如车盖状，浮而数也，此阳结之脉也。大讷按：此言浮大圆动之貌。

脉累累③如循长竿者，名曰阴结也。

累累如循长竿状，沉而迟也，此阴结之脉也。大讷按：此言强硬引直之貌。

脉瞥瞥④如羹上肥者，阳气微也。

瞥瞥，过目暂见也。如羹上肥，轻浮而软，若有若无也。脉见此，阳气微也。

脉萦萦⑤如蜘蛛丝者，阳气衰也。

萦萦，犹绕绕也。如蜘蛛丝，言柔弱而细也。脉见此，知阳气衰也。

大讷按：此三条皆言脉不能住来，有欲绝之象。《脉经》《病源》

---

① 盖营气微……烦躁也：语本方有执《伤寒论条辨》卷之七“辨脉法下篇”。

② 蔼蔼：形容盛多貌。

③ 累累：排列成串的样子。

④ 瞥瞥（piē 撇）：飘忽浮动。

⑤ 萦萦：缠绕貌。

《千金》《外台》俱作"脉连连如蜘蛛丝者，阳气衰也"。成氏未考其误，顺文为注。

脉绵绵①如泻漆之绝者，亡其血也。

绵绵，连绵而软也。如泻漆之绝者，前大而后细也。脉来前大后细，为阳气有余、阴气不足，知亡血也②。节成氏注。

脉来缓，时一止，复来者，名曰结。脉来数，时一止，复来者，名曰促。脉阳盛则促，阴盛则结，此皆病脉。

邪盛于里，阻塞经隧，脉为之结。邪盛于表，欲有所传，脉因之促。促、结之脉，皆病脉，非如代脉之死，然退则吉，进则凶矣。

大讷按：成氏曰：伤寒结代之脉，动而中止，不能自还为死脉。此结、促之脉，只是阴阳偏胜而有一止，故云病脉③。又按：程扶生曰：促结之止，去来有力，其至数无定。代脉之止，去来无神，其至数不复增减。盖脾真欲绝之脉也。促者，脉气短促不能相续也；结者，脉气结滞也。皆痰、食、气、血内有所壅而然。盖阳盛则促，阴盛则结。

阴阳相搏名曰动。阳动则汗出，阴动则发热。形冷恶寒者，此三焦伤也。

搏者，攒聚也。阴阳二气相搏，而虚者则动，动于关前一分则阳虚，故汗出；动于关后一分则阴虚，故发热。若无汗出、不发热而反形冷恶寒者，三焦伤也。三焦者，原气之别使，主行气于阳。三焦既伤，则阳气不通而身冷恶寒也。方氏曰：末

---

① 绵绵：连续不断的样子。

② 绵绵……知亡血也：语本成无己《注解伤寒论》卷一"辨脉法"。

③ 伤寒结代……故云病脉：语出成无己《注解伤寒论》卷一"辨脉法"。

二句不相蒙①，疑有脱误。

大讷按：阳动以搏阴，则阴液泄而汗出；阴动以搏阳，则阳气外越而发热。汗出不已，发热不止，势必阴阳俱虚，无热可发而形冷恶寒，此三焦不能出气以温肌肉，而三焦之气伤也。

若数脉见于关上，上下无头尾，如豆大，厥厥动摇者，名曰动也。

见于关上者，定其位也。上下无头尾如豆大，厥厥动摇者，状其形也。厥厥，举发貌。《脉经》曰：阳出阴入，以关为界②。数脉见于关上，上下无头尾，如豆大，厥厥动摇者，名曰动也，正谓此也。王宇泰曰：阴升阳降，上下往来于尺寸之间，冲和安静焉。睹所谓动哉，唯阳欲降而阴逆之，阴欲升而阳逆之，两者相搏，不得上下，鼓击之势，陇然高起而动之形著矣③。

阳脉浮大而濡，阴脉浮大而濡，阴脉与阳脉同等者，名曰缓也。

关前为阳，关后为阴，上下同等，气血和平则脉和缓。

大讷按：此条止形容得缓字之意。盖浮大为阳，濡则为阴，若阳脉阴脉俱得浮大而濡，是阳中有阴、阴中有阳、阴阳相等、不疾不徐、和缓有情、胃气柔和之脉，故名缓也。

脉浮而紧者名曰弦也。弦者，状如弓弦，按之不移也；脉紧者，如转索无常也。

此辨弦紧之脉也，浮候之而盛有如紧，然按之则如弦之张

---

① 相蒙：相符合。

② 阳出……为界：语见王叔和《脉经》卷一“分别三关境界脉候所主”。

③ 阴升阳降……动之形著矣：语出王肯堂《伤寒证治准绳》卷八“脉法”。

于弓，一定而不可动移也。转索无常，言左右旋转而不可拘也。弦者，纵有挺直；紧者，横有转侧。弦为虚，紧为实。

大讷按：许叔微曰：少阳之气通于春，春脉弦者以应春阳，时令之脉也。如浮大而弦，洪长而弦，浮滑而弦，浮数而弦者，皆为阳也。若夫沉微而弦，沉涩而弦，沉细而弦，皆为阴证之脉也。

仲景以弦脉分阴阳二用之理，其义微矣。王宇泰曰：弦、紧之状，并如引绳，此既以紧释弦，又恐混而无别，故又别之。曰指下不移如弓弦者，弦脉也；无常如转索者，紧脉也。状如弓弦，按之不移，即所谓端直以长也。端直以长者，不转也；转索无常者，不端也。端直便是有常，无常便是不端直耳①。

脉弦而大，弦则为减，大则为芤，减则为寒，芤则为虚，寒虚相搏，此名为革。妇人则半产漏下，男子则亡血失精。

阳气亏损则脉弦而减，阴血衰竭则脉大而芤，所谓减则为寒，芤则为虚也。妇人半产漏下，男子亡血失精，皆为失其常度，故曰革。

大讷按：王宇泰曰：经言有似沉伏者，革脉所居之位也。实而长，微弦者，革脉之形也。唯其杂乎沉伏实长，故又有牢之意，此孙真人以革为牢也②。方中行曰：寒，言阳气减损而不足；芤，言阴血衰竭而空虚；革，言革易常度也。妇人阴血充足而能化，则得坤顺之常，半产漏下则不足，以言坤之资生矣。男子阳精充盛而能施，则得乾健之常，亡血失精则不足以言乾之资始矣。天地之大德曰生。男不

---

① 弦、紧之状……不端直耳：语出王肯堂《伤寒证治准绳》卷八“脉法”。

② 经言有似……以革为牢也：语本王肯堂《伤寒证治准绳》卷八“脉法”。

足以言资始，女不足以言资生，则人道大坏，故曰革也①。

问曰：病有战而汗出，因得解者，何也？答曰：脉浮而紧，按之反芤，此为本虚，故当战而汗出也。其人本虚，是以发战以脉浮，故当汗出而解也。

脉浮者，邪还表也；紧为寒，阴也。邪虽还表，为阴寒所持，按之反芤，其人本虚，邪得与正争，所以战而汗出，因得解也。

大讷按：王宇泰曰：虚不虚，以脉之芤不芤别之。芤乃草之有孔者，正如卧葱管于皮中，轻取重取皆有，而中取则无也。经曰：营行脉中，故以芤为虚也②。

问曰：病有不战不汗出而解者，何也？答曰：其脉自微，此以曾经发汗、若吐、若下、若亡血，以内无津液，此阴阳自和，必自愈，故不战不汗出而解也。

曾经发汗、若吐、若下，邪已衰而脉微，内无津液，亦无作汗之邪，血气自平，故不战不汗出而解也。

问曰：伤寒三日，脉浮数而微，病人身凉和者，何也？答曰：此为欲解也，解以夜半。脉浮而解者，濈然汗出也；脉数而解者，必能食也；脉微而解者，必大汗出也。

伤寒三日，在阳经也。脉浮数，不传阴也；微者，邪退也。其人身凉和，则为欲解矣。解以夜半，阳生于子也。脉浮而解者，濈然汗出，邪从外散也；脉数而解者，必能食，胃气回也；脉微而解者，必大汗出，邪虽微而正亦虚，故汗亦多也。

---

① 寒……故曰革也：语出方有执《伤寒论条辨》卷之七“辨脉法下篇”。

② 虚不虚……以芤为虚也：语出王肯堂《伤寒证治准绳》卷八“脉法”。

问曰：脉病，欲知愈未愈者，何以别之？答曰：寸口、关上、尺中三处，大小、浮沉、迟数同等，虽有寒热不解者，此脉阴阳为和平，虽剧当愈。

脉病，谓脉其病也；同等者，谓六部各见应得之脉。

大讷按：周禹载曰：人身，阴阳耳，既无偏胜，邪自不留，故三部同等。虽有邪，不能害也①。

立夏得洪大脉，是其本位，其人病身体苦疼重者，须发其汗。若明日身不疼不重者，不须发汗。若汗濈濈自出者，明日便解矣。何以言之？立夏得洪大脉，是其时脉，故使然也。四时仿此。

脉应时而旺则病，当自解。举夏而余时可推也。

大讷按：周禹载曰：洪大之脉见于立夏之后，其人苦疼重，或湿或风伤其体也，辛凉小汗自得，应药而愈。三时各有应时之脉，为病各异而易治则同。程扶生曰：春弦、夏洪、秋毛、冬石，当其时得之，则为平脉。《内经》曰：脉得四时之顺者，病无他。

问曰：凡病，欲知何时得、何时愈？答曰：假令夜半得病，明日日中愈；日中得病，夜半愈。何以言之？日中得病，夜半愈者，以阳得阴则解也；夜半得病，明日日中愈者，以阴得阳则解也。

日中夜半，子午相冲，举一以例，余时如卯酉、寅申、巳亥等皆是。

寸口脉，浮为在表，沉为在里，数为在腑，迟为在脏。假令脉迟，此为在脏也。

在经为表，故脉浮；在脏腑为里，故脉沉，浮阳而沉阴也。

---

① 人身……不能害也：语见周扬俊《伤寒论三注》卷之十六“脉法”。

沉而数，阴中之阳，为在腑；沉而迟，阴中之阴，为在脏。腑阳而脏阴也。假令脉迟，谓沉而迟也。

趺阳脉，浮而涩，少阴脉如经也，其病在脾，法当下利。何以知之？若脉浮大者，气实血虚也。今趺阳脉浮而涩，故知脾气不足，胃气虚也。以少阴脉弦而浮，才见此为调脉，故称如经也。若反滑而数者，故知当屎脓也。

下利者，泄泻也，为脾病。屎脓者，滞下也，为肾病。趺阳所以候脾胃，若脉浮大为气实血虚，今脉浮涩，为脾胃气虚。而少阴脉得如经，故病不在肾而在脾，法当下利也。少阴属水，金生水，水生木。弦为肝木，浮为肺金，子母相生，此为调脉，故称如经。若少阴脉滑而数，则客热在下焦，血流腐而为脓也①。参成氏注。

寸口脉浮而紧，浮则为风，紧则为寒，风则伤卫，寒则伤营，营卫俱病，骨节烦疼，当发其汗也。

此举营卫俱病之脉，因证施治也。其汗不出而烦躁者，大青龙汤发其汗；其无汗而不烦躁者，麻黄汤发其汗。义该如此。

大讷按：程扶生曰：此辨中风、伤寒脉之总诀也。风为阳邪，其气扬，故脉浮缓；寒为阴邪，其气敛，故脉紧急。营卫皆表也，但营气行脉中则为阴，卫气行脉外则为阳。阳邪从阳之类，故风伤卫而汗出；阴邪从阴之类，故寒伤营而无汗。卫得风则热，营得寒则痛，故营卫两伤则骨节烦疼，此当发汗以逐其邪。风伤卫者，桂枝汤发之；寒伤营者，麻黄汤发之；营卫俱伤者，大青龙汤发之也。

趺阳脉迟而缓，胃气如经也。趺阳脉浮而数，浮则伤胃，数则伤脾，此非本病，医特下之所为也。营卫内陷，其数先微，

---

① 趺阳……而为脓也：语本成无已《注解伤寒论》卷一“辨脉法”。

脉反但浮，其人必大便硬，气噫而除。何以言之？本以数脉动脾，如云动，脾脉数。其数先微，故知脾气不治，解便硬，气噎之故。大便硬，胃虚脾热，津液于少。气噫而除，脾气善噫，得后出余气则快然而衰。今脉反浮，其数改微，邪气独留，此又脾气不治之故，下更补说一段病情。心中则饥，“则”字作“虽”字看。邪热不杀谷，潮热发渴，脾为热烁。数脉当迟缓，言趺阳之脉本当迟缓。脉因前后度数如法，变数变微，皆法所应然。病者则饥，申言热邪内陷于脾，则善饥，数脉不时则生恶疮也。

趺阳之脉本迟而缓，因下之后变为浮数，营卫内陷，数复改微，是脉因前后度数如法也。数脉不时者，为数当改微而复不改，是邪不传里，郁于营卫中，必出自肌皮为恶疮也。

师曰：病人脉微而涩者，此为医所病也。大发其汗，又数大下之，其人亡血，病当恶寒，后乃发热无休止时，夏月盛热，欲着复衣，冬月盛寒，欲裸其身。所以然者，阳微则恶寒，阴弱则发热，此医发其汗，令阳气微，又大下之，令阴气弱。五月之时，阳气在表，胃中虚冷，以阳气内微不能胜冷，故欲着复衣。十一月之时，阳气在里，胃中烦热，以阴气内弱，不能胜热，故欲裸其身。又阴脉迟涩，故知亡血也。

亡血之人病当恶寒，后乃发热，一病之中有此二证，经夏历冬而无休止之时。夏月盛热，欲着复衣，谓暑月犹有寒，不必重言其热矣。冬月盛寒，欲裸其身，谓寒月犹有热，不必重言其寒矣。要其所以然者，则以医发其汗，使阳气微，又大下之，令阴气弱，则恶寒发热时时有也。五月阴气在里，则阳气内微者有时而恶寒，故饮着复衣。十一月阳气在里，则阴气内弱者有时而恶热，故欲裸其身。此交互言之，非五月病者独见寒，十一月病者独见热也。然何以知其亡血？以其为医所病而脉可凭也。

脉浮而大，心下反硬，有热，属脏者，攻之不令发汗；属腑者，不令溲数，溲数则大便硬。汗多则热愈，汗少则便难，脉迟尚未可攻。

脉浮而大，似不在里也，而心下反硬，有热属脏者，如结胸痞气之类是也，可攻则攻之，勿以其脉浮而大误令发汗也。有热属腑者，胃家实之类是也，可攻则攻之，勿以为饮结而利其小便误令溲数。溲数则津液偏渗，大便益硬矣。发汗则汗多而里热愈甚，即汗少亦使便难也，故治法当从于攻下，唯脉迟尚未可攻耳。

脉浮而洪，脉来涌盛，将去人体之兆。**身汗如油，喘而不休，**正气脱。**水浆不下，**胃气尽。**形体不仁，**营卫绝。**乍静乍乱，**正邪相争，正负邪胜。**此命绝也。**

此条乃此章之纲领，下五条乃五目也。

大讷按：成氏以脉浮而洪为邪气胜，不仁为不知痛痒，乍静乍乱为神志无主，皆不易之论也。

又未知何脏先受其灾，若汗出发润，津脱。**喘而不休，**气脱。**此为肺先绝也。**

大讷按：周禹载曰：病深必入脏，脏损必相传，未知何脏先受灾也。夫人之一身，气为主；气之所周，肺为司。假如喘而不休，无复呼吸之正，卫外脱则汗出，阳上脱则发润，非肺绝之先征乎①？

阳反独留，阴气先绝。**形体如烟熏，**血不荣于身。**直视，**心肺系目。**摇头者，**头为诸阳之会，阴绝而阳无根则摇。**此为心绝也。**

唇吻反青，唇吻者，脾之候。肝绝则真色见于所胜之部。**四肢**

① 病深必入脏……先征乎：语见周扬俊《伤寒论三注》卷之十六“脉法”。

漐习[①]**者，**四肢者，脾所主。肝绝则筋脉引急，发于所胜之分。**此为肝绝也。**

环口黧黑，脾主口唇，绝则精华去，柔汗发黄者，脾为津液之本、阳气之宗，脾绝则阳脱而真色见也。柔汗者，冷汗也，**此为脾绝也。**

溲便遗失，肾绝不能约制。**狂言，**肾藏志，狂言则失志。**目反直视者，**骨之精为瞳子，肾绝则骨精不荣于瞳子，而视不能转。**此为肾绝也。**

又未知何脏阴阳先绝？若阳气前绝、阴气后竭者，其人死，身色必青；阴气前绝、阳气后竭者，其人死，身色必赤，腋下温，心下热也。

此条乃总结上文之词。方中行曰：五脏绝之先后，不可以上文之次第为拘，故复言脏气之阴阳前后竭绝，有以验之于既死之后，则脏有胜负，绝有迟速，大率可见矣。成无已曰：阳主热而色赤，阴主寒而色青，其人死身青，则阴未离乎体，故知阴气后竭也。其人死身赤，腋下温，心下热，则阳未离乎体，故知阳气后竭也[②]。

寸口脉浮大而医反下之，此为大逆。浮则亡血，大则为寒，寒气相搏则为肠鸣，医乃不知而反饮冷水，令汗大出，水得寒气，冷必相搏，其人即饲。

浮大之脉，当发其汗，而医反下之，使邪传乘虚而入，此为大逆。盖脉浮而下之则亡其血，脉大而下之则寒入里，寒气入里，肠为之鸣。医见脉大以为有热，欲以水寒胜热而作大汗，

① 漐（zhí 执）习：出汗颤抖。

② 五脏绝……阳气后竭也：语本方有执《伤寒论条辨》卷之七“辨脉法下篇”。

不知里先虚寒，又得凉水，水寒相搏，其人必饲，饲与噎，通俗谓之呃①。参成氏注。

趺阳脉浮，浮则为虚，浮虚相搏，故令气饲，言胃气虚竭也。脉滑则为哕，此为医咎，责虚取实，守空迫血，脉浮鼻中燥者，必衄也。

趺阳脉浮为噎，脉滑为哕，皆误下伤阴之咎，责虚取实之过也。伤阴则阳失所守，血乃妄行，以其脉浮而鼻燥，知其必衄也。

诸脉浮数，当发热而洒淅恶寒，若有痛处，饮食如常者，蓄积有脓也。

邪气逆于肉理则脉见浮数，痛有定处，发痈脓也。病在营卫之间，故发热而恶寒。病不在里，故饮食如常。

脉浮而迟，面热赤而战惕者，六七日当汗出而解，反发热者瘥迟，迟为亡阳。不能作汗，其身必痒也。

脉浮面热赤者，邪浮于表也。脉迟而战惕者，本气不足也。六七日当汗出而解之时，乃反发热者，其瘥必迟，为其里虚津液不多，不能作汗故耳。不能作汗者，其身必痒也。

寸口脉阴阳俱紧者，法当清邪中于上焦，浊邪中于下焦。清邪中上名曰洁也，浊邪中下名曰浑也。阳中于邪必发热，头痛项强，颈挛腰痛胫痠，所为阳中雾露之气，故曰清邪中上。阴中于邪必内栗也，表气微虚，里气不守，故使邪中于阴也。阴中于邪至此二十三字，旧在名曰浑也之下、阳中于邪之上，今从郭白云《补亡论》订正。**阴气为栗，足膝逆冷，便溺妄出，表气微**

① 浮大之脉……通俗谓之呃：语本成无已《注解伤寒论》卷一“辨脉法”。

虚，里气微急，故曰浊邪中下。旧无故曰二字，浊邪中下四字旧在阴气为栗之上，今从《补亡论》订正。**三焦相混，内外不通，上焦怫郁，脏气相熏，口烂食断也。中焦不治，胃气上冲，脾气不转，胃中为浊，营卫不通，血凝不流。若卫气前通者，小便赤黄，与热相搏，因热作使，游于经络，出入脏腑，热气所过，则为痈脓。若阴气前通者，阳气厥微，阴无所使，客气内入，嚏而出之，声嗢**乙骨切**咽塞**[①]**，寒厥相逐，为热所壅，血凝自下，状如豚肝，阴阳俱厥，脾气孤弱，五液注下，下焦不阖，清便下重，令便数难，脐筑湫痛，病将难全。**

《伤寒论》中凡言寸口脉，皆兼关、尺在内。此条是口鼻感邪，与伤寒迥异，独寸口脉浮沉俱紧而关、尺脉不见，正与前条“寸口、关上、尺中三处同等”句对看，又与篇中“三部脉俱至”句相应。鼻气通于天，中雾露之邪为清邪；口气通于地，中水土饮食之邪为浊邪，曰洁、曰浑，以天地之偏气言也。从鼻息而上入于阳，则有发热头痛、项强颈挛等证；从口舌而下入于阴，则有内栗、足膝逆冷、便溺妄出等证，此上下二焦之定位也。三焦相混者，口鼻所感之邪先入中焦，而后分布上下。清邪中上之处，亦夹浊邪，浊邪中下之处，亦夹清邪，因而内外不通，里不得大便，表不得汗也。上焦怫郁，口燥食龈，固下焦脏气相熏使然。中焦不治，胃气上冲，脾气不转，亦下焦入胃为浊使然，不特营卫无形之气遏而不通，即肠胃中有形之血亦凝而不流，周身脏腑经络无处非邪气充塞之地矣。其卫气前通者，先欲作汗也，究非清气所升之汗，故浊仍不降而小便

① 声嗢（wà 袜）咽塞：症状名，指咽喉不利，有噎塞感，且声音混浊不清。声嗢，声音混浊难出的状况。嗢，吞咽。

赤黄可验，不过卫气与热气相搏，因热作使，游于经络，出入脏腑，所以热气所过之处，凑汗孔而为痈肿。其阴气前通者，先欲大便也，究非浊气所降之便，阳气厥微，阴无所使，故清仍不升，而鼻嚏嗢塞可验，不过表寒与里厥相逐向者，为热所壅之血凝，自下如豚肝耳。此其营卫得通，赖有胃中阳气自旺，阴欲脱而阳持之，阴欲塞而阳通之，郁滞之深，毒气连绵，而犹非死候。若脾肾虚寒之辈，上焦之阳不与阴相顺接，下焦之阴不与阳相顺接，是谓阴阳俱厥，脾气于中，孤弱不能独运。但有阴精下脱，并无阳气上持，三焦无火，求其相混而内外不通者不可得也。火败土衰，求其胃中为浊者不可得也。水谷入口，其味有五，津液各走其道，唯土为之提防，土衰则五液俱下，下焦不阖，肾更不为胃关，由是肾失其闭藏，肝失其疏泄，清便下重，痢而非痢，便数且难，淋而不淋，求其营卫不通、血凝不流者而不可得也。肾已离根，脐间筑筑而动，水已绝流，凡脐下茎中尾间之湫道枯涸而牵痛如此者，生气绝，命难全矣。此条通下四条看。参喻、程二家。寸口兼关尺言，《难经》曰：寸口者，脉之大要会也①。后章水下二刻一周循环，当复寸口，皆谓手太阴之经渠穴也。浮为阳，以候上焦；沉为阴，以候下焦；紧者，邪盛也。曰清、曰浊，曰洁、曰浑，以天地之偏气言也。阳脉紧，清邪中于上焦，始犯太阳也。阴脉紧，浊邪中于下焦，直入少阴也。阳中于邪则见太阳之证，必外先发热而头痛、项强、颈挛、腰痛、胫痠，太阳病形悉备也，故曰清邪中上。表虚而里气不守则邪中于阴而见少阴之证，必内为惧栗而足膝逆冷、便溺妄出、里气微急，少阴病形悉具也，故曰浊

① 寸口……要会也：语出《八十一难经·二难》。

邪中下。《内经》曰：阳病者，上行极而下；阴病者，下行极而上。此上焦之邪甚，则下干中焦；下焦之邪甚，则上干中焦。由是三焦相混也。三焦主持诸气，三焦既相混乱，则内外之气不得相通。膻中为阳气之海，气因不得通于内外，怫郁而为热，脏气相熏，口烂食龂。《内经》曰：膈热不便，上为口糜。中焦为上下二焦之邪混乱，则不得平治。中焦失治，胃气因而上冲。脾者，坤土也，为胃消腐水谷，则胃气清。今脾气不转，胃中水谷不消，故胃中为浊。营者，水谷之精气也；卫者，水谷之悍气也。脾胃失职，营卫之气不能散布，血为热所壅则凝而不流，营卫俱病，不能一时俱通。若卫气前通，必先小便赤黄而后发为痈脓，盖以阳气通而热气得行，下焦之邪化而为热，阴病变阳也。《内经》曰：膀胱者，州都之官，津液藏焉，气化则能出矣。今小便赤黄，知卫气通也，热气游于经络，经络客热则血凝肉腐而为痈脓，此见其热气得行也。若阴气前通则必先嚏声嗢、咽塞，而后下血如豚肝，盖阳在外为阴之使，今以阳气厥微，阴无所使，上焦之邪化而为寒，阳病变阴也。《内经》曰：阳气者，卫外而为固也。阳气厥微，不能卫外而为固，寒气因而客于肺，嚏而出之，则声嗢、咽塞。外邪为寒，内邪为厥，寒厥相逐，上下皆寒，向者为热，所壅之血凝自下，状如豚肝也。是故上焦阳气厥，下焦阴气厥，二气俱厥，不相顺接，脾气孤弱，不能行化气血，滋养五脏，致五脏俱虚而五液注下，下焦气脱而不阖，数至圊而下重也。脐为生气之原，脐筑湫痛，生气将绝也，故曰命将难全。

脉阴阳俱紧者，口中气出，唇口干燥，蜷卧足冷，鼻中涕出，舌上苔滑，勿妄治也。到七日以来，其人微发热，手足温者，此为欲解；或到八日以上，反大发热者，此为难治。设使

恶寒者，必欲呕也；腹内痛者，必欲利也。

此以上条同感而异变者言也。脉阴阳俱紧，表里受邪也。口中气出，唇口干燥，阳邪在经也。蜷卧足冷，鼻中涕出，阴邪中脏也。舌上苔滑，阴阳未分之象也。当此之时，慎勿妄治。到七日以来，其人微发热，手足温，是阴去阳来之候，此为欲解。或到八日以上，反大发热，是阴极变热，邪气胜正，故云难治。阳脉紧者，寒邪发于上焦，上焦主外也；阴脉紧者，寒邪发于下焦，下焦主内也。设使恶寒，是上焦寒胜，必欲呕也，在表也。若腹内痛，下焦寒胜，必欲利也，入阴也。

大讷按：此条亦是三焦混乱、阴阳杂合之证，故未可妄投药剂也。

脉阴阳俱紧，至于吐利，其脉独不解，紧去人安，此为欲解。若脉迟至六七日，不欲食，此为晚发，水停故也，为未解。食自可者，为欲解。

此承上条欲呕、欲利而以其既成吐利者言也。脉阴阳俱紧，寒邪中于上下也。至于吐利而脉紧不罢，证变而脉独在，为不解。紧去则人安，此为欲解。若脉迟至六七日，不欲食者，为以利后脾胃气虚，不能输散水饮之气，因而内停故也。所谓晚发者，后来更又发也。若至六七日而食自可者，胃气已和，寒邪已散，为欲解也。

病六七日，手足三部脉皆至，大烦而口噤不能言，其人躁扰者，必欲解也。

六七日者，阴阳病皆当瘥之日也。烦者，热闷也。经曰：欲自解者，必当先烦。今其人大烦至口噤不能言，内作躁扰，为阴阳争胜之候。若手足三部脉皆至，则正胜邪微，必欲解也，即阳气复而阴邪散也。

若脉和，其人大烦，目重，睑内际黄者，此为欲解也。

上条脉皆至而不云和，此则脉和矣。治病以脉为凭。目黄而大烦，若脉不和为病进，今脉和知正气已复，故为欲解。

大讷按：湿热之气上蒸阳明，故目重。若睑内际黄，则中土之色已见于外，其人虽大烦而脉却得和象，正是将欲解而烦也。程扶生曰：重字当作眦。

脉浮而数，浮为风，数为虚，风为热，虚为寒，风虚相搏，则洒淅恶寒也。

恶寒下《玉函经》有而发热三字。浮数之脉，风邪并于卫也，卫实则营虚。卫为阳，卫气实，所以为热。营为阴，营气虚，所以为寒。风虚相搏，此恶寒发热之所以然也。

脉浮而滑，浮为阳，滑为实，阳实相搏，其脉数疾，卫气失度。浮滑之脉数疾，发热汗出者，此为不治。

汗出下当有不解二字。浮为邪盛于卫，滑为邪盛于营，邪盛于营卫，则营卫行速，故浮滑之脉数疾也，发热汗出则当解。不解者，精气脱也，此为不治。

大讷按：汗出而仍发热者，自是不治之证，倒置而读，则得解矣。

伤寒咳逆上气，其脉散者死。谓其形损故也。

咳逆上气，病传手太阴肺经也。散为心脉，心火刑金，脉来克病，其主死者，谓形见其损伤之脉也。

脉法下篇

问曰：脉有三部，阴阳相乘。营卫血气，在人体躬。呼吸出入，上下于中。因息游布，津液流通。随时动作，效象形容。春弦秋浮，冬沉夏洪。察色观脉，大小不同。一时之间，变无

经常。尺寸参差，或短或长。上下乖错，或存或亡。病辄改易，进退低昂。心迷意惑，动失纪纲。愿为具陈，令得分明。师曰：子之所问，道之根源。脉有三部，尺寸及关。营卫流行，不失衡铨。肾沉、心洪、肺浮、肝弦，此自经常，不失铢分。出入升降，漏刻周旋，水下二刻，一周循环。

《内经·平人气象论》曰：人一呼，脉再动；一吸，脉再动。呼吸定息，脉五动，闰以太息，曰平人。故平人一呼，脉行三寸；一吸，脉行三寸；呼吸定息，脉行六寸。以呼吸之数言之，一日一夜，凡一万三千五百息；以脉行之数言之，则五十度周于身，而营卫之行于阳二十五度，行于阴亦二十五度。五十度毕，当漏下百刻为一晬时，漏下二刻计呼吸二百七十息，脉行一十六丈二尺为一周身。盖人一呼一吸为一息，每刻一百三十五息，脉行八丈一尺，每时八刻，计一千零八十息。脉行六十四丈八尺，十二时九十六刻，计一万二千九百六十息。脉行七百七十七丈六尺，为四十八周身。刻之余分，得五百四十息，脉行三十二丈四尺，合之为五十度周于身。凡一万三千五百息，脉行八百一十丈也。

大讷按：程扶生曰：衡铨，称①也。古以四铢为一分，四分为一两言。营卫流行，若衡铨之有常度，脉应四时，若铢分之无差忒。

当复寸口，虚实见焉。

营卫之气始于中焦，注手太阴、手阳明；手阳明注足阳明、足太阴；足太阴注手少阴、手太阳；手太阳注足木阳、足少阴；足少阴注手心，主手少阳；手少阳注足少阳、足厥阴。计呼吸二百七十息，脉行一十六丈二尺，漏下二刻，为一周身。于是

① 称：同“秤”，衡量轻重的器具。

复还注于手太阴，是寸口为脉之经始，而虚实死生，皆于此见焉。

变化相乘，阴阳相干。风则浮虚，寒则牢坚；沉潜水畜，支饮急弦；动则为痛，数则热烦。设有不应，知变所缘，三部不同，病各异端。太过可怪，不及亦然，邪不空见，中必有奸，审察表里，三焦别焉，知其所舍，消息诊看，料度脏腑，独见若神。为子条记，传与贤人。

大讷按：程扶生曰：此言五行之变化相乘，阴阳之邪相干，其要可知也。风为阳，故脉浮虚；寒为阴，故脉牢坚。沉则水积于下，弦则支饮支于两旁。急弦为饮者，阴寒之气与水饮相结也。阴阳相搏则痛，阳邪胜则热烦。又曰：脉以平和有胃气为无病，太过不及，皆有邪气相干，当审在表在里、在上在中在下、在脏在腑而消息之。此篇所言皆平脉之大旨也。

师曰：呼吸者，脉之头也。

言脉随呼吸而行也。

初持脉，来疾去迟，此出疾入迟，下句解上句。**名曰内虚外实也。初持脉，来迟去疾，此出迟入疾，名曰内实外虚也。**

大讷按：脉以呼吸往来辨虚实，气之出为呼，气之入为吸；脉亦随呼吸以往来，来为阳，去为阴。内虚外实者，阳有余而阴不足也；内实外虚者，阴有余而阳不足也。有余则来疾而为实，不足则来迟而为虚。初持脉时，最当以此为枢要。

问曰：上工望而知之，中工问而知之，下工脉而知之，愿闻其说。师曰：病家人请云，病人若发热，身体疼，病人自卧。师到诊其脉，沉而迟者，知其瘥也。何以知之？表有病者，脉当浮大，今脉反沉迟，故知愈也。

大讷按：程扶生曰：望以观之，问以审之，脉而辨之，三者相参而得其全也。言发热身痛，则邪当在表。若安卧沉迟，则表邪已缓矣。然亦有邪陷入阴经者，最当详辨。

假令病人云腹内卒痛，病人自坐。师到，脉之浮而大者，知其瘥也。何以知之？若里有病者，脉当沉而细，今脉浮大，故知愈也。

病与脉亦有相反者，今见其自卧、自坐，神色安定，而后合之脉，故知其愈。

师曰：病家人来请，云病人发热，烦极。明日师到，病人向壁卧，此热已去也。假令脉下和，处言已愈。

大讷按：下字别本作不字，误。盖发热烦极而脉不和，则犹未愈矣。

设令向壁卧，闻师到，不惊而盼视，若三言三止，脉之咽唾者，此诈病也。设令脉自和处，言汝病大重，当须服吐下药，针灸数十百处，乃愈。

大讷按：程扶生曰：彼以诈病，此以诈治，非良工不能，具是智巧。

师持脉，病人欠者，无病也。阴阳相引则欠，是欠者，无病也。**脉之呻者，病也。**身有所苦，则为呻吟之声。**言迟者，风也。**经络急，则舌本强。**摇头言者，里痛也。**里痛，则欲言而头为之摇。**行迟者，表强也。**筋脉引急，则行步不利。**坐而伏者，短气也。**里不和，故坐而喜伏。**坐而下一脚者，腰痛也。**下一脚，以缓其痛。**里实护腹，如怀卵物者，心痛也。**护腹以按其痛，如怀卵者然。

大讷按：程扶生曰：腰者，身之大关节也。腰痛，则坐不能正，故下一脚以缓之；心痛，则不能伸仰，故护腹以按之。

师曰：伏气之病，以意候之，今月之内，春分节。**欲有伏气。假令旧有伏气，**主已发言。**当须脉之。若脉微弱者，**少阴脉。**当喉中痛似伤，**少阴之脉循喉咙。**非喉痹也。病人云：实咽中痛，虽尔，今复欲下利。**

大讷按：成氏曰：冬时感寒，伏藏于经中不即发者，谓之伏气。至春分之时，伏寒欲发，故云今月之内欲有伏气。假令伏气欲发，当须脉之，审在何经。得脉微弱者，知在少阴。少阴之脉循喉咙，寒气客之，必发咽痛。肾司开合，治在下焦，阴邪内甚，则开合不治，下焦不约，必成下利，故曰复欲下利①。程扶生曰：伏寒为热者，发为温病，其脉躁疾；伏寒不能为热者，发为喉痹，其脉微弱。

问曰：人病恐怖者，其脉何状？师曰：脉形如循丝，累累然，其面白脱色也。

大讷按：方中行曰：恐怖，惶惧也。循，理治也。丝，言细也。累累，联络貌。脱色，犹失色也。盖内气馁者，则色外夺，所以有卒然之变也②。

问曰：人不饮，其脉何类？师曰：其脉自涩，唇口干燥也。

大讷按：人不饮，则无以润其枯，故致唇口干燥，而脉亦见涩。涩为阴脉，脉涩者，主津液之不足也。王宇泰谓此节疑有阙文。

问曰：人愧者，其脉何类？师曰：脉浮，而面色乍白乍赤。

大讷按：人有愧色，则神气怯，故脉浮而色乍白，肺气馁也。乍赤者，良心之外见，心火暴升也。

问曰：经说脉有三菽、六菽重者，何谓也？师曰：脉者，人以指按之，如三菽之重者，肺气也；如六菽之重者，心气也；如九菽之重者，脾气也；如十二菽重者，肝气也；按之至骨者，肾气也。

---

① 冬时感寒……复欲下利：语出成无己《注解伤寒论》卷一“平脉法”。

② 恐怖……卒然之变也：语出方有执《伤寒论条辨》卷之七“辨脉法上篇”。

五脏之气互相灌注，所谓五五二十五脉也。程扶生曰：《难经》三菽、六菽之说，盖言下指轻重以候五脏气也。菽，豆也。下指如三菽之重，与皮毛相得，肺主皮毛也；如六菽之重，与血脉相得，心主血脉也；如九菽之重，与肌肉相得，脾主肌肉也；如十二菽之重，与筋相得，肝之筋也；肾则按之至骨，举指来疾，肾主骨也。

假令下利，寸口、关上、尺中悉不见脉，然尺中时一小见，脉再举头者，肾气也。若见损脉来至，为难治。

此条之上，当有“北方肾脉，其形何似”云云，作问答起。此乃其下文转语一节也，错简在此。大讷按：下利而至寸口、关上、尺中悉不见脉，则不独胃气虚冷欲脱矣。唯尺中时一小见，是肾中真阳之气未绝，脉之再举头也。虽未至脱绝，犹有可温可补之法。然深虑其损脉之来，而为难治。

问曰：脉有相乘、有纵、有横、有逆、有顺，何也？师曰：水行乘火，金行乘木，名曰纵；火行乘水，木行乘金，名曰横；水行乘金，火行乘木，名曰逆；金行乘水，木行乘火，名曰顺也。

前言脉原于五脏，合五五而成部位之次第，乃推明脉之所以始也。此言脉具五行刑生制化之义，乃五脏六腑吉凶生死之枢机，脉之大要也[①]。节《条辨》文。

大讷按：顺逆之证皆无大害，纵横相乘则为患最重。成氏曰：纵者，言直纵其气，乘其所胜也；横者，言其气强横，反乘所不胜也。子行乘母，其气逆也；母行乘子，其气顺也。不顺即谓之四塞[②]。

---

① 前言脉……脉之大要也：语出方有执《伤寒论条辨》卷之七“辨脉法上篇”。

② 纵者……谓之四塞：语本成无己《注解伤寒论》卷一“平脉法”。

问曰：脉有残贼，何谓也？师曰：脉有弦、紧、浮、滑、沉、涩，此六者名曰残贼，能为诸脉作病也。

言六者若见于各部之脉中，则皆能为其部生起病端也。所谓邪不空见者，此也①。节《条辨》文。

大讷按：方中行曰：残，伤也；贼，害也。浮、滑，阳盛也；沉、涩、弦、紧，阴盛也。阳盛为太过，阴盛为不及，皆可怪之脉，能伤害气血者也。诸脉，谓各部脉也。作，起也。言此六者若见于各部，则皆为病端。如太阳病脉浮、伤寒脉阴阳俱紧之类也②。

问曰：脉有灾怪，何谓也？师曰：假令病人脉得太阳，与形证相应，因此作汤。比还送汤如食顷，病人乃大吐。若下利，腹中痛。师曰：我前来不见此证，今乃变异，是名灾怪。又问曰：何缘作此吐利？答曰：或有旧时服药，今乃发作，故名灾怪耳。

大讷按：此言旧时已服不合证之药，伏而未发，今以脉证相对之药与之，而发生变异，其灾为可怪，故名灾怪。临证时须谛问曾服何药，应不为他人分谤③，而反疑我用药之误。

问曰：东方肝脉，其形何似？师曰：肝者，木也，名厥阴，其脉微弦、濡弱而长，是肝脉也。肝病自得濡弱者，愈也。

方中行曰：凡脉言濡，皆读软。微，非脉名。盖脉以有胃气为吉，微微之弦，有胃气之谓也④。《难经》曰：春脉者，肝

---

① 言六者……此也：语本方有执《伤寒论条辨》卷之七“辨脉法上篇”。

② 残……俱紧之类也：语出方有执《伤寒论条辨》卷之七“辨脉法上篇”。

③ 分谤：分担别人受到的诽谤。

④ 凡脉言濡……胃气之谓也：语见方有执《伤寒论条辨》卷之七“辨脉法上篇”。

也，东方木也，万物之所以始生也，故其气来软弱，轻虚而滑，端直以长，故曰弦[①]。盖肝主筋，故其脉如此。此述《素》《难》而成文，《素》《难》详而此略，且多错误。

假令得纯弦脉者，死。何以知之？以其脉如弦直，是肝脏伤，故知死也。

大讷按：程扶生曰：纯弦，则急劲而无胃气，肝脏之真脉见矣。《内经》曰：死肝脉来，急劲如新张弓弦。又曰：中外急如循刀刃，责责然[②]如按琴瑟弦。

南方心脉，其形何似？师曰：心者，火也，名少阴，其脉洪大而长，是心脉也。心病自得洪大者，愈也。

方中行曰：心主血脉，其旺在夏，故其脉洪大而长，应万物盛长之象也。然《素》《难》皆言心脉钩，钩以性情言。此云洪大而长，以体势言也[③]。

假令脉来微去大，故名反，病在里也。脉来头小本大者，故名复，病在表也。上微头小者，则汗出；下微本大者，则为关格不通，不得尿。头无汗者可治，有汗者死。

心脉来盛去衰，今来微去大，故云反也。微为正气，大为邪气，来以候表，去以候里，来微则知表和，去大则知里病。头小本大者，前小后大，小为正气，大为邪气，邪气先在里，今复还于表，故名复。不云去而只云来，是知在表汗者，心之液，上微为浮之而微，头小为前小，表中气虚，故主汗出。心为牡脏，小肠为之使，下微为沉之而微，本大为后，大沉为在

---

① 春脉者……故曰弦：语本《八十一难经·十五难》。

② 责责然：急劲貌。

③ 心主血脉……以体势言也：语出方有执《伤寒论条辨》卷之七“辨脉法上篇”。

里，大为病进，则邪甚下行，格闭小肠，使正气不通，故不得尿，名曰关格。阳气上出，汗见于头，关格而加之头汗，阳气不得下通而上脱也，故无汗者虽作关格，以阳气未衰而可治，汗出者主死也①。节成氏注。

西方肺脉，其形何似？师曰：肺者，金也，名太阴，其脉毛浮也，肺病自得此脉。若得缓迟者，皆愈；若得数者，则剧。何以知之？数者，南方火，火克西方金，法当痈肿，为难治也。

方中行曰：肺主皮毛，上为华盖，故脉毛浮。缓迟者，脾脉也，得缓迟为愈者，金得土为逢生也。数脉为火，法当痈肿者，金逢火化也。此下当有“假令之”转语一节，今脱落②。

问曰：二月得毛浮脉，何以处言至秋当死？师曰：二月之时，脉当濡弱，反得毛浮者，故知至秋死。二月肝用事，肝脉属木，应濡弱，反得毛浮者，是肺脉也。肺属金，金来克木，故知至秋死。他皆仿此。

成氏曰：当春时反见秋脉，为金气乘木，肺来克肝，夺王脉而见，至秋肺王，肝气则绝，故知至秋死③。方中行曰：此复以四时脉气，属五行生克应病，以主吉凶生死之理，揭一以例其余，所以示人持脉之要法也④。

师曰：脉，肥人责浮，瘦人责沉。肥人当沉，今反浮；瘦

---

① 心脉来盛……汗出者主死也：语本成无己《注解伤寒论》卷一“平脉法”。

② 肺主皮毛……今脱落：语本方有执《伤寒论条辨》卷之七“辨脉法上篇”。

③ 当春时……故知至秋死：语见成无己《注解伤寒论》卷一“平脉法”。

④ 此复以四时……持脉之要法也：语出方有执《伤寒论条辨》卷之七“辨脉法上篇”。

人当浮，今反沉。故责之。

脉之反常者，必有邪气相干，故责之。

大讷按：张令韶曰：此节言人之五脏内禀五行，而人之形质亦外象五行也。土行之人肥，木行之人瘦，肥人质厚而重，当得沉重之脉，禀土之性也；瘦人质薄而轻，当得轻浮之脉，肖木之质也。今以肥人而得浮脉，木性浮，木克土矣；以瘦人而得沉脉，金质沉，金克木矣。故责之。

师曰：寸脉下不至关为阳绝，尺脉上不至关为阴绝。此皆不治，决死也。若计其余命死生之期，期以月节克之也。

成氏曰：《脉经》云，阳生于寸，动于尺；阴生于尺，动于寸。寸脉下不至关者，为阳绝，不能下应于尺也；尺脉上不至关者，为阴绝，不能上应于寸也。《内经》曰：阴阳离决，精气乃绝。此阴阳偏绝，故皆决死期。以月节克之者，谓如阳绝，死于春夏；阴绝，死于秋冬①。方中行曰：余命，谓未尽之天年也，月节克之，与前条二月得毛浮脉至秋死同推②。

师曰：脉病，人不病，命曰行尸，以无正气，卒眩仆不省人者，短命则死。人病，脉不病，名曰内虚，以无谷神，虽困无苦。

大讷按：程扶生曰：言脉为人之根本也。《内经》曰：形气有余，脉气不足，死；脉气有余，形气不足，生。张令韶曰：上章东方肝脉三节，言四时俱以胃气为本；此节又明四时当以旺气为本，无胃气曰死，无旺气亦曰死。脉病、人不病者，虽脉损而形体充也，精散神消，仅存形骸耳，故名行尸。所以然者，无四时之旺气也。无王气

① 《脉经》云……死于秋冬：语出成无已《注解伤寒论》卷一“平脉法”。

② 余命……至秋死同推：语本方有执《伤寒论条辨》卷之七“辨脉法上篇”。

者，谓春不弦、夏不洪、秋不毛、冬不石也。脏真损，神气伤，譬如堕溺不可为期，故卒眩仆不识人，短命则死也。若形体病而经脉无伤，此因内虚，中焦水谷之神不能散精淫气于经也，虽无谷神，尚有胃气，故曰虽困无苦。谷神，非即胃气，乃水谷之精，所以资养胃气者也。苦字别本作害。

问曰：翕奄沉，名曰滑，何谓也？沉为纯阴，翕为正阳，阴阳和合，故令脉滑。关尺自平，阳明脉微沉，食饮自可。少阴脉微滑，滑者，紧之浮名也，此为阴实，其人必股内汗出，阴下湿也。

气聚而脉盛之时，奄忽之间，即已沉去，是滑脉之状然也。以其一沉一翕，循环无端，阴阳和合，故令如此。若其人阴实，少阴脉独滑，滑者，紧之浮名，是转索无常之浮，非轻手便得有常之浮也，以其阳凑阴分，重发津液达于外，必股内汗出、阴下湿也。

大讷按：翕，合也；奄，忽也；沉，下也。言滑脉之象也。程扶生曰：忽然而浮，合于阳；忽然而沉，入于阴。正以写往来流利如珠转旋之状也。

问曰：曾为人所难，紧脉从何而来？师曰：假令亡汗、若吐，以肺里寒，故令脉紧也。假令咳者，坐饮冷水，故令脉紧也。假令下利，以胃中虚冷，故令脉紧也。

经曰：诸紧为寒。又曰：寒令脉急。盖以阳舒缓、阴缩急也。

大讷按：方中行曰：此条一问三答，以揭紧之为寒而有三因之不同，以见脉非一途可取之意①。

寸口卫气盛，名曰高。营气盛，名曰章。高章相搏，名曰纲。

---

① 此条一问……可取之意：语出方有执《伤寒论条辨》卷之七“辨脉法上篇”。

大讷按：程扶生曰：营卫者，一身之气血所流行出入也，故当于寸口察虚实焉。卫为阳，阳浮于上，浮而有力，其脉为高，言卫气高亢也。营为阴，阴血充足，按之有力，其脉为章，言营气章著也。高章相搏，则谓之纲，如纲目之纲，纲大目小，言其气力盛大也。

卫气弱，名曰惵。荣气弱，名曰卑。惵卑相搏，名曰损。

程扶生曰：惵者，怠怯之貌；卑者，不能自振之貌。荣卫俱弱，一身之气血俱损矣。

卫气和，名曰缓。营气和，名曰迟。迟缓相搏，名曰沉。沉静之沉。

大讷按：别本"沉"字，作名曰"强"解。曰阳气和则缓，阴气和则迟，阴阳俱和，荣卫之气行而不息矣，故曰强。《易》曰"天行健，君子以自强不息①"也。此本作"沉"字。未知孰是。

寸口脉缓而迟。缓则阳气长，其色鲜，其颜光，其声商，毛发长；迟则阴气盛，骨髓生，血满，肌肉紧薄鲜硬。阴阳相抱，营卫俱行，刚柔相均，名曰强也。

高章者，脉之太过；惵卑者，脉之不及；缓迟之脉，多属平和。此条释上三句之义，并结"高章"以下一段文字，故复接寸口二字。《难经》曰：寸口者，脉之大会，手太阴之动脉，五脏六腑之络结，故取法于寸口②。

趺阳脉滑而紧。滑者胃气实，紧者脾气强。持实击强，痛还自伤，以手把刃，坐作疮也。

胃气实是邪实，非本实也。脾气强是邪强，非本强也。治病不剂量邪正，以实持之，以强击之，过于攻削，自取伤耳，深足痛也。"以手把刃，坐作疮也"与"此为医咎"同意，痛

---

① 天行健……自强不息：语见《周易》"第一卦·乾上乾下"。
② 寸口者……取法于寸口：语本《八十一难经·一难》。

者惜之也。

寸口脉浮而大。浮为虚，正气虚。大为实。在尺为关，在寸为格。关则不得小便，格则吐逆。

在尺，则邪闭下焦，里气不得下通，故不得小便；在寸，则邪拒上焦，使食不得入，故吐逆①。节成氏注。

趺阳脉伏而涩。伏则吐逆，水谷不化。涩则食不得入，名曰关格。

邪在下则关，邪在上则格，邪在中则关格。成氏曰：伏则胃气伏而不宣，中焦关格，正气壅塞，故吐逆而水谷不化；涩而脾气滞而不布，邪拒上焦，故食不得入。

趺阳脉大而紧者，大为虚，紧为寒。**当即下利，为难治。**

下利，脉当微小，反紧者，邪胜也②。节成氏注。

脉浮而大，浮为风虚，大为气强，风气相搏，必成瘾疹，身体为痒。痒者，名泄风，久久为痂癞③。

眉发脱落，身有干疮而腥臭，此久风成厉也。

大讷按：方中行曰：《素问》云，外在腠理，则为泄风。泄风之状多汗，汗出泄衣上，口中干上渍，其风不能劳事，身体尽痛则寒。癞，疥也④。

寸口脉弱而迟。弱者卫气微，迟者营中寒。营为血，血寒则发热；卫为气，气微者心内饥，饥而虚满不能食也。

---

① 在尺……故吐逆：语出成无己《注解伤寒论》卷一“平脉法第二”。

② 下利……邪胜也：语见成无己《注解伤寒论》卷一“平脉法第二”。

③ 痂癞：中医病证名，一种皮肤病。症见初起在皮肤上出现边缘清楚的红色或浅色斑疹，继则形成环状斑片样，身有汗疮腥臭。久之可致肌肉萎缩，骨骼变形。

④ 素问云……疥也：语出方有执《伤寒论条辨》卷之七“辨脉法上篇”。

方中行曰：寒之为言虚也，与贫之称寒同。气血之在人身，犹水火在天地，水干则火炽也。阳主化谷，卫阳衰微不化谷，故饥而虚满不能食也①。

寸口脉弱而缓。弱者，阳气不足；缓者，胃气有余。噫而吞酸，食卒不下，气填于膈上也。

上，一作下。胃气有余，即《内经》所云陈气也，不必指定未消谷物，正是治之以兰以除陈气之说。

大讷按：周禹载曰：缓为胃脉，何以反致为病？惟弱而缓，则弱为阳不足，缓为物有余。弱而缓，知有积蓄痰饮留滞于中，故噫酸而气填也，然后知阳气旺，乃能消谷引食耳②。指为胃中有物，其义亦通，故两存之。

趺阳脉紧而浮。浮为气，紧为寒；浮为腹满，紧为绞痛。浮紧相搏，肠鸣而转，转即气动，膈气乃下。少阴脉不出，其阴肿大而虚也。

浮为胃气虚，紧为脾中寒。胃虚则腹满，脾寒则腹痛。肠中之气转而动，则肠为之鸣。而虚寒下趋于肾，故少阴脉不出。其阴肿大而虚者，土败而水无制也。

大讷按：张令韶曰：此言趺阳之气下归于少阴而少阴之气不上交于趺阳而为病也。趺阳脉紧而浮，乃阴寒气盛而阳气外越也，故浮为气，紧为寒。浮为腹痛者，气外出而中土虚满也。紧为绞痛者，邪正相攻，而阴气盛也。浮紧之气，两相搏击，则气从脾胃而溜于大肠，故肠鸣而转。转则动其膈气，又从膈而下陷于少阴，寒气与膈气俱聚于少阴，则少阴之水气不升而下聚于阴器，故少阴脉不出，其阴肿大

---

① 寒之……不能食也：语本方有执《伤寒论条辨》卷之七“辨脉法上篇”。

② 缓为胃脉……消谷引食耳：语出周扬俊《伤寒论三注》卷之十六“脉法”。

而虚也。以是知趺阳之气从膈而下，少阴之气从膈而上，膈上膈下俱从中土为之上下，故曰肠鸣而转，肠与胃俱属土也。

寸口脉微而涩。微者，卫气不行；涩者，营气不逮。营卫不能相将，三焦无所仰，身体痹不仁。营气不足，则烦疼，口难言；卫气虚，则恶寒数欠。三焦不归其部。上焦不归者，噫而吞酸；中焦不归者，不能消谷引食；下焦不归者，则遗溲。

成氏曰：养三焦者，血也；护三焦者，气也。营卫俱损，不能相将而行，三焦无所依仰，身体为之顽痹而不仁。营为血，血不足则烦疼；营属心，营弱心虚则口难言。卫为阳，阳微则恶寒；卫为气，气虚则数欠。三焦因营卫不足无所依仰，其气不能归其部，上焦在膈上，物未消之分也。上焦之气不至其部，则物未能传化，故噫而吐酸。中焦在胃之中，主熟腐水谷，中焦之气不归其部，则水谷不化，故不能消谷引食。下焦在膀胱上口，主分别清浊，下焦之气不归其部，不能约制溲便，故遗溺[①]。方中行曰：卫主气，不行，言不用事也；营主血，不逮，言不及也。不能相将，不相和谐也。不归其部，言不还足其所有之分也。上焦主受纳，中焦主腐熟，下焦分清浊，主出而专约制。此营卫不相将，致三焦各废其所司之职也[②]。

趺阳脉沉而数。沉为实，数消谷。紧者，病难治。

紧为肝脉，见于脾部，木来克土，鬼贼相刑，故云难治[③]。节成氏注。趺阳主脾胃，脾胃主谷。谷气实，若脉数而阳热胜，

---

① 养三焦者……故遗溺：语本成无己《注解伤寒论》卷一“平脉法”。

② 卫主气……所司之职也：语本方有执《伤寒论条辨》卷之七“辨脉法上篇”。

③ 紧为肝脉……故云难治：语出成无己《注解伤寒论》卷一“平脉法”。

阳能消谷，虽病不为害。若脉得紧而阴寒盛，阴不化谷，病为难治[①]。节《条辨》文。

寸口脉微而涩。微者，卫气衰；涩者，营气不足。卫气衰，面色黄；营气不足，面色青。营为根，卫为叶。营卫俱微，则根叶枯槁，而寒栗咳逆、唾腥、吐涎沫也。

王宇泰曰：子能令母虚。肺主气，气虚则脾色见于面而黄。心主血，血衰则肝色见于面而青。肺臭腥，脾液涎也[②]。

大讷按：方中行曰：气为卫，色白，属金；黄，土色，金生于土，金无气，色不显，故土色反见也。血为营，色本赤，属火；青，木色，火生于木，火无气，色不明，故木色反见也。营为根者，言血营于人身之内，犹根本也。气卫于人身之外，犹技叶也。寒栗，营不足以养，而卫亦不能外固也。咳逆、唾腥、吐涎沫者，气不利而血亦不调也[③]。

趺阳脉浮而芤。浮者，卫气衰；芤者，营气伤。其身体瘦，肌肉甲错，浮芤相搏，宗气衰微，四属断绝。

浮为风虚，故云卫气衰；芤为失血，故云营气伤。卫衰而形损，营伤而枯折。宗气积于胸中，出于喉咙，以贯心肺而行呼吸，乃三焦隧气之一也。三焦乃气之道路，卫气衰而营气伤，所以宗气亦衰微，四属不相维而断绝也。四属，皮、肉、肌、髓也。此体瘦、肌肉甲错之所由然也。参成、方二家。

大讷按：此言趺阳内循宗气，外行四末，不独主营卫也。营为水

---

① 趺阳主脾胃……病为难治：语出方有执《伤寒论条辨》卷之七“辨脉法上篇”。

② 子能令母虚……脾液涎也：语见王肯堂《伤寒证治准绳》卷八“脉法”。

③ 气为卫……血亦不调也：语出方有执《伤寒论条辨》卷之七“辨脉法上篇”。

谷之精气，卫为水谷之悍气，皆禀气于胃者也。今趺阳脉浮而芤，是中土虚微，营卫无以禀受精悍之气，致卫衰而营伤。营卫之气不虚，则能充肌肉、泽皮毛。若衰而且伤，身体自瘦而肌肉甲错矣。甲错者，枯燥不润泽也。宗气者，卫之大络，出于左乳下。浮芤相搏，则胃络不行，宗气衰微，且致四属断绝也。

寸口脉微而缓。微者，卫气疏，疏则其肤空；缓者，胃气实，实则谷消而水化也。谷入于胃，脉道乃行，水入于经，其血乃成。营盛，则其肤必疏，三焦绝经，名曰血崩。

疏与实对，内外皆病也。寸口脉微而缓。微者，卫气疏。卫主温分肉、肥腠理，疏则分肉不温、腠理不肥，故曰肤空也；缓者，胃气实。胃主散布水谷之气以荣养经脉，所谓谷入于胃，脉道乃行，水入于经，其血乃成，三焦得其常度，乃能若此。今则谷消水化，不能使水谷入经，循其脉道，营气留滞而不与卫和，根叶不相灌注，是以三焦绝经而外则肤空，内则血崩也。

趺阳脉微而紧。紧则为寒，微则为虚，微紧相搏，则为短气。

成氏曰：中虚且寒，气自短矣①。方氏曰：脾胃虚寒，则不化谷，谷气不充而气不足也②。

少阴病弱而涩。弱者微烦，涩者厥逆。

少阴脉弱，阴虚也，阴虚则发热，以阴部见阴脉，非大虚也，故生微烦。少阴脉涩，不能与阳相顺接，故厥逆。

趺阳脉不出，脾不上下，身冷肤硬。

脾胃为营卫之根，脾不上下，则不能为胃消磨水谷，而营

---

① 中虚……短矣：语见成无己《注解伤寒论》卷一“平脉法”。

② 脾胃虚寒……气不足也：语本方有执《伤寒论条辨》卷之七“辨脉法上篇”。

卫之气不能通荣于外。身冷者，卫气不温也；肤硬者，营气不濡也。人身血气，以平为期，亦有脾气过强，糟粕不去，气塞经隧，不能升降，脉亦不出，而身冷肤硬，一则不能上下，一则阻其上下，不可不两审之也。

少阴脉不至，肾气微，少精血，奔气促迫，上入胸膈，宗气反聚，血结心下，阳气退下，热归阴股，与阴相动，令身不仁，此为尸厥。当刺期门、巨阙。

厥气客于肾，木邪盛而肾脉不至，子能令母虚也，厥气上奔填塞胸膈。宗气者，谷气所化，以贯心肺而行呼吸，其津液则注之于脉以荣四末。今谷气聚而不行，血结而不流，阳气为厥阴所壅，不能宣发，退下至股间，与阴相动，令身寒热痛痒俱不觉知，状若尸也。治之之法，刺期门以通心下结血，刺巨阙以行胸中宗气。宗气者，三焦归气也，有名无形，气之神使也，不荣玉茎，故宗筋聚缩也。

寸口脉微，尺脉紧，其人虚损多汗，知阴常在，绝不见阳也。

成氏曰：寸微为亡阳，尺紧为阴胜，故名虚损。加之多汗，则愈损阳气。是阴常在，而绝不见阳也①。

寸口诸微，亡阳；诸濡，亡血；诸弱，发热；诸紧，为寒。诸乘寒者，则为厥，郁冒不仁，以胃无谷气，脾涩不通，口急不能言，战而栗也。

上四句概言之也。诸乘寒者，诸凡阴阳俱虚而为寒所乘，阳气抑伏不得宣发，则成厥。郁冒，神昏也。不仁，强直也。以胃无谷气，脾涩不通于上下，故口急不能言。寒在表而为战，

① 寸微为亡阳……而绝不见阳也：语出成无己《注解伤寒论》卷一“平脉法”。

寒在里而为栗，此亦尸厥也。但前条以肾虚木盛，此条以胃虚寒乘，状则同，情则异也。

濡弱何以反适十一头？师曰：五脏六腑相乘，故令十一。

方氏曰：万物之生，莫不始于濡弱。五脏六腑相乘住反，初皆濡弱。故濡弱者，通该夫十一者之首事①。

大讷按：适，和适也，谓和适五脏六腑也。经曰：呼吸者，脉之头，谓濡弱之脉，可以和适此十一头也。

问曰：何以知乘腑？何以知乘脏？师曰：诸阳浮数为乘腑，诸阴迟涩为乘脏也。

大讷按：张令韶曰：何以知乘腑者，言何以知胃气之乘六腑也；何以知乘脏者，言何以知胃气之乘五脏也。答以五脏六腑不外阴阳。诸阳浮数而濡弱，为胃气之乘于六腑；诸阴迟涩而濡弱，为胃气之乘于五脏。以是知胃为五脏六腑之本，十二经脉之长，气血生始之根。《素问》千言万语，总以胃气为本，而《伤寒论》自始至终，亦无不归重于胃气。《素问》《伤寒》，先圣、后圣，其揆一也。又问曰：浮数、迟涩，是病脉，何以见得胃气？且本文不言濡弱，何以解内添入濡弱二字？恐仲师之意未必然也。答曰：文内虽不言濡弱，而其意实解濡弱，此古人言外之意也。不然，何以问濡弱反适十一头也？

---

① 万物之生……之首事：语本方有执《伤寒论条辨》卷之七“辨脉法上篇”。

卷　七

辨痓湿暍脉证

伤寒所致太阳痓[①]湿暍[②]三种，宜应别论，以为与伤寒相似，故此见之。

郭白云曰：自此以下，皆论似伤寒非伤寒之疾。痓湿暍，盖其首也，三者皆在太阳一经，与伤寒为难辨，故仲景论于伤寒之先，以不能先别此三者，则必不能辨伤寒也。孙真人亦同此意。惟近世方论，列于杂病疑似诸疾之中，然疑似诸病，非太阳所感。所以独先痓湿暍者，为其与伤寒同为一经，根源不异，证亦多同，误治则杀人，是以不得不先之。今讨论既详，复恐乱伤寒证治之法，乃依近世所述，与霍乱等项别为一卷，其疑似诸疾又附之后，庶几有所区别耳[③]。

大讷按：程扶生曰：此条是王叔和之言，以此三种与伤寒相似，宜应别论。愚谓春风温、夏暍、长夏湿、秋痓燥、冬寒，四时之气也。张子以为俱属外感之邪而受自太阳，故以痓湿暍合辨。叔和疑此三者为杂病之证而似于伤寒，故谓宜应别论。然张子所谓辨证，即辨此种种诸证也。以真伤寒为似伤寒而治之，误也；以似伤寒为真伤寒而治之，亦误也。故当以伤寒与温热、痓湿暍合辨也。痓湿暍三病似伤寒，痓证尤为危恶，故先及之，次则湿为难治，若暍，则显而易见矣。

---

① 痓（zhì 至）：痉挛，中医病证名。

② 暍（yē 耶）：中暑，中医病证名。

③ 自此以下……有所区别耳：语出郭雍《仲景伤寒补亡论》卷十七“痓湿暍绪论”。

太阳病，发热无汗、反恶寒者，名曰刚痓。

太阳中风，重感于寒，以表实感寒，故为刚痓。

大讷按：发热无汗，或发热汗出，或恶寒，或不恶寒，皆与太阳病无异。其不相似者，身不疼，颈项强急，口噤，背反张等证为异耳。又与太阳病发热、脉沉细，阳证得阴脉者相似。又如阳证则头疼，痓病无头疼，是为异也。

太阳病，发热汗出，不恶寒者，名曰柔痓。

太阳中风，重感于湿，以表虚感湿，故为柔痓。

大讷按：方中行曰：此以中风致变，言汗出不恶寒，风伤卫也。柔，风性之软缓也①。经脉素虚，筋节弛缓。刚痓为邪胜，属阳；柔痓为血虚，属阴。《金匮》又有：太阳病，其证备，身体强几几，然脉反沉迟，此为痓。瓜蒌桂枝汤主之，即桂枝汤加瓜蒌根。其证备，即发热汗出，不恶寒等证也。伤寒方中用桂枝加葛根矣。此以脉之沉迟，知在表之邪为湿所持，不解，即系湿热二邪交聚，不当从风寒之表法起见，故不用葛根而改用瓜蒌，是表法而兼利法也。赵以德曰：表虚感湿为柔痓，即《内经》表里兼湿内攻，大筋软短，小筋弛长之痓也。所谓柔痓者，非不强也，但刚有力、柔无力为异耳。

太阳病，发热，脉沉而细者，名曰痓。

太阳表证，脉不浮大而反沉细，是太阳中风，重感于湿而为痓也。

大讷按：此揭痓之状。发热，太阳未除也；沉，寒也；细，湿也。中风、伤寒，病犹在太阳，而脉变如此者，则是重感寒湿而变痓，不可仍以中风、伤寒称也。喻嘉言曰：《金匮》以此证为难治，何也？盖发热为太阳证，沉细为少阴脉，阳证而得阴脉，故难治，非

---

① 此以中风……风性之软缓也：语出方有执《伤寒论条辨》卷之七“辨痓湿暍病证”。

不治。仲景治发热、脉沉，原有麻黄附子细辛汤之法，正当比例用之。不知痉病多兼湿，湿胜脉必沉细。苟邪风为湿气所着，身虽发热，而脉必不能浮数也。但湿胜非麻黄所宜，恐一大汗，则风去而湿存，着于筋骨之间者，不能尽出，遂成痼疾之虑，非大汗所能祛也。

太阳病，发汗太多，因致痉。

汗多则亡阳，阳微则不能养筋。已身之汗，即是寒湿，乃所以致痉也。所谓重感寒湿者，亦可于是而得其所由矣。

病身热足寒，颈项强急，恶寒，时头热，面赤，目脉赤，独头动摇，卒口噤，背反张者，痓病也。

郭白云曰：此当为痉证，痓字误①。窃意太阳病，冥冥卧不知人，不语不食，筋脉微强直而仍柔软者，痓病也。首二条以无汗、有汗别刚柔，刚痓与太阳伤寒证同，柔痓与太阳中风证同也。三条辨痓脉，伤寒脉浮紧，中风脉浮缓，痓病脉沉细也。四条辨致痓之由，所谓重感寒湿者也。五条则状痉也，是因病而变痉者也。大抵痓病似微柔软，发痉则极强直。痓病专在太阳，痉则诸经皆有。郭白云曰：痓、痉论全录于后，以备参考。

《补亡论》辨痓痉论

郭白云曰：先兄子言明医道，尝疑医经中痓、痉二字只是一字，传写之误，盖汉、晋之书皆作痓。如仲景言结胸证，项亦强，如柔痓状。《千金方》载曰：项亦强，如柔痉状。其二字传写之误明矣。然《素问》《灵枢》二经亦兼有痓、痉二证不同，则自仲景以来，诸书皆有当为痓、当为痉者，后人传录，

① 此当为……痓字误：语出郭雍《仲景伤寒补亡论》卷十七“痓痉”。

皆不复辨别也。政和间，先人客京师，有家人病，招东平刘寅诊视。刘曰：此痓病也，治之愈。因问痓、痉之别，刘曰：病以时发者谓之痉，不以时发者谓之痓。后归洛，有兄病，伤寒汗后以时作痉者，先兄以刘医语用庞氏葛根加麻黄汤治之愈。刘医之言不见于诸书。东平昔多名医，其言必有所受。后雍颇读医书，始悟刘医之言虽当而未尽也。盖二字之误，固多有之。在汉晋书中，有当为痓者，亦有当为痉者；在隋唐时书中，亦有当为痉，当为痓者，方知痓、痉毕竟二字。盖痓者，病名，如曰中风、伤寒之类也。痉者，证名，如曰结胸、痞气之类也。如此言痓、湿、暍三病，则痓为病名，不可作痉也。仓公当归汤方云：主贼风口噤，角弓反张而痉者。则痉是病中一证之名，不可作痓也。盖痉是经脉与筋强直反张之病，故为病中之一证，所以诸风有痉，伤寒有痉。痓病之中，亦有痉、不痉者。大率痓为轻，痉为重。痓而又痉者为尤重。刘氏虽不分病名与证名有异，而痓病不以时发，故有累日不知人事者，痉则随发随止。孙真人所谓须臾有十数发者，则又与病以时发，不以时发之言相应也。故雍谓“痓，病名；痉，证名”者，究其源也。刘谓“以时发、不以时发”者，别其流也。《活人书》曰：阴阳二痓者，此言非古，恐出于后世。雍以意度之，刚痓之痓，名阳痓；柔痓之痓，名阴痓。朱氏虽言阴阳二痓而终不明辨，第曰阳痓属刚，阴痓属柔而已，其证与药，俱不详言之。

问曰：痓病何由而感?《素问》三十七曰：肺移热于肾，传为柔痓。仲景论曰：疮家虽身疼痛，不可发汗，汗出则痓。叔和曰：风病下之痓，复发其汗，必拘急。此皆致痓之由也。孙真人曰：先因伤风，后感寒湿，则致痓。故柔痓亦有不恶寒而恶风者。

问曰：痓脉何如？仲景曰：脉沉而细。叔和曰：脉来按之筑筑[①]而弦，直上下行。又曰：其脉伏，坚直上下。《巢氏病源》曰：策策而弦，直上下行者，风痓脉也。伏，坚直上下，痓而加痉之脉也。筑筑而弦，策策而弦，皆病脉。筑、策，亦疑一字误出。

问曰：治痓何如？叔和曰：太阳病，无汗而小便反少，气上冲胸，口噤不得语，欲作刚痓者，葛根汤主之。雍曰：叔和既论刚痓，次当言柔痓，今乃不言。及再论刚痓为病，胸满口噤，卧不着席，脚挛急，其人必齘齿，可与大承气汤。雍以仲景《伤寒论》本无此一证，故疑此亦非叔和之言，误从之杀人。大承气汤的非治刚痓之药，纵是诸痓，皆不可用。盖痓本太阳中风，再感寒湿之疾，太阳属表，中风在表，及寒湿之疾，皆不可下；其脉沉细、伏弦，亦不可下。今又言胸满，非寒则虚痞；口噤，卧不着席，又太阳中风之证；脚挛急者，脚蜷也，胞中有寒也，皆不当行承气汤，用之必死。庞、朱二氏不明去之者，意其是叔和之言，不敢削也。朱氏加审之二字，盖亦有疑矣。尝见庸愚用此以杀人，知而不言，不为无罪。然则柔痓用何药以治之？曰：庞氏治刚、柔痓，加减葛根麻黄汤。痓无汗者，加麻黄；痓自汗者，去麻黄，加葛根。朱氏治柔痓，以桂枝加葛根汤，皆药治之切当者也。叔和曰：太阳病，其证备，身体强几几，然脉沉迟，此为痓，瓜蒌桂枝汤主之。庞氏曰：瓜蒌不主项强几几，其意以治肺热，令不移于肾也。桂枝汤内加瓜蒌四两，此移热之痓也。若疮家、风家二痓，亦同治乎？尝见太阳伤寒，出汗多而致痓，服此亦愈。《千金方》曰：其重者，

① 筑筑：脉跳动急速貌。

患耳中策策痛，此风入肾经中也，不治。流入肾脏，喜卒然体痓直，如此皆服小续命汤二三剂。雍曰：亦须无汗乃可服。《千金》又曰：刚、柔二痓，宜加减葛根汤。痓自汗者，去麻黄，加葛根。此汤诸家未见，惟庞氏载之。又曰：痓病不宜大发汗及针灸，宜小汗之。叔和曰：痓病有灸疮，难愈。雍曰：大抵疮家忌灸。唯孙真人云：若耳痛，肿生汁作痈疖者，乃无害也。《活人书》曰：柔痓，桂枝加葛根汤主之。雍曰：此即仲景治太阳病有汗之药。朱氏以叔和缺柔痓药，故取而用之。若然，则刚痓只宜用庞氏葛根麻黄汤也。又朱氏论二痓，取《千金》说，云并宜用小续命汤，此皆为定法。其热甚而欲移于肾者，必加痉，宜以桂枝加瓜蒌汤主之。叔和曰：痓病，发其汗也，其脉浛浛如蛇，暴腹胀大者，为欲解也。其脉如故，反复弦者，必痓。雍曰：既曰痓病，又曰必痓，何也？必痓当作必痉，则义通也。此谓痓病加痉者也。

问曰：痉病，其详何如？孙真人曰：太阳中风，重感寒湿则变痉。痉者，口噤不开，背强而直，如发痫之状，摇头马鸣，腰反折，须臾十数发，气息如丝，汗出如雨。雍曰：此即正谓之痉也。痉因他病而有，初无本病，或因中风而痉，或因伤寒而痉，或因痓而加痉。其用药皆相类，大抵宜葛根、续命也。

问曰：妇人、小儿多作痓，何也？孙真人曰：新产妇人及金疮、血脉虚竭、小儿脐风、大人凉湿得痉风者，皆死。又热病、热入肾中为痉，小儿病痫、热甚亦为痉。雍曰：此二者，可治之痉也。

问曰：风喑似痉，何如？孙真人曰：凡风喑暴尸厥及鬼魇不寤、久厥及癫，皆与痉相类，宜精察之。雍曰：风喑、暴尸厥、鬼魇不寤，皆冥冥不知人，皆似痉；癫痫皆似痉。贼风口噤者，为风痉也，仓公当归汤主之。庞氏曰：痉病，卧不着席，小儿腰背去席二指、大人身侧掌，为难治。雍曰：难治，尚可治，非不治。痓虽强直，不至如痉，则幸矣。亦见有反张过掌而愈者。尝见口噤似痓，略知人事，但坐而顺掣腰脊仰倒者，亦风痓也，服仓公当归汤而愈。

问曰：痓、痉二字相混，以经别之，何如？雍曰：《素问》四十五[①]曰：手阳明、少阳厥逆，发喉痹、嗌肿、痓。此非太阳之疾而言痓，故全元起本作痉，盖诸经有痉，独足太阳有痓也。

问曰：巢氏分风痓、伤寒痓，何也？雍曰：《灵枢》云：热病不可刺者有九，九曰热而痓者死。腰折、瘈疭、噤、齘也，此伤寒痓也。又曰：风痓，身反折见，取足太阳及腘中，及血络出血，此风痓也。《灵枢》有二痓，故巢氏亦分二痓。尝见热病汗后发痓，亦服桂枝加瓜蒌汤而愈。经言热而痓者死，必谓未汗而痓，其热甚有异耳。

郭白云曰：庞氏言：若汗出太多，因而熟寐，汗为冷湿之气，复着太阳经，故发痓。朱氏言：先因伤风，后感寒湿而致痓。二者皆谓先因病变而为痓者，皆劲痓之一证。如仲景言"太阳病，发热无汗，反恶寒"，"太阳病，发热汗出，不恶寒"者，乃痓之正病也。然痓、痉二病，终缘二字差误，诸书鲜有晓然无疑者，所以近世无端确之论。幸而用药二病不甚相远，不至大误也。雍深取朱氏治柔痓用桂枝加葛根汤、庞氏治刚痓用葛根加麻黄汤、叔和治太阳病欲作刚痓用葛根汤、热甚而痉用桂枝瓜蒌汤。大抵皆宜续命汤。而《千金》

① 素问四十五：即《素问·厥论》。

以此治痉，朱氏以治二痓，不同此，不须疑，痓、痉皆用，惟无汗者可用也。

又曰：二病亦多有之，各为伤寒治，或为风治，故不愈。风犹近之而未的也。雍亲见者数人，略言其状。一人初如伤寒，三四日后，冥冥不知人，亦似柔软，不甚强直，唯忘记口噤、不口噤，雍谓此痉也。一人初亦如伤寒，数日后，时作角弓反张，作则口噤不知人，罢则略知人而困，雍谓此痉也。又有伤寒汗后，方坐谈语次，忽瞠目口噤，虽坐如故，而四肢强直，不可屈折，少顷即罢，罢而复作，正所谓须臾十数发者，罢则言语如故，雍谓此缘出汗多所致，伤寒痉也，时服桂枝瓜蒌而愈。又一小儿如伤风，一二日后不知人，冥冥卧，不语不食，此痓也。忽四肢强直，口噤，手足皆如萦肿，手足指皆皴开，少项即定，复稍柔，但冥冥然。雍谓此痓而加痉者也。又一村人病，一二日后，口噤，身强直反张，觉臂腿长于平日，略知人事，齿缝中作声，不甚明晓，饮冷水反要火炙，寻衣缝摸床撮空，无所不至，其证甚怪。时雍思之只是痉。用大岩蜜汤擦其齿，须臾，口得开，数进小续命汤，遂愈。村人耐疾，没富贵人安得不死？又一家父子，闭户坐，不出门，人云患锁牙风。使侦之，父子对坐，各用两手扳面前一横木，少顷病来，则两手俱脱，偃仆。后苏而复坐，父子更起，更偃仆。以仓公当归汤主之，其子遂愈，父羸老不救。问风来之状，则起自足，循太阳经而上，过腘中，至股分两支，一支循股外而上，入腰则猛掣便倒起；一支循股内而上，入少腹。考之于经，太阳无此别支，应是入少阴也。又有一人，行次仰面顾者三，众谓仰首

有所视，少顷即倒，昇归反张[1]，数日而没。此疾证甚不一，历验痓似微柔软，发痓则极强硬，前人叙此未能尽，雍则加详焉[2]。

附录　治痓痉诸方

后凡引用诸方，悉行增补以备参考，其已见者不复赘

庞氏葛根加麻黄汤方见庞氏《总病论》

葛根　麻黄　生姜各一两　防风　白芍　白术　人参　芎䓖　黄芩　防己　桂枝　甘草各半两　附子一枚

上㕮咀，水六升，先煮麻黄、葛根数沸，去上沫，纳诸药，煮取二升，去滓，饮服一盏。食顷，再服。日四五夜二三。柔痓自汗者，去麻黄，加葛根成一两半。

仓公当归汤方见《千金翼》

主治贼风口噤，角弓反张，身体强直等证。

当归　细辛　防风各一两半　麻黄二两半，去节　独活三分　附子一枚炮，去皮

上六味㕮咀，以酒八升，水四升，合煮四升，分四服。口不开者，校口下汤，一服当开，二服小汗，三服大汗。

桂枝加瓜蒌根汤方

王宇泰云：是仲景方，主治柔痓。

桂枝　芍药各三两　瓜蒌根　甘草各二两　生姜三两　大枣十二枚，擘

---

① 反张：即角弓反张。指头和颈僵硬、向后仰、胸部向前挺、下肢弯曲的症状。

② 郭白云曰……雍则加详焉：语出郭雍《仲景伤寒补亡论》卷十七“痓痉”。

上六味，以水九升，煮取三升，分温三服，取微汗。汗不出，食顷，啜粥发之。

麻黄加独活防风汤方

王宇泰云：是仲景方，主治刚痉。

麻黄去节　桂枝各一两　白芍三两　甘草半两　独活　防风各一两

上剉细，每服一两，用水二钟，煎至一钟半，温服。

葛根汤方

见前太阳证中。

小续命汤方

白术《千金》不用　人参　川芎　麻黄去节，汤泡三次　防己《外台》不用　黄芩　桂枝《千金》用桂心　炙甘草　白芍各一两　防风一两半　生附子五钱

上㕮咀，每服五钱，水一盏半，煎至一盏，去滓，入生姜汁，再煎三沸，温服，日三夜二。

桂枝加葛根汤方

见前太阳证中。

大岩蜜汤方

治贼风，腹中绞痛，飞尸遁注，发作无时，发即抢心胀满，胁下如锥刀刺，并主少阴伤寒。

栀子十五枚　地黄　细辛　甘草　茯苓　吴茱萸　桂心　当归　干姜　芍药　羊脂青羊角亦得　川芎《小品》有此味

上十一味㕮咀，以水八升，煮取三升，去滓，纳脂令烊，分温三服，相去如人行十里。若痛甚，加羊脂三两，当归、芍

药、人参各一两。心腹胀满坚急者，加大黄三两。

胡洽[1]不用栀子、羊脂、茯苓、桂心，名岩蜜汤。

小岩蜜汤方

治证同前，并治角弓反张，飞尸入腹，伤寒口噤不利。

大黄　雄黄　青羊脂各一两　当归　干姜　桂心　地黄　芍药　甘草　细辛各四两　吴茱萸三两

上十一味，以水二斗，煮取六升，分六服。重者加药，用水二斗，煮九升，分十服。

太阳病，关节疼痛而烦，脉沉而细者，《活人书》作脉沉而缓。**此名中湿。湿痹之候，其人小便不利，大便反快者，但当利其小便。**

山泽蒸气，风雨袭虚，人中于湿，湿流关节则疼痛而烦。水性趋下，故脉沉而细。湿气内胜，则大便快而小便不利。是当利其小便，以泄腹中湿气。《至真要论》曰：治湿不利小便，非其治也。《补亡论》问曰：中湿、湿痹何如？郭白云曰：中湿与风寒气合者为痹。故《素问》曰：风寒湿三气杂至，合而为痹。《灵枢》所谓风寒湿客于外分肉之间。朱氏曰：中湿与风寒气合者为痹。其寒多者，为痛、为浮肿，非术、附、桂不能去也；其风多者为烦剧、为流走、为拘急，非麻黄、薏苡、乌头不能散也；其中湿气者，为坚满、为气闭，非甘遂、枳、术不能泄也[2]。

湿家之为病，一身尽疼，发热，身色如似熏黄。

---

① 胡洽：南北朝时宋医家，一作胡道洽，广陵（今江苏江都）人。撰《胡洽百病方》二卷，已佚。

② 中湿……不能泄也：语出郭雍《仲景伤寒补亡论》卷十七“湿病”。

一身尽疼而发热者，湿邪在经也。脾恶湿，湿伤则土色见，如似熏黄，非正黄色也。

湿家其人但头汗出，背强，欲得被覆向火。若下之早，则哕，胸满，小便不利，舌上如苔者，以丹田有热，胸中有寒，渴欲得水而不能饮，则口燥烦也。

湿胜则多汗，寒胜则无汗，寒湿相搏，故但头汗出而不能周身也。背，阳也；腹，阴也。太阳之脉夹脊抵背，表气不利，则背强也。表有邪者恶寒，欲被覆向火，寒湿在表而恶寒也。下之早，则伤其胃气，损其津液，故哕而胸满，小便不利也。上焦阳气以误下而陷于下焦，为丹田有热；表中寒气以误下而乘于胸中，为胸中有寒，使舌生苔滑也。有热则能饮水，有寒则不能饮水而但口燥烦也。

湿家下之，额上汗出，微喘，小便利者，死。若下利不止者，亦死。

湿家误下，阳气上越，则额汗出而微喘；阴气下流，则小便自利而下利不止；阴阳相离，故主死矣。郭白云曰：大抵湿家不可下也①。

问曰：风湿相搏，一身尽疼痛，法当汗出而解，值天阴雨不止，医云此可发汗，汗之不愈者，何也？答曰：发其汗，汗大出者，但风气去，湿气在，是故不愈也。若治风湿者，发其汗，但微微似欲汗出者，风湿俱去也。

此湿家发汗之节度也。《金匮要略》曰：湿家身烦疼，可与麻黄汤加术四两，发其汗为宜，切不可大攻之。朱氏云：湿家虽身体疼，不可大发汗，汗出则作痉。又曰：风湿，脉

---

① 大抵湿家不可下也：语见郭雍《仲景伤寒补亡论》卷十七“湿病”。

浮身重，汗出恶风者，防己黄芪汤主之。仲景《太阳证治》曰：风湿相搏，骨节疼烦，掣痛不得屈伸，近之则痛剧，汗出短气，小便不利，恶风，不欲近衣，或身微肿者，甘草附子汤主之。《千金方》名四物附子汤。又曰：伤寒八九日，风湿相搏，身体疼烦，不能自转侧，不呕不渴，脉浮虚而涩者，桂枝附子汤主之。若大便坚，小便自利者，去桂加白术汤主之，亦名白术附子汤。庞氏云：桂枝附子汤治大便自利，小便不利者。雍曰：桂枝附子汤非桂枝汤加附子也，自是第十七方名桂附汤者①。

湿家病身上疼痛，发热，面黄而喘，头痛，鼻塞而烦，其脉大，自能饮食，腹中和无病，病在头中寒湿，故鼻塞，纳药鼻中则愈。

庞氏曰：用瓜蒂细末含水搐②少许于鼻中③。成氏曰：湿家不云关节烦疼而云身上疼痛，是湿气外客肌表也；不云发热、身似熏黄而云发热、面黄而喘，是湿不干脾而薄于上焦也。阴受湿气则邪为深。今头痛、鼻塞而烦，是湿客于阳而不客于阴也。湿家之脉当沉细，为湿气内流。脉大者，湿不内流而在表也。又以自能饮食，胸腹别无满痞，为腹中和无病，知其湿气微浅。纳药鼻中，以宣泄头中寒湿则愈矣④。

病者一身尽疼，发热，日晡所剧者，此名风湿。此病伤于汗出当风，或久伤取冷所致也。

---

① 金匮要略……桂附汤者：语出郭雍《仲景伤寒补亡论》卷十七“湿病”。

② 搐：抽缩。

③ 用瓜蒂……于鼻中：语出郭雍《仲景伤寒补亡论》卷十七“湿病”。

④ 湿家不云……则愈矣：语出成无己《注解伤寒论》卷二“辨痓湿暍脉证”。

成氏曰：一身尽疼者，湿也。发热日晡所剧者，风也。若汗出当风而得之者，先客湿而后感风也。若久伤取冷得之者，先伤风而后感湿也。《金匮要略》曰：可与麻黄杏仁薏苡甘草汤①。郭白云《补亡论》采《活人书》论湿病三种：一曰中湿，二曰风湿，三曰湿温。此篇首条为中湿，下六条为风湿，录叔和及朱氏语为湿温。郭氏又于三种之外，续补寒湿一证，则仲景《太阳篇》语及《千金方》也。今并载，以备参考。

《补亡论》辨湿病论

问曰：中湿、风湿，脉何以辨？雍曰：脉沉而缓者曰中湿。脉浮、恶风者曰风湿。中湿，无风脉故也。

问曰：何谓湿温？王叔和曰：伤寒湿温，其人尝伤于湿，因而中暍，湿热相搏，则发湿温。病苦两胫逆冷，腹满，又胸腹头目痛，苦妄言，治在足太阴，不可发汗。汗出必不能言，耳聋不知痛所在，身黄而色变，名曰重暍。如此死者，医杀之也。朱氏曰：湿温多汗，头目痛，苦妄言，其脉阳濡而弱，阴小而急，治在足太阴。雍曰：白虎加苍术汤主之。《活人书》载中湿、风湿、湿温三种之外，尚缺寒湿痹，今续附于后。湿痹谓缓风，湿痹亦云湿风，非风温也。

仲景曰：伤寒发汗已，身目为黄，所以然者，以寒湿在里不解故也。以为不可汗也，于寒湿中求之。常氏云：可五苓散。雍曰：湿病汗不出者，湿留寒湿在里不解也。凡湿家发黄者，宜五苓散。

---

① 一身尽疼者……麻黄杏仁薏苡甘草汤：语出成无己《注解伤寒论》卷二“辨痉湿暍脉证”。

仲景曰：湿家病在头中寒湿，则头痛、鼻塞而烦，纳药鼻中则愈。

《千金方》曰：湿痹缓风，身体疼痛如欲折，如锥刺刀割，七物附子汤主之。又曰：湿风体痛如折肉，如锥刀所刺，八物附子汤主之①。

附治湿病诸方

麻黄加白术汤方

即于麻黄汤中加白术四两。

防己黄芪汤方

防己一两　甘草半两，炒　白术七钱五分　黄芪一两一分，去芦

上剉麻豆大，每抄五钱匕，生姜四片，大枣一枚，水盏半，煎八分，去滓，温服。良久再服。喘者加麻黄半两，胃中不和者加白芍三分，气上冲者加桂枝三分，下有陈寒者加细辛三分。服后当如虫行皮中，从腰下如冰，后坐被上，又以一被绕腰下，温令微汗，瘥。

甘草附子汤方

桂枝附子汤方

五苓散方

以上三方俱见《太阳篇》。

白术附子汤方

白术二两　附子一枚半，炮，去皮　甘草一两，炙　生姜一两半，

① 问曰……八物附子汤主之：语出郭雍《仲景伤寒补亡论》卷十七“湿病”。

切　大枣六枚

上五味，以水三升，煮取一升，去滓，分温三服。一服觉身痹，半日许再服，三服都尽，其人如冒状，勿怪，即是术附并走皮中逐水气，未得除故耳。

搐鼻瓜蒂散方

已据庞氏说载明注中。

麻黄杏仁薏苡甘草汤方

麻黄去节，半两，汤泡　甘草一两，炙　薏苡仁半两　杏仁十个，去皮尖，炒

上剉麻豆大，每服四钱，水一盏半，煮八分，去滓，温服。有微汗，避风。

白虎加苍术汤方

见后八卷不可汗证中。

七物附子汤方

附子三枚　芍药　桂心　甘草　茯苓　人参各三两　白术四两

上七味㕮咀，以水八升，煮取三升，分二服。

八物附子汤方

附子炮，去皮脐　干姜炮　白芍　茯苓　甘草炙　桂心各三两　人参一两，一作二两　白术四两

上每服四钱，水一钟半，煎七分，去滓，食前温服。一方去桂，加熟地黄三两。

太阳中热者，暍是也。其人汗出恶寒，身热而渴也。

《金匮要略》曰：白虎加人参汤主之。雍曰：亦有恶风者，

谓汗出太多也①。

大讷按：中暍与伤寒相似，伤寒则发热恶寒，初病不至于烦渴。惟中暍证一病即渴，所以与伤寒不同耳。故经曰：脉甚身寒，得之伤寒；脉虚身热，得之伤暑。以下三证，与伤寒正相类，故表而出之。方中行曰：蒸热谓之暑，伤暑谓之暍。汗出恶寒者，太阳表不固也。身热者，暑邪伤阳也。渴者，亡津液而内燥也。然暍为内证，太阳主表而有暍，何也？炎暑之时，阳浮外越，人之津液本少，渴为常事，况更汗出乎？且太阳温病，已有渴，况暍乎②？

太阳中暍者，身热疼重而脉微弱，此以夏月伤冷水，水行皮中所致也。

脉虚身热，谓之伤暑；身热脉微弱者，暍也。夏月暑热，以冷水灌洗得之，故身疼重。《金匮要略》曰：瓜蒂散主之。

大讷按：周禹载曰：仲景于此病用一物瓜蒂散去胸中之水，且变散为汤，并无赖于赤小豆与浆水者，盖以其人或饮冷水，或水灌洗，以致遏抑阳气，不能发越，此因天暑使然，虽曰中暍，其实伤水也。故以一物驱逐其水，则阳气行而身重疼热立解矣，此则内因也。由是推之，如伤雾露之从乎上者，可纳鼻而解；地湿之从乎足者，可利小便而解。上湿下流，与下之上甚为热者，可一汗而解也③。

太阳中暍者，发热恶寒，身重而疼痛，其脉弦细芤迟，小便已，洒洒然毛耸，手足逆冷，小有劳身即热，口开，前板齿④燥。若发汗，则恶寒甚；加温针，则发热甚；数下之，则

---

① 金匮要略……汗出太多也：语出郭雍《仲景伤寒补亡论》卷十七“中暍”。

② 蒸热谓之暑……况暍乎：语出方有执《伤寒论条辨》卷之七“辨痓湿暍病证”。

③ 仲景于此病……一汗而解也：语出周扬俊《伤寒论三注》卷之十二“暍病篇”。

④ 前板齿：即门牙。

淋甚。

成氏曰：病有在表者，有在里者，此则表里俱病者也。发热恶寒，身重疼痛者，表中暍也。脉弦细芤迟者，中暑脉虚也。小便已，洒洒然毛耸，手足逆冷者，太阳经气不足也。小有劳身即热者，谓劳动其阳，而暍即发也。口开，前板齿燥者，重有热也。《内经》曰：因于暑，汗，烦而喘喝。口开谓喘喝也。以喘喝不止，故前板齿燥。若发汗以去表邪，则外虚阳气，故恶寒甚。若以温针助阳，则火热内攻，故发热甚。若下之以除里热，则内虚而膀胱燥，故淋甚①。愚按：风寒湿为地气，为浊邪，俱足经受之。暑为天气，为清邪，故中手少阴心经。其证发热恶寒，与伤寒相似。但伤寒初病不即渴，中暍者即便口渴；伤寒脉盛，中暍脉虚，此为异耳。本论无治法，李东垣以清暑益气汤主之，前人所未及也。郭白云《补亡论》辨中暑、中暍、热病甚详，今附载于后，以备参考。

《补亡论》辨暑暍热病论

问曰：中暑、中暍、热病，何以别之？雍曰：冬伤于寒，因暑气而发者，为热病。冬不伤于寒而夏伤于暑，为中暑，中暑即中暍也。皆太阳经受病，故热病正为伤寒，而中暑为与伤寒相似。《活人书》曰：夏月发热恶寒，头痛，身体肢节痛重，其脉洪盛者，热病也。夏月自汗恶寒，身热而渴，其脉微弱者，中暑也。大抵中暑与热病相似，但以脉盛、脉虚别之。《甲乙经》曰：脉盛身寒，得之伤寒；脉虚身热，得之伤暑。盖寒伤

① 病有在表者……故淋甚：语出成无己《注解伤寒论》卷二“辨痓湿暍脉证”。

形而不伤气，所以脉盛；热伤气而不伤形，所以脉虚。伤寒肢节疼重，其脉洪盛，按之有力，此冬月感寒深而至夏发耳。中暑则背寒面垢，手足微冷，烦渴口燥，但觉倦怠，四肢却不痛重，其脉微弱，按之无力，白虎汤主之。其厥逆恶寒者，橘皮汤主之。头痛恶心，烦躁，心下不快者，五苓散为最良。

问曰：中暑何故洒洒然毛耸恶寒？朱氏曰：经云：四时八风之中人也，因有寒暑，寒则皮肤急、腠理闭，暑则皮肤缓、腠理开，开则洒然寒，闭则热而闷。今人不知中暑，或作热病法治之，复用湿热药，必至发黄、斑出，更为蓄血，尤宜戒之。

问曰：热病、暑病、暍病，三者异名，诸家不分，何如？雍曰：热病亦可谓之暑，暍病亦可谓之暑，故时言热，亦时言暑，其始则当有热，暍病以其通，可谓之暑，是以难别。《素问》曰：热病者，皆伤寒之类也，以热而言也。又曰：先夏至日为病温，后夏至日为病暑。此以暑而言也，二者其实一也。叔和曰：中而即病者，名曰伤寒；不即病者，至春变为温病，至夏变为暑病。又曰：辛苦之人，春夏多温热病。此一病，或言暑，或言热也。是以巢氏于伤寒之外寒之外别出热病一门。而首言暑病者，热重于温也，是热病亦谓之暑也。庞安常复出暑病一篇，而所言实伤寒之热病。又二家所载，皆以《素问·五脏热病》为主，是名同而实异也。惟朱氏分别热病与中暑，不相差互。然朱氏所谓热病者，伤寒也；所谓中暑，即暍者是也。其意甚明，不令人惑，当从朱氏名之。其他诸家所论，未尝不同名特异耳①。

---

① 问曰……特异耳：语出郭雍《仲景伤寒补亡论》卷十七“中暍”。

附治暑暍证诸方

清暑益气汤方

黄芪一钱半，汗少减五分　苍术一钱半　升麻一钱　人参去芦　白术　陈皮　神曲　泽泻各五分　甘草炙　黄柏酒浸　葛根　青皮去瓤　当归身　麦门冬去心 各三分　五味子九粒

上以水二大盏，煎至一盏，去滓，食远稍热服。剂之多少，临时斟酌。

白虎汤方

见前《阳明病篇》。

五苓散方

见前《太阳病篇》。

橘皮汤方

橘皮四两　生姜半斤

上二味，以水七升，煮取三升，温服一升，下咽即愈。

辨霍乱病脉证并治法

问曰：病有霍乱者何？答曰：呕吐而利，此名霍乱。

成氏曰：三焦者，水谷之道路。邪在上焦，则吐而不利；邪在下焦，则利而不吐；邪在中焦，则既吐且利。以饮食不节，寒热不调，清浊相干，阴阳乖隔，遂成霍乱证。轻者，止于吐利；重者，挥霍撩乱①。

---

① 三焦者……挥霍撩乱：语出成无己《注解伤寒论》卷七“辨霍乱病脉证并治法”。

问曰：病发热头痛，身疼恶寒，吐利者，此属何病？答曰：此名霍乱。自吐下，又利止，复更发热也。

《补亡论》作霍乱吐利而复发热也。雍曰：此论霍乱似伤寒之证也①。成氏曰：发热头痛，身疼恶寒者，本是伤寒，因邪入里，伤于脾胃，上吐下利，令为霍乱。利止里和，复更发热者，还是伤寒，必汗出而解②。

伤寒，其脉微涩者，本是霍乱，今是伤寒，却四五日至阴经上，转入阴必利。本呕，下利者，不可治也。欲似大便，而反矢气，仍不利者，属阳明也，便必硬，十三日愈。所以然者，经尽故也。

今是伤寒指上更发热也。四五日以下两段开说，一是转入阴经，一是入阳明腑，生死判然。成氏曰：先霍乱里气大虚，又伤寒之邪，再传为吐利，是重虚也，故为不治。欲似大便而反矢气，仍不利者，里气热也，此属阳明，便必硬也，十三日愈。六日传遍三阳三阴，后六日再传经尽，则阴阳和而大邪去也③。

大讷按：周禹载曰：霍乱为胃有寒物郁滞，既呕且利，脉必微涩。微为阳虚，涩为积滞也。今是伤寒，则阳邪方盛而阴脉如此，至四五日转至阴经之时，利不能免矣。假使先呕，至此复利，则上逆下脱已成危候，可妄治欤？若利止而转矢气，虽传经者，转归胃府便即硬，知十三日可愈也，何也？寒物之滞既已利尽，利尽阳复，故令便硬，而又再周两经之期，则津液必回，而便硬自除，正可于此而知其

① 此论……之证也：语出郭雍《仲景伤寒补亡论》卷十七“霍乱”。

② 发热头痛……必汗出而解：语出成无己《注解伤寒论》卷七“辨霍乱病脉证并治法”。

③ 先霍乱……大邪去也：语出成无己《注解伤寒论》卷七“辨霍乱病脉证并治法”。

所以然矣。

下利后，当便硬，硬则能食者，愈。今反不能食，到后经中，颇能食，复过一经能食，过之一日当愈。不愈者，不属阳明也。

利后便硬，若胃和而能食则愈。今反不能食，到七日再经而颇能食，是胃气方和，过之一日，当愈。而不愈者，非胃气和也。

恶寒，脉微而复利，利止，亡血也，四逆加人参汤主之。

郭白云曰：此论今是伤寒之证，故言本呕，下利，不可治。若论霍乱，则必呕吐而利也，是伤寒而不属阳明。恶寒，脉微，复利，利止者，则用四逆加人参汤主之，此汤若霍乱亦可服。《千金翼》合上条为一条①。

大讷按：周禹载曰：脉微已属阳虚，况兼恶寒耶？不回阳，其利漫无止期。今利止者，固亦下多亡阴，而厥阴固藏血者也。然使兼补血药于四逆汤中，几何不益阴而反增其利耶？故但加人参，遂使阳药无劫阴之虑，而阳生阴长也。

四逆加人参汤

甘草二两，炙　干姜一两半　附子一枚生，去皮，破八片　人参一两

上四味，以水三升，煮取一升二合，去滓，分温再服。

大讷按：周禹载曰：阴盛阳微，四逆在所必用，然亡血则加人参，以其能助津液也。此正与太阳亡阳，桂枝汤中入人参为新加汤同义。

霍乱，头痛发热，身疼痛，热多欲饮水者，五苓散主之；

---

① 此论……为一条：语出郭雍《仲景伤寒补亡论》卷十七“霍乱”。

寒多不用水者，理中丸主之。

成氏曰：头痛发热，则邪自风寒而来。中焦为寒热相半之分，邪稍高者，居阳分，则为热，热多欲饮水者，与五苓散以散之；邪稍下者，居阴分，则为寒，寒多不饮水者，与理中丸以温之①。

理中丸方

人参　甘草炙　白术　干姜各三两

上四味，捣筛为末，蜜和丸如弹子大，以沸汤研一丸，温服之。日三夜二。腹中未热，加至三四丸，然不及汤。汤法：以四物依两数切，用水八升，煮取三升，去滓，温服一升，日三服。

加减法：

若脐下筑者，肾气动也，去术加桂四两。

术味甘而壅补，桂能泄奔豚，故相易。

吐多者，去术加生姜三两。

呕家不喜甘，故去术加生姜，生姜治呕也。

下多者，还用术；悸者，加茯苓二两。

术以去湿，茯苓以导饮。

渴欲得水者，加术，足前成四两半。

津液不足，术甘以缓之。

腹中痛者，加人参，足前成四两半。

里虚而痛，加人参以补之。

寒者，加干姜，足前成四两半。

---

① 头痛发热……以温之：语见成无己《注解伤寒论》卷七“辨霍乱病脉证并治法”。

寒淫所胜，治以辛热。

腹满者，去术，加附子一枚。服汤后如食顷，饮热粥一升许，微自温，勿发，揭衣被。

甘令人中满，故去术，加附子以助阳散壅。《活人书》曰：或四肢拘急，或转筋者，亦去术加附子①。

吐利止，而身痛不休者，当消息和解其外，宜桂枝汤小和之。

《外台》云：里和表病，汗之则愈②。

大讷按：方中行曰：吐利止，里和也。身痛，表退而新虚也。消息，犹言斟酌也。桂枝汤，固卫以和表者也。小和，言少少与服，不令过度之意也③。柯韵伯曰：吐利是脏腑不和，非桂枝所治。止后而身痛不休，是营卫不和，亦非麻黄所宜。和解其外，唯有桂枝一法，消息其宜，更有小与之法也。是又桂枝之变脉变证，而非复麻黄之本证本脉矣④。

吐利汗出，发热恶寒，四肢拘急，手足厥冷者，四逆汤主之。

上吐下利，里虚汗出，虽发热恶寒，表证未解，而四肢拘急，手足厥冷，阳虚阴胜显然，故与四逆汤助阳而退阴，此亦先温里之意也。

既吐且利，小便复利，而大汗出，下利清谷，内寒外热，脉微欲绝者，四逆汤主之。

既吐且利，小便复利，下利清谷，脉微欲绝，内寒不待言

---

① 或四肢拘急……去术加附子：语本朱肱《类证活人书》卷第十四。

② 里和……则愈：语见王焘《外台秘要》卷第一“诸论伤寒八家合一十六首”。

③ 吐利止……过度之意也：语见方有执《伤寒论条辨》卷之六“辨霍乱病脉证并治”。

④ 吐利……本证本脉矣：语本柯韵伯《伤寒论注》卷一“桂枝汤上”。

矣。又大汗出，阳欲离其躯壳矣，而外热犹未去。似可温其里气，以招入散亡，故以四逆汤主之。

吐已下断，汗出而厥，四肢拘急不解，脉微欲绝者，通脉四逆加猪胆汁汤主之。

成氏曰：阳气大虚，阴气独胜，若纯用阳药，恐其拒格，或呕或燥，不得复入也。与通脉四逆汤加猪胆汁，胆苦入心而通脉，胆寒补肝而和阴，引阳入阴，不被格拒。《内经》曰：微者逆之，甚者从之，此之谓也[1]。

四逆加猪胆汁汤方

于四逆汤方内，加入猪胆汁半合，余依前法。《千金翼》曰：无猪胆，以羊胆代之。《千金方》别有加减法。

吐利发汗后，脉平，小烦者，以新虚不胜谷气也。

郭白云曰：勿服药，损谷[2]则愈。《补亡论》录《千金要方》及《活人书》语最为详悉，今附载于后，以备参考。

《补亡论》并所录《千金》《活人》等书

问曰：霍乱何由而致？雍曰：胸中逆乱之气也，初无疾而霍乱者，往往饮食失节而致胸中逆乱也。伤寒而霍乱者，阴阳二气乱于胸中也。《灵枢》三十四曰：清气在阴，浊气在阳，营气顺脉，卫气逆行，清浊相干，乱于胸中，是为大悗。又曰：乱于肠胃，则为霍乱。经之五乱，霍乱其一也。惟乱于胸，所以吐；乱于肠，所以利也。

① 阳气大虚……此之谓也：语出成无己《注解伤寒论》卷七“辨霍乱病脉证并治法”。

② 损谷：调节饮食，即以少食、饮食清淡易消化为主。

孙真人曰：饮食豘脍，复食乳酪、海陆百品，无所不啖，眠卧冷席，多饮寒浆，胃中诸食结而不消，阴阳二气壅而伏疾，阳气欲升，阴气欲降，阴阳乖隔，变成吐利。头疼如破，百节如解，遍体之筋皆为回转，杂病之中，最为可畏。故古人语此者，刺之则徐出徐入，导气而已，非补泻也。用药者顺其阴阳之气而已，无汗下也。

《千金要方》曰：凡霍乱，务在温和将息，若冷则遍体转筋。凡此病，定一月不食为佳，仍须三日少少饮粥，勿杂食为佳，所以养脾胃也。

又曰：凡诸霍乱忌与米饮，胃中得米，即吐不止，但与厚朴葛根饮。若冬瓜叶，但沾渍咽喉，不可多与。若服汤时，随服吐者，候吐定乃止，诊脉绝不通，以桂合葛根为饮。吐下心烦，内热，汗不出，不转筋，脉急数者，可犀角合葛根为饮。吐下不止，发热心烦，欲饮水，可少饮米粉汁为佳。若不止，可与葛根荠苨饮服之。

又曰：霍乱吐多者，必转筋，不渴，即脐上筑。霍乱而脐上筑者，为肾气动，当先治其筑，治中汤主之，去术加桂心。去术者，以肾虚故也；加桂者，恐作奔豚也。霍乱而脐上筑，吐多者。若下多者，霍乱而惊悸，霍乱而渴，霍乱而腹中痛，呕而吐利，呕而利欲得水者，皆用治中汤主之。又曰：治中汤，治霍乱吐下，胀满，食不消化，心腹痛。

又曰：霍乱转筋，内冷汗出，呕哕者，四顺汤主之。

又曰：霍乱多寒，手足厥冷，脉绝者，宜当归四逆加吴茱萸汤。旧方用枣三十枚，今以霍乱病法多痞，故除之。如退枣入葛根二两佳。霍乱，四逆加半夏一合，附子小者一枚；恶寒，乃与大附子。

又曰：霍乱吐利，已服理中、四顺，热不解者，竹叶汤主之。郭白云注曰：与竹叶石膏汤不同。愚检《奇效良方》，竹叶汤是竹叶一味浓煎。

又曰：毒冷霍乱，吐利烦呕，转筋内冷，汗出，手足指皆肿，喘息垂死，语音不出，百方不效，脉不通者，服人参汤。取瘥乃止。随吐，续更服。勿止，并灸之。

又曰：老人羸劣，冷气恶心，饮食不化，心腹虚满，拘急短气，霍乱呕逆，四肢厥冷，心烦气闷，流汗。扶老理中汤原系理中散，常服，以蜜为丸。

又曰：霍乱四逆，吐少呕多者，附子粳米汤主之。

又曰：妇人霍乱，呕逆吐涎沫，医反下之，心下即痞，当先治其吐涎沫，可服小青龙汤。涎沫止，次治其痞，可与甘草泻心汤。

又曰：中暑霍乱，暴利心烦，脉数，欲得冷水者，以新汲井水服一升。

《活人书》曰：夏月中暑霍乱，上吐下利，心腹撮[①]痛，大渴烦躁，四肢逆冷，汗自出，两脚转筋，宜服香薷散。须井中沉令极冷，顿服之，乃效。雍曰：藿香、厚朴、扁豆皆古人治霍乱要药，故此药为有理。中暑霍乱，惟纳冷水，饮则不复吐逆。时有以新汲水服理中丸亦佳。《灵苑方》[②]煮良姜末，沉令极冷服。

---

① 撮：聚拢。

② 《灵苑方》：医方著作，已佚。见《梦溪笔谈》，二十卷，北宋沈括撰，撰年不详。

问曰：《传信》[①]载柳州尝得干霍乱，吐之愈。诸家未见有言干霍乱者，有之乎？雍曰：有之，第当时不能究其说，其言少伪耳。近世之人尤不如也。霍乱者，五乱之一也，皆作吐利，无干而不吐利者，其不吐利者，乱气也。按《灵枢》五乱之证，惟乱于肠胃一证名霍乱，故作吐利。其余四证，皆不作吐利，只谓之乱气。柳州之疾盖气乱于心之证，非霍乱也。谓为干霍乱者，虽谬，然尚不失为五乱之一，今则无复知有乱气之名矣[②]。

附治霍乱证诸方

厚朴葛根饮方

未详。《千金》有名无方。

葛根荠苨饮方

凡先服石人，因霍乱吐下，服诸热药，吐下得止，因即变虚，心烦，手足热，口燥欲得水，呕逆迷闷，脉急数者，及时行热病后，毒未尽，因霍乱吐下，仍发热，心胸欲裂者，以此解之。

葛根　荠苨　人参　厚朴　知母　瓜蒌根　茯苓　犀角　蓝子[③]　枳实　桔梗　橘皮　黄芩　甘草

上十四味㕮咀，以水一斗，煮取三升，分为三服。

---

① 传信：即《传信方》，唐代刘禹锡撰于818年，原书已亡佚，见于《唐书·艺文志》，现所见该书为明清医书中所辑录而成。

② 霍乱何由……乱气之名矣：语出郭雍《仲景伤寒补亡论》卷十七“霍乱”。

③ 篮子：疑为“芜青甘蓝子”，为清湿热药，具清热解毒、消食下气之功效。

治中汤方

治霍乱，吐下胀满，食不消化，心腹痛。

人参　干姜　白术　甘草炙，各三两　青皮　陈皮

《千金》无青皮、陈皮。

上㕮咀，以水八升，煮取三升，分三服。不瘥，顿服三剂。如远行防霍乱，依前作丸如梧子大，服三十丸。如作散，服方寸匕，酒服亦得。若呕，加半夏；若大便秘，入大黄棋子大二枚。

四顺汤方

治霍乱转筋，肉冷汗出，呕哕者。

附子生，一两　干姜炮　人参　甘草炙，各三两

右四味㕮咀，以水六升，煮取二升，分三服。

当归四逆加吴茱萸汤方

见《厥阴篇》。

竹叶汤方

治霍乱吐利，已服理中、四顺等汤热不解者。

竹叶一握　小麦一升　生姜十虆①　甘草　人参　附子　芍药各一两　橘皮　当归　桂心各二两　白术三两

上十一味㕮咀，以水一斗半，先煮竹叶、小麦，取八升，去滓，下各药，煮取三升，分三服。上气者，加吴茱萸半升，即瘥。理中、四顺汤皆大热，若有热宜此。《古今录验》无芍药。

① 虆（léi 雷）：生姜等块状药物同根相连者为一虆。

人参汤方

治毒冷霍乱，吐利、烦呕、转筋，肉冷汗出，手足指皆肿，喘息垂死，绝语音不出，百方不效，脉不通者，服此汤，取瘥乃止。随吐，续服勿止。

人参　附子　厚朴　茯苓　甘草　橘皮　当归　葛根　干姜　桂心各二两

上十一味㕮咀，以水七升，煮取二升半，分为三服。

附子粳米汤方

治霍乱四逆，吐少呕多者。

中附子一枚　粳米五合　半夏半升　大枣十枚　干姜仲景方无　甘草各一两

上六味㕮咀，以水八升，煮取米熟，去滓，分三服。

小青龙汤方

《千金》云：治妇人霍乱呕吐。

甘草泻心汤方

《千金》云：治妇人霍乱，呕逆，吐涎沫，医反下之，心下即痞，当先治其涎沫，服小青龙汤。涎沫止，次治其痞，可与此汤。二方见《太阳篇》。

香薷散方

治一切暑热腹痛，及霍乱吐利烦心。

香薷一斤　厚朴生姜汁炒　白扁豆炒，各半斤

上㕮咀，为粗末，每服三钱，水一钟，酒半钟，同煎至七分，去滓，用新汲水频换，浸极冷，顿服之。药冷则效速，煎时勿犯铁器。一本有黄连二两，生姜炒，无扁豆。

辨阴阳易瘥后劳复病脉证并治法

伤寒阴阳易之为病，其人身体重，少气，小腹里急，或引阴中拘挛，热上冲胸，头重不欲举，眼中生花，膝胫拘急者，烧裈散主之。

庞安常曰：阴阳交易，阴阳相感，其毒气着人，如换易也。男子病新瘥，妇人与之交，妇人得病，名曰阳易；妇人病新瘥，男子与之交，男子得病，名曰阴易。若二女二男则不相易。然女犯男得病，鲜有死者；男犯女得病，治稍缓则死，无一生者。又若女犯男，而男自劳复，则女不病；男犯女，而女自劳复，则男得病亦轻。富贵之家，虽知其事，后生忽姿[①]意犯之，多致不救。田野之家，蒙蒙昧昧，只知伤寒能杀人，因此病死者十有三四，皆不知其所犯之由，深可悯也[②]。宜服手足甲、裈灰散，阴头毛际灸之。男女初得病，便服薤根鼠屎汤，出汗愈。灸阴头百壮而卵缩未下者，灸大敦二穴，小炷七壮，足大拇指旋毛上是穴。柯韵伯曰：阴阳易之为病，本于厥阴之欲火，始因肝火之动，致伤少阴之精。少阴之精不藏，厥阴之火不羁，所以少阴里虚，阴中拘挛，热上冲胸，眼中生花，身重少气，头重不举，皆厥阴相火为眚[③]，顿令无病之人，筋脉形气为之一变，此即温疫传染，遗祸他人之一证也[④]。

---

① 姿：同“恣”，放纵。

② 阴阳交易……深可悯也：语出庞安常《伤寒总病论》卷第三“阴阳易证”。

③ 眚（shěng 省）：过错。

④ 阴阳易……之一证也：语出柯韵伯《伤寒论翼》卷下“厥阴病解”。

烧裈散方

上取妇人中裈近阴处剪，烧灰，以水和服方寸匕，日三服。小便即利，阴头微肿则愈。妇人病，取男子裈当烧灰。

郭白云曰：男子初病伤寒，其毒虽未必重，及其易人，则多杀人，过于本伤何哉？盖本病所感，必先太阳膀胱经，自表入里，其传有渐。易人之病，随感而入，直伤膀胱与肾、五脏。不由经脉，故其病只见里证，无表证。病在脏，不在经也。至其所用药，必须隐秽之物，与本脏相侵者，然后可败而逐之。至于灸法，亦必在隐恶之处。盖病不在于经络之中，不可取也[①]。《活人书》曰：阴阳易病，男子则体重少气，阴肿入腹绞痛，妇人则里急，腰胯连腹内痛[②]。又曰：烧裈散、豭鼠屎汤、竹叶汤、干姜汤、青竹茹汤、当归白术汤，皆可选用[③]。雍曰：《千金》赤帛烧散为奇。

大病瘥后，劳复者，枳实栀子汤主之。若有宿食者，加大黄如博棋子大五六枚。

成氏曰：病有劳复，有食复。伤寒新瘥，血气未平，余热未尽，早作劳动病者，名曰劳复。病热少愈而强食之，热有所藏，因其谷气留传，两阳相合而病者，名曰食复。劳复则热气浮越，与枳实栀子豉汤以解之；食复则胃有宿食，加大黄以下之[④]。

---

① 男子初病……不可取也：语见郭雍《仲景伤寒补亡论》卷十五“阴阳易”。

② 阴阳易病……连腹内痛：语出朱肱《类证活人书》卷第四。

③ 烧裈散……皆可选用：语出朱肱《类证活人书》卷第四。

④ 病有劳复……大黄以下之：语见成无已《注解伤寒论》卷七“辨阴阳易瘥后劳复病脉证并治法”。

大讷按：王宇泰曰：伤寒之邪自外入，劳复之邪自内出，汗、吐、下随宜施治[①]。

枳实栀子豉汤方

枳实三枚，炙　栀子十四枚，擘　豉一升，绵裹

上三味，以清浆水七升，空煮取四升，纳枳实、栀子，煮取二升，下豉，煮五六沸，去滓，温服。覆令微似汗。

伤寒瘥后，更发热者，小柴胡汤主之。脉浮者，以汗解之。脉沉实者，以下解之。

成氏曰：瘥后余热未尽，更发热者，与小柴胡汤以和解之。脉浮者，热在表也，故以汗解。脉沉者，热在里也，故以下解[②]。常氏曰：汗宜柴胡桂枝汤，下宜调胃承气汤。

大病瘥后，从腰已下有水气者，牡蛎泽泻散主之。

成氏曰：大病瘥后，脾胃气虚，不能制约肾水，水溢下焦，腰下为肿也。《金匮要略》曰：腰以下肿，当利小便。牡蛎泽泻散利小便而去水也[③]。

牡蛎泽泻散方

牡蛎熬　泽泻　瓜蒌根　蜀漆洗去腥　葶苈熬　海藻洗去咸　商陆根以上等分

上七味，各捣筛为散，白饮和服方寸匕。小便利，止后服。日三服。

---

① 伤寒之邪……随宜施治：语出王肯堂《伤寒证治准绳》卷七“劳复食复”。

② 瘥后余热……故以下解：语见成无己《注解伤寒论》卷七“辨阴阳易瘥后劳复病脉证并治法”。

③ 大病瘥后……而去水也：语出成无己《注解伤寒论》卷七“辨阴阳易瘥后劳复病脉证并治法”。

大病瘥后，喜唾，久不了了者，胃上有寒，当以丸药温之，宜理中丸。

成氏曰：病后阳气不足，胃中虚寒，不纳津液，故喜唾不了了，与理中丸以温其胃①。

伤寒解后，虚羸少气，气逆欲吐者，竹叶石膏汤主之。

虚羸少气，热则伤气也。气逆欲吐，胃有余热也。竹叶石膏汤所以清胃化热。

竹叶石膏汤方

竹叶二把　石膏一斤　半夏半斤　人参三两　甘草二两，炙　麦门冬一升，去心　粳米半升

上七味，以水一斗，煮取六升，去滓，纳粳米，米熟汤成，去米，温服一升。日三服。

病人脉已解，而日暮微烦，以病新瘥，人强与谷，脾胃气尚弱，不能消谷，故令微烦。损谷则愈。

阳明旺于申酉戌，未消之谷在胃，故日暮微烦。方中行曰：脉已解，邪去而无遗也。强与谷，谓压其进食也。损，言当节减之也。盖饮食节则脾胃和，脾胃和则百体安，此调理病余之要法也②。并附录《素问》《千金方》及《补亡论》等语，以备参考。

《素问》《千金》《补亡论》等语

《素问》曰：热病已愈，时有所遗者，何也？岐伯曰：诸遗

① 病后阳气……与温其胃：语出成无已《注解伤寒论》卷七“辨阴阳易瘥后劳复病脉证并治法”。

② 脉已解……之要法也：语本方有执《伤寒论条辨》卷之六“辨阴阳易瘥后劳复脉证并治”。

者，热甚而强食之，故有所遗也。若此者，皆病已衰，而热有所藏，因其谷气相传，两热相合，故有所遗也。治遗奈何？曰：视其虚实，调其逆从，可使必已矣。又曰：病热当奈何禁之？岐伯曰：病热少愈，食肉则复，多食则遗，此其禁也。

孙真人曰：新病瘥后，但得食糜粥，宁少食令饥，慎勿饱，不得他有所食，虽思之，勿与也。引日转久，可渐食羊肉白糜，若羹汁、雉兔、鹿肉；不可食猪狗肉也。新瘥后，当静卧，慎勿早起梳头洗面，非但体劳，亦不可多言语用心，使意劳顿，皆令人劳复。故督邮顾子献，得病已瘥，华敷视脉曰：虽瘥，尚虚弱未得复，阳气不足，慎勿劳事，余劳尚可，女劳则死，当吐舌数寸。其妇闻其夫瘥，从百里来省之，经宿交接，中间三日，发热口噤，临死舌出数寸而死。病新瘥未满百日，气力未平复而以房室者，略[①]无不死。有士名盖正者，疾愈后六十日，已能行射猎，以房室即吐涎而死。近有一士，大病瘥后，十余日犯之，则小腹急痛，手足拘挛而死[②]。

《千金方》又曰：交接劳复，阴卵肿缩，宜取妇人衣服以覆男子[③]。

又曰：伤寒瘥后，更头疼壮热，烦闷，宜服黄龙汤。注曰：即仲景名小柴胡汤方。

又曰：男子新病起，近房室而复者，宜服赤帛烧散。

又曰：疾后早起及食多，名劳复者，鼠屎豉汤，崔氏加栀子。

---

① 略：皆。

② 新病瘥后……拘挛而死：语出孙思邈《备急千金要方》卷十“伤寒方下·劳复”。

③ 交接劳复……以覆男子：语本孙思邈《备急千金要方》卷十“伤寒方下·麦门冬汤”。

又曰：食饱不消，劳复脉实者，宜栀子香豉鼠屎大黄汤。

又曰：劳复气欲绝，宜麦门冬汤，起死回生。

庞安常曰：病新瘥后，气血津液衰耗，切勿为诸事劳动。凡言语思虑劳神，梳浴澡頮[①]劳力，劳则生热，而病复如初也。又新瘥后，精髓枯燥，切不可为房事，犯之必死，如顾子献是也，此名女劳复，又非阴阳易。《素问》有言：多食则难消化，复病如初，此名食复。新瘥，强人足两月，虚弱人足百日，则无复病矣[②]。

又曰：天行[③]劳复，头痛，四肢痛，宜葱豉鼠屎汤，此汤最妙。

又曰：天行劳复，作热旦至晚，则腰脊痛，头项强重，宜葛根姜豉汤。

又曰：伤寒已瘥，劳复如初，脉浮，自汗出，烦躁甚者，栀子石膏香豉汤加雄鼠屎。

又曰：天行瘥后劳复，发热，呕吐，食不止，宜芦根橘皮枇杷叶生姜汤。

又曰：男子劳房成复病，宜鼠屎薤根汤。兼治阴阳易，神效。

又曰：男子房劳复，发热口噤，舌出者死。又始得劳复，百节痛如被打，浑身沉重，恍惚失措，脉促而绝，不可治。或有吐涎不已，或有谵妄烦乱者，皆不治。

又曰：妇人病未平，复因夫所动，小腹篡[④]中急痛，腰胯

---

① 頮（huì 会）：洗脸。

② 病新瘥后……则无复病矣：语出庞安常《伤寒总病论》卷第三“伤寒劳复证”。

③ 天行：流行病。

④ 篡：中医人体部位名，与“会阴穴”部位相当。

痛，四肢不任举动，无热证者，宜附子黄芪汤。

治阴阳易瘥后劳复证诸方

二灰散方

治伤寒阴阳易。

手足指甲二十片，男病用女，女病用男者　中衣裆近阴处一片，男病用女，女病用男者

上并烧灰，研令细，分三服，不拘时，用温酒调下，或用米汤调服亦可。

薤根鼠屎汤方

治男子房劳复病。

薤根一升　猳鼠屎二十一枚，头尖者

上用水三升，先煮薤根至一升半，去滓，下鼠屎末，再煎三沸，温服一盏。相次三服，衣覆，必有黏汗为效。未汗，再作一剂。治阴阳易，神效。

猳鼠屎汤方

治劳复。

栀子十四枚　雄鼠屎二十七粒，头尖者　枳壳三枚，炒

上为细末，每服四钱，水一盏半，入葱白二寸，香豉三十粒，同煎至一盏，分二服。勿令病人知鼠屎。

竹叶汤方

治伤寒后虚羸少气，呕吐。

竹叶一把　石膏　麦门冬　半夏各一升　人参一两

上五味，㕮咀，以水一斗，煮取六升，去滓，内粳米一升，米熟汤成，饮一升，日三服。一方生姜五两。仲景汗后用此方，

尚有甘草。

干姜散方

治妇人得伤寒，病虽瘥，未满百日，不可与交合，为阴阳易之病。必身体俱急，手足拳欲死，丈夫病名阴易，妇人病名阳易。速当汗之可痊，满四日不可疗，宜令服此。其病体重，小腹急，热上冲胸，头重不能举，眼中生花，膝胫拘急。

干姜四两为末

沸汤调，连进服。以衣被覆，出汗方解，手足伸而愈。

青竹茹汤方

治妇人病未平复，因有所动，致热气冲胸，手足拘急，搐搦如中风状。

瓜蒌根一两　青竹茹刮，半升，淡竹是

上右二味，以水二升，煮取一升二合，去渣，分二三服。

当归白术汤方

治妇人病未平复，因有所动，小腹急痛，腰胯、四肢不任举动，发热者。

白术　当归　桂枝　附子生　甘草　芍药　人参　黄芪各二钱半　生姜半两

上㕮咀，水煎服，食顷，再服。温覆，取微汗，瘥。

赤帛烧散方

治男子新病起，房内复者。

取女人月经赤帛烧灰，服方寸匕。亦治阴卵肿缩入腹，绞痛欲死。

鼠屎豉汤方

治新瘥早起，及食多劳复。

雄鼠屎二十一枚，尖头者　豉五合　崔氏加栀子。

上二味，以水二升，煮取一升，尽服之。温卧令小汗，愈。

栀子香豉鼠屎大黄汤方

治食饱不消劳复。

栀子七枚　香豉一升　鼠屎二十枚　大黄三两

上四味㕮咀，以水六升，煮取二升，分二服。微取汗，应小鸭溏者，止；不溏者，复作。

麦门冬汤

治劳复气欲绝。

麦门冬一两　甘草二两　京枣二十枚　竹叶切，一升

上四味㕮咀，以水七升，煮粳米一升，令熟，去米，纳诸药，煎取三升，分三服。不能服者，绵滴汤纳口中用之。

葱豉鼠屎汤方

治天行劳复，头痛，四肢痛。

葱白　豉半升

上以水二升半，煎葱烂，去滓，入雄鼠屎三七枚，末之，和匀，分二服。未瘥，更作。

葛根姜豉汤方

治天行劳复作热，腰痛，头项强痛。

葛根二两　芍药　生姜各一两半　豉　葱白各二合半

上咀㕮，以水三升，煎二升，下豉，煎一升半，去滓，温饮一盏。

栀子石膏香豉汤

疗伤寒劳复如初，自汗出，脉浮滑，烦躁甚者。

栀子十六个　石膏四两　香豉一两，绵裹

上以水三升，先煮二味至二升半，下豉，煮取一升半，去滓，温服一盏。一法汤成入雄鼠屎二七枚，末，良。

芦根汤方

治天行瘥后劳复，发热，呕吐，食不下。

芦根半升　生姜二两　橘皮　枇杷叶各一两

上㕮咀，水三升，煮一升半，去滓，温饮一盏。大热，心烦躁，加石膏二两，加水一升，煮二升。

附子黄芪汤

治妇人病未平复，因夫所动，小腹簒中急痛，无热证者。

附子　白术　当归　桂枝　甘草　芍药　人参各半两　黄芪三分　生姜一两半

上㕮咀，以水四升，煮取一升半，去滓，通口服一盏。食久，再服。温覆取小汗。

卷　八

辨不可汗病脉证并治法

夫以为疾病至急，仓卒寻按，要者难得，故重集诸可与不可方治，比之三阴三阳篇中，此易见也。又时有不止，是三阴三阳，由在诸可与不可中也。

脉濡而弱，弱反在关，濡反在巅，微反在上，涩反在下。微则阳气不足，涩则无血，阳气反微，中风汗出，而反躁烦，涩则无血，厥而且寒。阳微发汗，躁不得眠。

成氏曰：寸关为阳，脉当浮盛，弱反在关，则里气不及；濡反在巅，则表气不逮。卫行脉外，浮为在上以候卫，微反在上，是阳气不足。营行脉中，沉为在下以候营，涩反在下，是无血也。阳微不能固外，腠理开疏，风因客之，故令汗出而躁烦。无血则阴虚，不与阳相顺接，故厥而且寒。阳微无津液，则不能作汗。若发汗，则必亡阳而躁。经曰汗多亡阳遂虚，恶风、烦躁、不得眠也①。郭氏曰：宜与小建中汤。

动气在右，不可发汗，发汗则衄而渴，心苦烦，饮即吐水。

成氏曰：动气者，筑筑然气动也。在右者，在脐之右也。《难经》曰：肺内证，脐右有动气，按之牢若痛，肺气不治。正气内虚，气动于脐之右也。发汗则动肺气。肺主气，开窍于鼻，气虚则不能卫血，血溢妄行，随气出于鼻为衄。亡津液，胃燥

---

① 寸关为阳……不得眠也：语见成无己《注解伤寒论》卷七“辨不可发汗病脉证并治法”。

则烦渴而心苦烦。肺恶寒，饮冷则伤肺，故饮即吐水[①]。庞氏曰：动气者，谓心腹中虚气动。若误汗者，先服五苓散一服，次服竹叶汤[②]。朱氏曰：凡脉濡弱，不可发汗；诸动气直腹上下左右，不可发汗；诸脉动数微弱，不可发汗。皆宜小建中汤。烦躁者宜竹叶汤。郭氏曰：诸动气不可发汗者，皆宜茯苓桂枝甘草大枣汤[③]。

动气在左，不可发汗，发汗则头眩，汗不止，筋惕肉瞤。

成氏曰：《难经》云：肝内证，脐左有动气，按之牢若痛，肝气不治。正气内虚，气动于脐之左也。肝为阴之主，发汗，汗不止，则亡阳外虚，故头眩，筋惕肉瞤。《甲乙经》曰：上虚则眩[④]。庞氏曰：此为逆，难治。宜先服防风白术散。汗止，续与小建中汤[⑤]。朱氏同。郭氏曰：汗不止，筋惕内瞤者，皆由失津液证，不可茯苓汤也[⑥]。

动气在上，不可发汗，发汗则气上冲，正在心端。

成氏曰：《难经》云：心内证，脐上有动气，按之牢若痛，心气不治。正气内虚，气动于脐之上也。心为阳，发汗亡阳，

---

① 动气者……故饮即吐水：语见成无已《注解伤寒论》卷七“辨不可发汗病脉证并治法”。

② 动气者……次服竹叶汤：语出庞安常《伤寒总病论》卷第二“不可发汗证”。

③ 诸动气……茯苓桂枝甘草大枣汤：语见郭雍《仲景伤寒补亡论》卷八“不可发汗”。

④ 难经……上虚则眩：语出成无已《注解伤寒论》卷七“辨不可发汗病脉证并治法”。

⑤ 此为逆……小建中汤：语本庞安常《伤寒总病论》卷第二“不可发汗证”。

⑥ 汗不止……茯苓汤也：语出郭雍《仲景伤寒补亡论》卷八“不可发汗”。

则愈损心气，肾乘心虚，欲上凌心，故气上冲，正在心端[①]。庞氏曰：李根汤主之。朱氏曰：可奔豚汤。

动气在下，不可发汗，发汗则无汗，心中大烦，骨节苦疼，目运恶寒，食则反吐，谷不得前。

成氏曰：《难经》云：肾内证，脐下有动气，按之牢若痛，肾气不治。正气内虚，气动于脐之下也。肾者主水，发汗则无汗者，水不足也。心中大烦者，肾虚不能制心火也。骨节苦疼者，肾主骨也。目晕者，肾病则目肓肓如无所见。恶寒者，肾主寒也。食则反吐，谷不得前者，肾水干也。王冰曰：病呕而吐，食久反出，是无水也[②]。郭氏曰：大橘皮汤、茯苓汤、小半夏汤，皆可用以止吐。吐止而心中烦，骨节疼，恶寒证不止者，服柴胡桂枝汤，后服小建中汤[③]。

咽中闭塞，不可发汗，发汗则吐血，气欲绝，手足厥冷，欲得蜷卧，不能自温。

成氏曰：咽门者，胃之系，胃经不和，则咽内不利。发汗攻阳，血随发散而上，必吐血也。胃经不和而反攻表，则阳虚于外，故气欲绝，手足冷，欲蜷卧而不能自温。庞氏曰：甘草干姜汤主之。常氏曰：咽中闭塞，可小柴胡汤。设经发汗吐血者，柏叶艾叶汤，《金匮》方。气微厥逆蜷卧者，可当归四逆汤[④]。

---

① 难经……正在心端：语出成无己《注解伤寒论》卷七“辨不可发汗病脉证并治法”。

② 难经……是无水也：语出成无己《注解伤寒论》卷七“辨不可发汗病脉证并治法”。

③ 大橘皮汤……小建中汤：语出郭雍《仲景伤寒补亡论》卷八“不可发汗”。

④ 咽门者……当归四逆汤：语出成无己《注解伤寒论》卷七“辨不可发汗病脉证并治法”。

诸脉得动数微弱者，不可发汗，发汗则大便难，腹中干，胃燥而烦，其形相像，根本异源。

成氏曰：动数之脉，为热在表；微弱之脉，为热在里。发汗亡津液，胃中干燥，故大便难，腹中干，胃燥而烦。根本虽有表里之异，逆治之后，病形相象也[①]。腹中干，一作胞中干。郭氏曰：宜小建中汤。

脉微而弱，弱反在关，濡反在巅，弦反在上，微反在下。弦为阳运，微为阴寒，上实下虚，意欲得温。微弦为虚，不可发汗，发汗则寒栗不能自还。

成氏曰：弦在上，则风伤气，风胜者，阳为之运动。微在下，则寒伤血，血伤者，里为之阴寒。外气怫郁为上实，里有阴寒为下虚。表热里寒，意欲得温，若反发汗，亡阳阴独，故寒栗不能自还[②]。常氏曰：可当归四逆汤主之。

咳者则剧，数吐涎沫，咽中必干，小便不利，心中饥烦，晬时而发，其形似疟，有寒无热，虚而寒栗，咳而发汗，蜷而苦满，腹中复坚。

成氏曰：肺寒气逆，咳者则剧。吐涎沫，亡津液，咽中必干，小便不利。膈中阳气虚，心中饥而烦。一日一夜，气大会于肺，邪上相击，晬时而发，形如寒疟，但寒无热，虚而寒栗。发汗攻阳则阳气愈虚，阴寒愈甚，故蜷而苦满，腹中复坚[③]。郭氏曰：《脉经》以二证合而为一。雍谓自咳者之下为咳者剧

---

① 动数之脉……病形相象也：语出成无己《注解伤寒论》卷七“辨不可发汗病脉证并治法”。

② 弦在上……不能自还：语见成无己《注解伤寒论》卷七“辨不可发汗病脉证并治法”。

③ 肺寒气逆……腹中复坚：语出成无己《注解伤寒论》卷七“辨不可发汗病脉证并治法”。

证，咳者之上为不咳未剧之证。二证之脉皆濡而弱也。咳证里寒多，宜小建中汤、理中丸、附子汤微温之①。

厥，脉紧，不可发汗，发汗则声乱咽嘶，舌萎，声不得前。

成氏曰：厥而脉紧，则少阴伤寒也，法当温里，而反发汗，则损少阴之气。少阴之脉入肺中，循喉咙，挟舌本，肾为之本，肺为之标。本虚则标弱，故声乱咽嘶，舌萎，声不得前②。郭氏曰：厥阴脉紧，则引舌与卵，故舌卷而囊缩。若缓则舌萎不得前。故厥脉紧者，不可发汗，恐其脉缓也。厥脉紧者，宜四逆汤；缓者，宜小建中汤，或言宜小柴胡汤。白虎汤皆不可用③。

诸逆发汗，病微者难瘥，剧者言乱，目眩者死，命将难全。

成氏曰：不可发汗而强发之，轻者因之而重，重者脱其阴阳之气而死。《难经》曰：脱阳者见鬼，是此言乱也；脱阴者目盲，是此目眩也。眩非玄，而见玄，是近于盲也④。

咳而小便利，若失小便者，不可发汗，发则四肢厥逆冷。

成氏曰：肺经虚冷，上虚不能治下者，咳而小便利，或失小便。上虚发汗，则阳气外亡。四肢者，诸阳之本，阳虚则不与阴相顺接，故四肢厥逆冷⑤。郭氏曰：设误发汗，宜甘草干

---

① 脉经……微温之：语出郭雍《仲景伤寒补亡论》卷八“不可发汗”。

② 厥而脉紧……声不得前：语见成无己《注解伤寒论》卷七“辨不可发汗病脉证并治法”。

③ 厥阴脉紧……皆不可用：语出郭雍《仲景伤寒补亡论》卷八“不可发汗”。

④ 不可发汗……是近于盲也：语出成无己《注解伤寒论》卷七“辨不可发汗病脉证并治法”。

⑤ 肺经虚冷……四肢厥逆冷：语见成无己《注解伤寒论》卷七“辨不可发汗病脉证并治法”。

姜汤、当归四逆汤[1]。

伤寒头痛，翕翕发热，形象中风，常微汗出，自呕者，下之益烦，心中懊侬如饥；发汗则致痓，身强难以屈伸；熏之则发黄，不得小便；灸则发咳唾。

成氏曰：伤寒当无汗恶寒，今头痛，发热，微汗出，自呕，则伤寒之邪传而为热，欲行于里。若早下之，邪热乘虚流于胸中，为虚烦，心中懊侬如饥。若发汗则虚，表热归经络，热甚生风，故身强直而成痓。若熏之，则火热相合，消烁津液，故小便不利而发黄。肺恶火，灸则火热伤肺，必发咳嗽而吐脓[2]。郭白云曰：头痛，发热，出汗，小柴胡汤。心烦喜呕，亦小柴胡。痓而身强，桂枝加葛根。不得小便而咳吐，即小青龙汤。熏之发黄，即茵陈蒿汤也[3]。以上十三条，皆三阴三阳篇中所无。以下则重集正经，以备仓卒寻按。成氏以为经注已具，更不复出，今复叔和之旧。

少阴病，脉细沉数，病为在里，不可发汗。

太阳病，脉浮紧者，法当身疼痛，宜以汗解之。假令尺中脉迟者，不可发汗，何以知然？以营气不足，血少故也。

庞氏曰：前阳明病脉迟，汗出多，微恶寒，宜桂枝汤，不责营不足，盖尺脉长大而迟，此必软紧而迟，不可汗，宜建中汤[4]。

---

① 设误发汗……当归四逆汤：语见郭雍《仲景伤寒补亡论》卷八“不可发汗”。

② 伤寒当无汗……咳嗽而吐脓：语出成无己《注解伤寒论》卷七“辨不可发汗病脉证并治法”。

③ 头痛……茵陈蒿汤也：语出郭雍《仲景伤寒补亡论》卷八“不可发汗”。

④ 前阳明病……宜建中汤：语出庞安常《伤寒总病论》卷第二“不可发汗证”。

郭氏曰：桂枝本为解肌，不动经，故前阳明证用之，麻黄则发汗动经也①。

少阴脉微，不可发汗，亡阳故也。

庞氏曰：汗则厥而烦躁，不得眠②。常氏曰：可附子汤。

太阳病，得之八九日，如疟状，发热恶寒，热多寒少，其人不呕，清便欲自可，续自汗，一日二三度发，脉微缓者，为欲愈也。脉微而恶寒者，此阴阳俱虚，不可更发汗也。

常氏曰：可小柴胡汤。郭氏曰：先服小建中汤。

太阳病，发热恶寒，热多寒少，《千金翼》作寒多热少，**脉微弱者，此无阳也，不可发汗。**

常氏曰：可小柴胡汤。郭氏曰：亦宜甘草干姜汤。

咽喉干燥者，不可发汗。

亡血家不可发汗，发汗则寒栗而振。

常氏曰：小柴胡加芍药地黄汤。

汗家不可重发汗，发汗必恍惚心乱，小便已阴疼，宜禹余粮丸。

本方缺。常氏曰：取一味禹余粮，火煅末，服之亦可。郭氏曰：禹余粮不用石壳，此火锻末服，则是壳也③。

淋家不可发汗，发汗必便血。

常氏曰：可猪苓汤、芍药地黄汤。

疮家虽身疼痛，不可发汗，发汗则痉，重见太阳。

---

① 桂枝本为……发汗动经也：语见郭雍《仲景伤寒补亡论》卷八“不可发汗”。

② 汗则厥……不得眠：语见庞安常《伤寒总病论》卷第二“不可发汗证”。

③ 常氏曰……则是壳也：语出郭雍《仲景伤寒补亡论》卷八“不可发汗”。

常氏曰：可小柴胡汤。痉者桂枝加葛根汤。

下利清谷及下利，不可发汗，汗出必胀满。

郭白云曰：宜温其里，后随证治之①。

伤寒一二日至四五日厥者，必发热。前热者后必厥，厥深者热亦深，厥微者热亦微。厥应下之，而反发汗，必口伤烂赤。

伤寒脉弦细，头痛发热者，属少阳，少阳不可发汗。

常氏曰：可小柴胡汤。

太阳与少阳并病，头项强痛，或冒眩，时如结胸，心下痞硬者，不可发汗。当刺大椎第一间、肺俞、肝俞，发汗则谵语。脉弦五六日，谵语不止者，当刺期门。

太阳发汗，因致痉。

前本病云：太阳病，发汗太多，因致痉。痉当作痓。

太阴病，咳而下利，谵语者，此被火气劫故也。小便必难，以强责少阴汗也。

常氏曰：可桂枝去芍药加蜀漆牡蛎龙骨救逆汤。小便难者，五苓散。

少阴病，但厥无汗，而强发之，必动其血，未知从何道出，或从口鼻，或从目出者，是名下厥上竭，为难治。

病人脉数，数为热，当消谷引食，反吐者，以医发其汗，令阳气微，膈气虚，脉则为数，数为客阳，不能消谷，胃中虚冷，故令吐也。

常氏曰：小半夏汤、温中汤。以上诸条皆出《伤寒论》六经篇中。以下并载《补亡论》所录王叔和及朱奉议语。

---

① 宜温其里……随证治之：语见郭雍《仲景伤寒补亡论》卷八“不可发汗”。

王叔和曰：伤寒四五日，其脉沉，烦而喘满。脉沉者为在里，不可发汗，津液越出，大便为难，表虚里实，久则谵语。常氏曰：可麻黄杏仁甘草石膏汤。脉沉里实、谵语者，调胃承气汤。

又曰：其人素伤于风，因复伤于热，风热相搏，则发风温，四肢不收，头痛身热，常汗出不解，治在少阴、厥阴，不可发汗。汗出谵语，独语内烦，躁扰不得卧，善惊，目乱无精①，治之复发其汗，如此死者，医杀之耳。出《医律》。朱氏曰：风温不可发汗，宜葳蕤汤。

又曰：伤寒湿温，其人常伤于湿，因而中暍。湿热相搏，则发湿温。病若两胫逆冷，腹满，又头目痛，苦妄言，治在足太阴，不可发汗。汗出必不能言，耳聋，不知痛所在，身青面色变，名曰重暍。如此死者，医杀之耳。朱氏曰：宜白虎加苍术汤。庞氏曰：不当汗而强汗之，则津液枯槁而死。

附治不可发汗证诸方

防风白术散方

防风一两　白术三分　牡蛎粉半两

上为细末，温米饮调下二钱，日二三服。汗出，续与建中汤。

李根汤方

半夏半两　桂枝　当归　芍药　黄芩　甘草　人参各一分　茯苓三分

上为粗末，每服五钱，以水二盏，姜三片，甘李根白皮一

① 精：生气。

团如鸡子黄大，煎八分，通口日三五服。

奔豚汤方

甘草　芎䓖　当归各二两　芍药　黄芩各二两　半夏　生姜各四两　生葛五两　甘李根白皮一升

上九味，以水二斗，煮取五升，温服一升。日三夜一服。

茯苓汤方

茯苓　白术炒，各五钱

上二味㕮咀，以水煎服。

小半夏汤方

半夏一升　生姜半斤

上二味，以水七升，煮取一升半，分温再服。

柏叶艾叶汤方

柏叶　干姜各三两　艾叶三把

上三味，以水五升，取马通汁①一升，合煎取一升，分温再服。

小柴胡加芍药地黄汤

即于小柴胡汤内加芍药、生地黄二味。

白虎加苍术汤方

即于白虎汤内加苍术三两。

葳蕤汤方

见后《外篇》第三卷。

① 马通汁：即马粪汁。

温中汤方

白术　当归各一两　人参　附子炮，去皮脐　干姜炮　甘草炙　蜀椒去目，炮出汗　桂心各一两

上㕮咀，剉如麻豆大，每服四钱匕，以水一盏半，煎取八分，去滓，温服，日三。

桂枝加葛根汤

竹叶汤

桂枝去桂加龙牡救逆汤

甘草干姜汤

麻黄杏仁甘草石膏汤

葛根黄芩黄连汤

以上诸方俱已见前篇。

辨可发汗病脉证并治法

大法春夏宜发汗。

庞氏作春宜汗。

凡发汗，欲令手足俱周时①出以漐漐然，一时间②许益佳，不可令如水淋漓。若病不解，当重发汗。汗多必亡阳，阳虚不得重发汗也。

凡服汤发汗，中病便止，不必尽剂也。

凡云可发汗，无汤者，丸散亦可用，要以汗出为解，然不如汤随证良验。

① 周时：指一昼夜。

② 一时间：短时间之内。

《金匮玉函经》曰：水能净万物，故用汤也[1]。

病人脉浮大，问病者，言但便硬耳。设利者为逆。

者字作之字看。

大便硬为实，汗出而解，何以故？脉浮，当以汗解。

成氏曰：便硬虽为里实，亦当先解其外。若下利药，是为大逆。结胸虽急，脉浮大者，犹不可下，下之则死，况此便硬乎[2]？

下利后身疼痛，清便自调者，急当救表，宜桂枝汤发汗。

可发汗，成本止此六条。以下重集三阴三阳篇可发汗证，以复叔和之旧，并录诸家之说，以备参考。

太阳中风，阳浮而阴弱。阳浮者，热自发；阴弱者，汗自出，啬啬恶寒，淅淅恶风，鼻鸣干呕者，桂枝汤证。

病常自汗出者，此为营气和。营气和者，外不谐，以卫气不共营气和谐故尔。以营行脉中，卫行脉外，复发其汗，营卫和则愈。宜桂枝汤。

《脉经》云：病自汗出，此为营气和。营气和而外不谐，此外卫不利也。营行脉中，为阴主内；卫行脉外，为阳主外。复发其汗，卫和则愈[3]。郭氏曰：营卫二气本相和，共循脉内外而行也。今寒不伤营而营独和，风反伤卫而卫气不和，则营卫不相通，不得循脉内外而并行，是其外不解也，必发去卫中所中之风邪，然后营卫谐和而病解矣。所以用桂枝者，以桂枝能和卫而不能至营也。所以不用麻黄者，以麻黄兼入营卫，反复动已和无疾之营气，便营卫俱虚，遂令汗漏不止，则人殆矣。

---

① 水能净万物……用汤也：语见《金匮玉函经》卷第一“证治总例”。

② 便硬虽为……便硬乎：语出成无己《注解伤寒论》卷七“辨可发汗病脉证并治法”。

③ 病自汗出……卫和则愈：语出王叔和《脉经》卷七“病可发汗证”。

此古人解表精微之意，因世人疑营气和而外不谐之语，故解明之[1]。

病人脏无他病，时发热，自汗出，而不愈者，此卫气不和也。先其时发汗则愈，宜桂枝汤。

郭氏曰：前证言营气和而不及卫，此言卫气不和而不及营，其实一也。但前证常发热而汗出者，此证发热汗出有时者，故言先其时发汗则愈，其用桂枝汤则同[2]。

太阳病，脉浮者，可发汗，宜桂枝汤。

太阳病，脉浮而数者，可发汗，宜桂枝汤。

太阳病，外证未解，脉浮弱者，当以汗解，宜桂枝汤。

太阳病，头痛发热，汗出恶风者，宜桂枝汤。

太阳病，发热汗出者，此为营弱卫强，故使汗出。欲救邪风者，宜桂枝汤。

郭氏曰：营弱者，自和也。卫强者，风邪乘之也。欲逐风邪，须令桂枝入卫，则不动营也[3]。

太阳病，初服桂枝汤，反烦不解者，先刺风池、风府，却与桂枝汤则愈。

庞氏曰：风池，足少阳之经，阳维之会。不针天柱而取风池者，阳维维诸阳，太阳为诸阳主气故也[4]。

---

① 营卫二气……故解明之：语出郭雍《仲景伤寒补亡论》卷八“可发汗”。

② 前证言……桂枝汤则同：语出郭雍《仲景伤寒补亡论》卷八“可发汗”。

③ 营弱者……则不动营也：语见郭雍《仲景伤寒补亡论》卷八“可发汗”。

④ 风池……主气故也：语出庞安常《伤寒总病论》卷第二“可发汗证”。

烧针令其汗，针处被寒，核起而赤者，必发奔豚，气从小腹上抢心者，灸其核上各一壮，与桂枝加桂汤。

伤寒不大便六七日，头痛有热者，未可与承气汤。其小便清者，知不在里，仍在表也，当须发汗，宜桂枝汤。若头痛者必衄。

常氏疑其误，以谓设须发汗，当麻黄汤，不然，桂枝麻黄各半汤。郭氏曰：亦当分有汗无汗二证而用二汤也。其小便清者，知不在里，故不用小承气而用二汤也[1]。

下利腹胀满，身体疼痛者，先温其里，乃攻其表。温里宜四逆汤，攻表宜桂枝汤。

郭氏曰：下利，里证；身疼痛，表证也[2]。

下利后，身疼痛，清便自调者，急当救表，宜桂枝汤。

太阳病下之后，其气上冲者，宜桂枝汤。

《脉经》云：气不上冲者，不可与服。

太阳病微喘者，表未解也，宜桂枝加厚朴杏子汤。

太阳病不解，热结膀胱，其人如狂，血自下，下者愈。其外不解者，尚未可攻，当先解外，宜桂枝汤。外解已，血未下，小腹急结者，乃攻之，宜桃核承气汤。

伤寒，其脉不弦紧而弱，弱者必渴；被火者，必谵语。弱者，发热脉浮，解之当汗出愈。

病人烦热，汗出则解。又如疟状，日晡所发潮热者，属阳明也。脉浮虚者，当发汗，宜桂枝汤。

此阳明自中风也。

---

① 亦当分……二汤也：语出郭雍《仲景伤寒补亡论》卷八“可发汗五十八条”。

② 下利……表证也：语见郭雍《仲景伤寒补亡论》卷八“可发汗”。

太阳病，桂枝证，医反下之，利遂不止，脉促者，表未解也。喘而汗出者，葛根黄芩黄连汤。

庞氏论桂枝证曰：凡桂枝证病者，常自汗出，小便不利，手足温和，或手足指稍露之则微冷，覆之则温，浑身热，微烦而憎寒，始可行桂枝汤。若病者身无汗，小便数，或手足逆冷，不恶寒，反恶热，或饮酒后，切不可行桂枝汤也。此则中风自汗，用桂枝汤证也。又论麻黄汤证曰：伤寒之脉紧盛，而按之涩是也。脉浮而紧，浮为风，紧为寒，风伤卫，寒伤营，营卫俱病，骨节烦疼，外证必发热，无汗或喘，其人但憎寒，手足指末必微厥，厥久而复温，掌心不厥，此伤寒无汗，用麻黄汤证也。

太阳病，头痛发热，身疼腰痛，骨节疼痛，恶风，无汗而喘者，麻黄汤主之。

脉浮者，病在表，可发汗，宜麻黄汤。

郭氏曰：亦分中风、伤寒、有汗、无汗，而用桂枝、麻黄二汤也①。

太阳病，脉浮紧，无汗发热，身疼痛，八九日不解，表证仍在，当发其汗，服汤已微除。其人发烦目瞑，剧者必衄，衄乃解。所以然者，阳气重故也，麻黄汤主之。

郭氏曰：服汤已者，服麻黄汤已也②。愚按：麻黄汤主之句即为汤字出方也。

伤寒脉浮紧，不发汗，因致衄者，麻黄汤主之。

---

① 亦分中风……麻黄二汤也：语出郭雍《仲景伤寒补亡论》卷八“可发汗”。

② 服汤已者……麻黄汤已也：语出郭雍《仲景伤寒补亡论》卷八“可发汗”。

郭氏曰：衄家不可发汗，而此用麻黄汤，盖久衄之家既已亡血，故不可汗，今缘失发其汗致衄，故当泄其毒气也①。

太阳与阳明合病，喘而胸满者，不可下也，宜麻黄汤。

阳明病，脉浮，无汗而喘者，发汗则愈，宜麻黄汤。

阳明中风，脉弦浮大而短气，腹都满，胁下及心痛久，按之气不得通，鼻干不得汗，嗜卧，一身及面目悉黄，小便难，有潮热，时时哕，耳前后肿，刺之小瘥。外不解，病过十日，脉续浮者，浮兼弦大看。与小柴胡汤。脉但浮无余证者，与麻黄汤。若不尿，腹满加哕者，不治。

太阳中风，脉浮紧，发热恶寒，身疼痛，不汗出而烦躁，或头痛者，大青龙汤主之。若脉微弱，汗出恶风者，不可服之。服之则厥逆，筋惕肉瞤者，为逆也。

伤寒脉浮缓，身不疼痛，但重，乍有轻时，无少阴证者，可与大青龙汤发之。

郭白云曰：大青龙汤唯有此二证最为难识，故世医多不能辨之，亦多误也。前曰：太阳中风，脉浮紧者，此即中风见寒脉也。后曰：太阳伤寒，脉浮缓者，此则伤寒见风脉也。庞氏曰：似桂枝证，反无汗而脉浮；似麻黄汤证，反身不疼而脉缓，此为大青龙汤证。其言皆不难知，其要则在太阳中风脉浮紧，太阳伤寒脉浮缓而已。然大青龙发汗过于麻黄汤远甚，如中风见寒脉，汗不出者，尚可用。设或中风自汗出者，安敢更用青龙发表？故仲景又曰：若脉微弱，汗出恶风者，不可服之。服之则厥逆，筋惕肉瞤，此为逆也。盖谓服之，则漏汗不止，至

① 衄家不可……泄其毒气也：语见郭雍《仲景伤寒补亡论》卷八“可发汗”。

于亡阳也，极则反厥逆而生筋惕肉瞤之证，不可治也。世医所以多误用者，正谓此。如是则大青龙一证，又当于中风见寒脉之中再分有汗、无汗作为两证，则大青龙当有三证。其两证无汗者，可服大青龙汤，其一证有汗者，不可服也。有汗一证，既不可服大青龙汤，则有证无药矣。自仲景以来，皆未尝议此一证，所以后人多误。然谓此一证，当用桂枝麻黄各半汤，仲景本以此汤治发热恶寒，形如疟者，且疟之发寒，本因伤于寒；疟之发热，本因伤于风。唯疟具风寒二证，故与大青龙，其源相似，但恐病重药轻。雍妄意大青龙三证皆可代用，唯无汗者微加麻黄；有汗者微减麻黄，用之则尤善。虽曰药轻，其实对证，又无误用之失，不犹愈乎[①]？赤按：中风脉浮紧，伤寒脉浮缓，只有二证，并无三证。唯二证皆不汗出而烦躁，烦躁由于不汗出，故皆以大青龙发之。不汗出与单伤寒之无汗不同也。若脉微弱，汗出恶风，便不是此证，所以不可服之，服之则有厥逆，筋惕肉瞤之变也。亦犹太阳桂枝证云“桂技本为解肌，若其人脉浮紧，发热汗不出者，不可与也”一类文法，岂得谓桂枝证中又分出无汗一证耶？窃意脉微弱汗出恶风者，不唯大青龙不可服，即桂枝麻黄各半汤亦且有亡阳、汗漏之失也。若谓大青龙太峻，以各半汤代之，亦必施之二证之稍轻者，不可施之脉微、汗出恶风者也。

伤寒表不解，心下有水气，咳而微喘，发热不渴，小青龙汤主之。服汤已，渴者，此寒去欲解也。

伤寒表不解，心下有水气，干呕，发热而咳，或渴，或利，

---

① 大青龙汤……不犹愈乎：语出郭雍《仲景伤寒补亡论》卷八“可发汗”。

或噎，或小便不利，小腹满，或喘者，宜小青龙汤。

太阳病，项背强几几，无汗恶风者，葛根汤主之。

太阳与阳明合病，必自下利，不呕者，宜葛根汤。

太阳与阳明合病，不下利，但呕者，葛根加半夏汤。

中风，往来寒热，伤寒五六日以后，胸胁苦满，默默不欲饮食，心烦喜呕，或胸中烦而不呕，或渴，或腹中痛，或胁下痞硬，或心下悸，小便不利，或不渴，身有微热，或咳者，小柴胡汤主之。

伤寒四五日，身热恶风，颈项强，胁下满，手足温而渴者，宜小柴胡汤。

伤寒六七日，发热，微恶寒，肢节烦疼，微呕，心下支结，外证未去者，柴胡桂枝汤主之。

太阳病，十日以去，脉浮细而嗜卧者，外已解也。设胸满胁痛者，与小柴胡汤。脉但浮者，与麻黄汤。

少阴病，始得之反发热脉沉者，麻黄附子细辛汤主之。

少阴病，得之二三日，麻黄附子甘草汤微发汗。以二三日无里证，故微发汗也。

脉浮，小便不利，微热，消渴者，宜五苓散，发汗利小便。

太阳病，下后，脉促胸满者，桂枝去芍药汤主之。

庞氏曰：芍药味酸，脉促胸满，或结胸，故去芍药，全用辛甘发散也①。

服桂枝汤，或下之，仍头痛项强，翕翕发热，无汗，心下满，微痛，小便不利者，桂枝去桂加茯苓白术汤主之。

---

① 芍药味酸……辛甘发散也：语出庞安常《伤寒总病论》卷第二“可发汗证”。

此胃虚停饮，故无汗。邪不在表，故去桂枝，加茯苓、白术，得小便利，水饮行，腹满减，而热自除，头亦不痛矣。以下附录庞氏发汗诸说，以备参考。

庞氏发汗诸说

庞安常曰：伤寒三日后，与诸汤不瘥，脉势如故，阳气犹在经络，未入脏腑，宜桂枝石膏汤。此汤可夏至后代桂枝汤用之。若加麻黄，可代麻黄、青龙汤用之。

又曰：伤寒疗治，四五日不瘥，身体毒热、面赤者，葛根龙胆汤主之。

又曰：凡发散，以辛甘为主，复用此苦药，何也？辛甘者，折阴气而助阳气也。今热盛于表，故加苦以发之。《素问》云“热淫于内，以苦发之”是也。

又曰：时行热病，六七日未得汗，脉洪大或数，面目赤，身体大热，烦躁狂言欲走，大渴甚。又五六日以上不解，热在胃中，口噤不能言，为坏伤寒，医所不能治。如已死人，或精魂已竭，心下才暖，拨开其口，灌药下咽即活。兼治阳毒，麦奴丸，《活人书》名黑奴丸。

又曰：伤寒瘥后，目不了了，谓至十日，或半月二十日，终不惺惺①，常昏沉似失精神，言语错乱，或无寒热，有似鬼祟，或潮热烦赤，或有寒热如疟状，此乃发汗不尽，余热在心包络间所致也。宜知母麻黄汤。

又曰：太阳病下之后，气上冲，其脉必浮，可依证发汗，不与发汗，必成结胸也。凡发汗，脉浮大，虽大便秘，小便少

---

① 惺惺：清醒貌。

者，可发汗而解也。

又曰：当汗不汗，诸毛孔闭塞，闷绝而死。

又蒸法曰：伤寒，连服发汗汤七八剂，汗不出者，死。如中风法蒸之，使温热之气外迎，无不得汗也。古用薪火烧地良久，去火扫地，以水洒之，取蚕沙、柏桃荆叶、糠皮、麦麸皆可用，铺烧地上，可侧手厚，铺席，令病人卧席上，温覆之。热月只可夹被覆，其汗立出，候周身至胸心皆濈濈，乃用温粉扑止，移之床上即愈。如无蚕沙，则用麦麸之类亦得①。

附录庞氏发汗诸方

桂枝石膏汤方

石膏三两　栀子二十四个　生姜一两半　桂枝　黄芩　甘草各一两　升麻　葛根各一两半

上㕮咀，以水五升，煮取二升半，去滓，温饮一盏，食顷再服。若得汗，即止后服。

葛根龙胆汤方

葛根生者，四两；干者，用二两　生姜　升麻　大青　龙胆　桂枝　甘草　麻黄　芍药各半两　葳蕤一两　石膏一两半

上㕮咀，以水四升半，煮麻黄数沸，去上沫，纳诸药，煎二升，去滓，温饮一汤盏，日三夜二。

凡葛根，须用家园味甘多白粉者为佳。误用味苦野葛，多吐，人转增病。

---

① 伤寒三日……之类亦得：语本庞安常《伤寒总病论》卷第二“可发汗证”。

麦奴丸方

麻黄三分　釜底煤　小麦奴　黄芩　灶底墨　梁上尘　灶中黄土各一分　芒硝　大黄各半两

上为细末，蜜丸弹子大，新汲水三合，和一丸研服之。渴者，但令冷水足意[1]饮之，须臾当寒，竟汗出便瘥。若日移五尺不汗，依前法再服一丸，瘥即止，须微利。

麦奴乃小麦未熟时丛中黑麦捻之成黑勃[2]者是也。

知母麻黄汤方

知母一两半　麻黄一两　芍药　黄芩　甘草　桂枝各半两

上㕮咀，以水二升半，煮麻黄数沸，去上沫，纳诸药，煮取一升三合，去滓，每服温饮一大盏。半日可相次三服，温覆令微汗。若心烦欲水，当稍与之，令胃中和则愈。未汗尽剂。

辨发汗后病脉证并治法

发汗后，亡阳谵语者，不可下，与柴胡桂枝汤，和其营卫，以通津液，后自愈。

成氏曰：胃为水谷之海，津液之主。发汗多亡津液，胃中燥，必发谵语。此非实热，则不可下，与柴胡桂技汤，和其营卫，通其津液，津液生则胃润，谵语自止[3]。成氏只载此一证以存篇第而已。汗后病，仲景原文三十条，虽前有详说，今仍录之，以无失叔和重集之意。

---

① 足意：满意。

② 勃：粉末，粉状物。

③ 胃为水谷……谵语自止：语见成无已《注解伤寒论》卷八“辨发汗后病脉证并治法”。

二阳并病，太阳初得病时，发其汗，汗先出不彻，因转属阳明，续自微汗出，不恶寒。若太阳病证不罢者，不可下，下之为逆。如此者，可小发汗。设面色缘缘正赤者，阳气怫郁在表，当解之、熏之。若发汗不彻，不足言阳气怫郁不得越，当汗不汗，其人躁烦，不知痛处，乍在腹中，乍在四肢，按之不可得，其人短气但坐，以汗出不彻故也。更发汗则愈。何以知汗出不彻？以脉涩，故知之。

庞氏用麻黄汤。常氏曰：可柴胡桂枝汤。

未持脉时，叉手自冒心。师因教试令咳，而不即咳者，此两耳无闻也。所以然者，以重发汗虚故如此。

常氏云：可小柴胡汤。郭氏曰：宜先服小建中汤。

发汗后，饮水多必喘，以水灌之亦喘。

常氏云：治喘，可麻黄杏子甘草石膏汤。郭氏曰：伤水者，五苓散。

发汗后，水药不得入口，为逆。若更发汗，必吐下不止。

常氏曰：可小半夏加橘皮汤。郭氏曰：可《类要》[1] 四味橘皮汤。

阳明病，本自汗出，医更重发汗，病已瘥，尚微烦不了了者，此必大便硬故也。以亡津液，胃中干燥，故令大便硬。当问小便日几行，若本小便日三四行，今日再行，故知大便不久出。今为小便数少，以津液当还入胃中，故知不久必大便也。

常氏云：可小柴胡汤。郭氏云：小便少者，津液还入胃中，

① 类要：《类要》是北宋名臣晏殊所编撰的一部大型类书，它是晏殊半生读书心得的总汇，保存了大量北宋真宗以前的珍贵文献，仅今存的三十七卷引录文献即达七百余种，其中80%以上已经散佚。

则不须服药也[①]。

发汗多，若重发汗者，亡其阳，谵语，脉短者，死；脉自和者，不死。

伤寒发汗已，身目为黄，所以然者，以寒湿在里不解故也。以为不可下也，于寒湿中求之。

常氏云：可五苓散。郭氏云：黄芪加茵陈汤。

病人有寒，复发汗，胃中冷，必吐蛔。

常氏云：可理中丸、乌梅丸。

太阳病，发汗，遂漏不止，其人恶风，小便难，四肢微急，难以屈伸者，宜桂枝加附子汤。

庞氏曰：小便难，为有津液，可作汗。若小便数，不可误认为桂枝证也[②]。

伤寒脉浮，自汗出，小便数，心烦，微恶寒，脚挛急，反与桂枝，欲攻其表，此误也。得之便厥，咽中干，烦躁吐逆者，作甘草干姜汤，以复其阳。若厥愈足温者，更作芍药甘草汤与之，其脚即伸。若胃气不和，谵语者，少与调胃承气汤。若重发汗，复加烧针，与四逆汤。

郭白云曰：此证首尾都无四逆证，恐是字误。今详重发汗复加烧针，恐是火劫亡阳惊狂者，则当与桂枝去芍药加蜀漆牡蛎龙骨救逆汤。若只是火逆，因烧针烦躁，则当与桂枝甘草龙骨牡蛎，亦救逆也。故恐“四逆”本是“救逆汤”字。《考正》

---

① 小便少者……不须服药也：语出郭雍《仲景伤寒补亡论》卷九“汗后”。

② 小便难……桂枝证也：语出庞安常《伤寒总病论》卷第二“可发汗证”。

曰：误书人误出四逆汤一方也①。

服桂枝汤，大汗出，脉洪大者，与桂枝汤，如前法。

谓刺风池、风府。

若形似疟，一日再三发者，汗出必解，宜桂枝二麻黄一汤。

服桂枝汤，大汗出后，大烦渴不解，脉洪大者，白虎加人参汤主之。

伤寒发汗已解，半日许复烦，脉浮数，与桂枝汤。

发汗后，身疼痛，脉沉迟者，桂枝加芍药生姜各一两人参三两新加汤主之。

发汗后，不可更行桂枝汤。汗出而喘，无大热者，可与麻黄杏子甘草石膏汤。

发汗过多，其人叉手自冒心，心下悸，欲得按者，宜桂枝甘草汤。

发汗后，其人脐下悸者，欲作奔豚，宜茯苓桂枝甘草大枣汤。

发汗后，腹胀满者，厚朴生姜半夏甘草人参汤主之。

发汗后，病不解，反恶寒者，虚故也，芍药甘草附子汤主之。

发汗后，恶寒者，虚故也；不恶寒，但热者，实也，当和胃气，宜调胃承气汤。

太阳病，发汗后，大汗出，胃中干，烦躁不得眠，欲得饮水者，少少与饮之，令胃中和自愈。若脉浮，小便不利，微热，消渴者，宜五苓散。

---

① 此证首尾……一方也：语出郭雍《仲景伤寒补亡论》卷九“汗后”。

发汗已，脉浮数，烦渴者，宜五苓散。

伤寒，汗出而渴者，宜五苓散；不渴者，宜茯苓甘草汤。

太阳病发汗，汗出不解，其人仍发热，心下悸，头眩，身瞤动，振振欲擗地者，真武汤主之。

伤寒汗出，解之后，胃中不和，心下痞硬，干噫食臭，胁下有水气，腹中雷鸣，下利者，生姜泻心汤主之。

伤寒发热，汗出不解，心下痞硬，呕吐下利者，大柴胡汤主之。

阳明病，自汗出，若发汗后小便自利者，此为津液内竭，虽硬不可攻之。须自欲大便，宜蜜煎导而通之。若土瓜根、大猪胆汁，皆可为导。

太阳病三日，发汗不解，蒸蒸发热者，属胃也，宜调胃承气汤。

发汗后不解，腹满痛者，急下之，宜大承气汤。

大汗出，热不去，内拘急，四肢疼，又下利，厥逆而恶寒者，属四逆汤也。

附录《补亡论》问答九条《千金方》二条

问曰：古所谓阴阳交者，何也？雍曰：《素问》三十三[①]曰：有病温者，汗出辄复热，而脉躁疾，不为汗衰，狂言不能食，病者为何？岐伯曰：病名阴阳交。交者，死也。帝曰：愿闻其说。岐伯曰：人所以汗出者，皆生于谷，谷生于精。今邪气交争于骨肉而得汗者，是邪却而精胜也。精胜则当能食而不复热。复热者，邪气也；汗者，精气也。今汗出而辄复热者，是邪胜也。不

① 素问三十三：即《素问·评热病论》。

能食者，精无俾也。汗而热留者，其寿可立而倾也。

问曰：《素问》言汗出而脉尚躁盛者，死。何也？雍曰：此则阴阳交也。《灵枢》二十三[①]曰：热病已得汗，而脉尚躁盛，此阴脉之极也，死。其得汗而脉静者，生。热盛脉盛躁，而不得汗者，此阳脉之极也，死。脉盛躁，得汗静者，生。

问曰：何以谓之交也？雍曰：阴极则交阳，阳极则交阴也。交则争而乱矣，故不可极也。有生者何如？曰：静则生，交则死也。阴脉脉静，阳脉人静，皆生之证也。

问曰：何以谓之盛躁？雍曰：《灵枢》九篇[②]所谓：人迎一盛、二盛、三盛，脉口一盛、二盛、三盛，此之谓盛也。一盛而躁，二盛而躁，三盛而躁，此之谓躁也。极者何也？人迎、脉口四盛，为极矣。人迎四盛，名曰溢阳，为外格。脉口四盛，名曰溢阴，为内关。内关、外格，死，不治，即阴阳交也。人迎不为衰，阳交也；脉口不为衰，阴交也。脉口即气口也。

问曰：有躁而不盛者何如？雍曰：《灵枢》二十三曰：热病也，得汗出而发躁，且发热者，勿肤刺。肤刺喘甚者，死是也。此虽不盛而喘，亦非其宜，故喘甚则死也。

问曰：有烦满不为汗解者，何也？雍曰：《素问》三十三曰：有热病，身热汗出，烦满不为汗解。岐伯曰：汗出而身热者，风也；汗出而烦满不解者，厥也，病名曰风厥。巨阳主气，故先受邪，少阴与为表里也，得热则上从之，从之则厥也。治者，表里刺之，饮之汤剂。雍曰：仲景言伤寒感异气，变为坏病，如风温、温毒之类。则此风厥亦其类也。宜刺太溪、昆仑，

---

① 灵枢二十三：即《灵枢·热病》。

② 灵枢九篇：即《灵枢·终始》。

服茯苓桂枝甘草大枣汤。

问曰：汗后脉洪者，何也？雍曰：洪大者，非不为汗衰，衰而未尽去，非若躁盛，全不为汗衰也。故仲景以为可治之疾。然洪大亦有轻重，如一盛、二盛之说。若洪大而无他证者，刺风池、风府，却与桂枝汤是也。洪大而大烦渴不解者，白虎加人参汤，除其里热也。

问曰：汗后饮水多者，必喘，而治热病，饮之寒水，何也？雍曰：《素问》三十二[①]曰：治诸热病，以饮之寒水，乃刺之，必寒衣之，居止寒处，身寒而止也。此谓治五脏热病，各刺手足诸经，证治与伤寒有异，详《刺热》终篇。可见伤寒不可多饮水。

问曰：汗后之证，或治或不治，何也？雍曰：汗后之证多矣，动于脉者重，见于证者轻。如汗后脉躁盛，是邪之曾不退也，脉洪大者，刺之。如汗后尚发热，心下痞，喘满吐利，小便或利、或不利之类，皆正病已衰，余毒未退，依仲景随证治之则愈。

《千金翼》曰：发汗后身热，又重发其汗，胃中虚冷，必反吐也。雍曰：宜小建中汤、四味橘皮汤。

又曰：发汗后，重发其汗，亡阳谵语，其脉反和者，不死。服桂枝汤汗出，大烦渴不解，若脉洪大者，与白虎汤[②]。

辨不可吐病脉证并治法

成氏只存篇名，注曰：合四证已具太阳篇中。今全录，以

---

① 素问三十二：即《素问·刺热》。

② 古所谓……与白虎汤：语出郭雍《仲景伤寒补亡论》卷九“汗后”。

还叔和之旧。

太阳病，当恶寒发热，今自汗出，反不恶寒发热，关上脉细数者，以医吐之故也。若得病一二日吐之，腹中饥，日不能食；三四日吐之者，不喜糜粥，欲思食冷食，朝食暮吐，以医吐之所致也，此为小逆。

常氏曰：可小半夏加橘皮汤。

太阳病，吐之者，但太阳病当恶寒，今反不恶寒，不欲近衣者，此为吐之内烦也。

常氏曰：可《金匮》竹皮汤、竹叶石膏汤。雍曰：大橘皮汤、四味橘皮汤。

少阴病，饮食入口即吐，心中温温欲吐，复不能吐，始得之，手足寒，脉弦迟者，此胸中实，不可下也。若膈上有寒饮，干呕者，不可吐也，当温之。

常氏曰：可小半夏加橘皮汤、温中汤。

诸四逆厥者，不可吐之。虚家亦然。

庞氏曰：诸四逆脉微弱细，或弦迟，虽中满闷，不可吐，宜橘皮汤、枳实散。又曰：虚家当吐而不敢吐者，以枳实散压气毒痰水，过日毒气入胃，乃可微下之[1]。

辨可吐病脉证并治法

大法春宜吐。

成氏曰：春时阳气在上，邪气亦在上，故宜吐[2]。

凡用吐汤，中病则止，不必尽剂也。

---

① 诸四逆脉……乃可微下之：语出庞安常《伤寒总病论》卷第二“可吐不可吐证”。

② 春时阳气……故宜吐：语见成无己《注解伤寒论》卷八“辨可吐”。

病如桂枝证，头不痛，项不强，寸脉微浮，胸中痞硬，气上冲咽喉不得息者，此为胸有寒，当吐之。

一云：以内有久痰，当吐之。常氏曰：可瓜蒂散。

病胸上诸实，胸中郁郁而痛，不能食，欲使人按之，而反有涎唾，下利日十余行，其脉反迟，寸口脉微滑，此可吐之。吐之则利止。

常氏曰：可瓜蒂散。

少阴病，饮食入口则吐，心中温温欲吐，复不能吐者，宜吐之。

常氏曰：宜瓜蒂散。

宿食在上脘，当吐之。

常氏曰：可瓜蒂散。

病人手足厥冷，脉乍紧，邪结在胸中，心下满而烦，欲食不能食者，病在胸中，当吐之。

常氏曰：可瓜蒂散。

附录《千金》及庞氏《总病论》

《千金》《伤寒论》曰：得病无热，但狂言烦躁不安，精采言语不与人相主当者，勿以火迫之。但以猪苓散一方寸匕服之，当与新水一升。若二升强饮之，令以物刺喉中吐之，病随吐愈。若不能吐者，勿强与之水，水停则结心下也，当更以余药吐之。雍曰：心停水饮，难治之疾，须早吐之。

庞安常曰：胸膈痞闷，痰壅塞碍，脉得浮滑，并宜瓜蒂散吐之。产后六七日，纳下泻诸药不效，得此脉者，吐之立止。

附发汗后并不可吐可吐病证诸方

应《刺穴详外》篇《可针》等篇

小半夏加橘皮汤

半夏一升　生姜半斤　橘皮二两

上三味，以水七升，煮取一升半，分温再服。

四味橘皮汤方

橘皮三两　人参一两半　半夏一升　生姜一斤

上㕮咀，以水七升，煮取三升，去滓，分三服。日二夜一。

黄芪加茵陈蒿汤方

即于茵陈蒿汤内加黄芪一味。见发黄证。

竹皮汤方

即《金匮》橘皮竹茹汤

橘皮二斤　竹茹二升　大枣三十枚　生姜半斤　甘草五两　人参一两

上六味，以水一斗，煮取三升，温服一升，日三服。

大橘皮汤方

橘皮一两半　甘草半两　人参一分　生姜二两　竹茹半两　枣二十四个

上六味㕮咀，以水三升，煮一升半，去滓，温服一盏。食顷，再服。

橘皮汤方

见前暑暍证。

枳实散方

枳实麸炒微黄　桂心各一两

上为细末，每服一钱，不拘时，用热酒调下。橘皮汤亦可空心日午、临卧各一服。

补　遗

芍药地黄汤方

白芍　生地各四钱　犀角尖镑　丹皮各一钱半

上㕮咀，以水一盏半，煎八分，温服。犀角磨汁冲服更妙。或入桃仁七粒，去皮尖，以治血证。

止汗温粉方

川芎　白芷　藁本各一分　米粉二分

上为细末，以绢包，扑身上，汗即止。一方有白术。

卷　九

辨不可下病脉证并治法

脉濡而弱，弱反在关，濡反在巅，微反在上，涩反在下。微则阳气不足，涩则无血，阳气反微，中风汗出，而反躁烦。涩则无血，厥而且寒。阳微不可下，下之则心下痞硬。

成氏曰：阳微下之，阳气已虚，阴气内甚，故心下痞硬[①]。庞氏以气血俱不足，用小建中汤。常氏云：下后心下痞硬，用增损理中丸。

动气在右，不可下，下之则津液内竭，咽燥鼻干，头眩心悸也。

成氏曰：动气在右，肺之动也。下之伤胃动肺，津液内竭，咽燥鼻干者，肺属金主燥也；头眩心悸者，肺主气而虚也[②]。庞氏曰：咽燥鼻干，宜竹叶汤[③]。

动气在左，不可下，下之则腹内拘急，食不下，动气更剧，虽有身热，卧则欲蜷。

成氏曰：动气在左，肝之动也。下之则损脾，而肝气益胜，复行于脾，故腹内拘急，食不下，动气更剧也，虽有身热，以

---

① 阳微下之……心下痞硬：语见成无己《注解伤寒论》卷九“辨不可下病脉证并治法”。

② 动气在右……主气而虚也：语见成无己《注解伤寒论》卷九“辨不可下病脉证并治法”。

③ 咽燥……竹叶汤：语本庞安常《伤寒总病论》卷第二“不可下证”。

里气不足，故卧则欲蜷[1]。庞氏、常氏皆云：先服干姜甘草汤，后服小建中汤。

动气在上，不可下，下之则掌握[2]热烦，身上浮冷，热汗自泄，欲得水自灌。

成氏曰：动气在上，心之动也。下之则伤胃，内动心气，心为火主热。《甲乙经》曰：心所生病者，掌中热。肝为脏中之阴，病则虽有身热，卧则欲蜷，作表热里寒也。心为脏中之阳，病则身上浮冷，热汗自泄，欲得水自灌，作表寒里热也。二脏阴阳寒热，明可见焉[3]。常氏云：宜小建中汤。

动气在下，不可下，下之则腹胀满，卒起头眩，食则下清谷。

成氏曰：动气在下，肾之动也。下之则伤脾，肾气则动，肾寒乘脾，故有腹满、头眩、下清谷、心下痞之证也[4]。庞氏、常氏皆云：心下痞，宜半夏泻心汤。

咽中闭塞，不可下，下之则上轻下重，水浆不下，卧则欲蜷，身急痛，下利日数十行。

成氏曰：咽中闭塞，胃已不利也。下之则闭塞之邪为上轻，复伤胃气为下重，至水浆不下，卧则饮蜷，身急痛，下利日数十行，知虚寒也[5]。未下，宜桔梗汤、猪肤汤。下后，宜甘草干姜汤。

---

① 动气在左……卧则欲蜷：语出成无己《注解伤寒论》卷九“辨不可下病脉证并治法”。

② 掌握：手掌。

③ 动气在上……明可见焉：语出成无己《注解伤寒论》卷九“辨不可下病脉证并治法”。

④ 动气在下……痞之证也：语见成无己《注解伤寒论》卷九“辨不可下病脉证并治法”。

⑤ 咽中闭塞……知虚寒也：语出成无己《注解伤寒论》卷九“辨不可下病脉证并治法”。

诸外实者，不可下，下之则发微热。若无脉厥者，当脐握热[①]。

成氏曰：外实者，表热也，汗之则愈，下之为逆。下后里虚，表热内陷，故发微热。厥深者，热亦深，亡脉[②]厥者，则阳气深陷，客于下焦，故当脐握热[③]。郭氏曰：宜服去白术理中汤，以大利腰脐间血故也[④]。

诸虚者，不可下，下之则大渴，求水者，欲愈；恶水者，剧。

成氏曰：《金匮玉函经》曰：虚者十补，勿一泻之。虚家下之，为虚虚，内竭津液，故令大渴。求水者，阳气未绝，而犹可愈；恶水者，阳气已竭，则难可制[⑤]。郭氏曰：宜小建中汤。

脉濡而弱，弱反在关，濡反在巅，弦反在上，微反在下。弦为阳运，微为阴寒，上实下虚，意欲得温，微弦为虚，虚者不可下也。

成氏曰：虚家下之，是为重虚。《难经》曰：实实虚虚，损不足，补有余。如此者，是中工所害也[⑥]。

微则为咳，咳则吐涎，下之则咳止，而利因不休。利不休，则胸中如虫啮，粥入则出，小便不利，两胁拘急，喘息为难，颈背相引，臂则不仁，极寒反汗出，身冷若冰，眼睛不慧[⑦]，语言不休，而谷气多入，此为除中。一云消中。口虽欲言，舌

---

① 当脐握热：脐周一拳长度范围内发热。握，一拳的长度。

② 亡脉：无脉，指脉象微弱。亡，古同“无”。

③ 外实者……当脐握热：语见成无己《注解伤寒论》卷九“辨不可下病脉证并治法”。

④ 宜服……血故也：语出郭雍《仲景伤寒补亡论》卷十“不可下”。

⑤ 金匮玉函经……则难可制：语出成无己《注解伤寒论》卷九“辨不可下病脉证并治法”。

⑥ 虚家下之……中工所害也：语出成无己《注解伤寒论》卷九“辨不可下病脉证并治法”。

⑦ 慧：眼睛清明。

不得前。

成氏曰：《内经》云：感于寒，则受病，微则为咳，甚则为泄、为痛。肺感微寒为咳，则脉亦微也，下之，气下咳虽止，而利因不休。利不止，则夺正气而成危恶。胸中如虫啮，粥入则出，小便不利，两胁拘急，喘息为难者，里气损也。颈背相引，臂为不仁，极寒反汗出，身冷如冰者，表气损也。表里损极，至阴阳俱脱，眼睛不慧，语言不休。《难经》曰：脱阳者见鬼，脱阴者目盲。阴阳脱者，应不能食；而谷入多者，此为除中，是胃气除去也。口虽欲言，舌不得前，气已衰脱，不能运也①。郭氏曰：此不治之证，故诸家无治法。惟庞氏云：诸脉濡弱、微虚、细相搏，俱不可下②。

脉濡而弱，弱反在关，阴气内弱。**濡反在巅，**阳气外弱。**浮反在上，数反在下。浮为阳虚，数为无血，浮为虚，数为热。**浮为虚，浮在上则卫不及，故云阳虚；数亦为虚，数在下则营不足，故云无血。**浮为虚，自汗出而恶寒。**表虚不任风寒。**数为痛，振寒而栗。**亡血，则不能濡润经络，温养脏腑。**微弱在关，胸下为急，喘汗而不得呼吸，呼吸之中，痛在于胁，振寒相搏，形如疟状。**里虚遇邪，胸下为急，喘汗胁痛，振寒如疟，此里邪未实表邪未解之时，医反下之，里气益虚，邪热内陷。**医反下之，故令脉数发热，狂走见鬼，心下为痞，**热陷中焦，**小便淋沥。少腹甚硬，小便则尿血也。**热气深陷，则客于下焦也。

脉濡而紧，四字为题。**濡则卫气微，紧则营中寒。阳微，卫**

---

① 内经……不能运也：语出成无己《注解伤寒论》卷九“辨不可下病脉证并治法”。

② 此不治之证……俱不可下：语出郭雍《仲景伤寒补亡论》卷十“不可下”。

中风，发热而恶寒；营紧，胃气冷，微呕心内烦。医为有大热，解肌而发汗。一误。亡阳，虚烦躁，心下苦痞坚，表里俱虚竭，里先不足，发汗又虚其表。卒起而头眩，客热在皮肤，怅快[1]不得眠，不知胃气冷，紧寒在关元，技巧无所施，汲水灌其身。再误。客热应时罢，栗栗而振寒，重被而覆之。三误。汗出而冒巅，阳气愈虚。体惕而又振，小便为微难，亡阳也。寒气因水发，清谷不容间，下为清谷。呕变反肠出，上为呕吐。颠倒不得安，手足为微逆，外为厥逆。身冷而内烦。内为烦躁。迟为从后救，安可复追还？

此条胃冷营寒，阳微中风，发热恶寒，微呕心烦，当先温其里，而后和其表。医不救里，但贵表热，所以误也。常氏曰：可灸关元。郭氏曰：仍服通脉四逆汤。分明是一首汉人古诗。

脉浮而大，浮为气实，大为血虚，血虚为无阴，孤阳独下阴部者，小便当赤而难，胞中当虚。今反小便利而大汗出，法应卫家当微，今反更实，津液四射，营竭血尽，干烦而不得眠，血薄肉消，而成暴液。医复以毒药攻其胃，此为重虚，客阳去有期，必下如污泥而死。

无阴则阳孤，孤阳乘虚下至阴部，小便当赤而难。今反小便利，汗大出者，法应卫家微，今反实，是津液四射，营血之阴，内争外夺不至，干竭不止，是以血薄肉消，而成暴液。医者不知建中以和胃，而反以毒药攻之，此为重虚。向者下于阴部之客阳，亦必下脱而死。常氏曰：可小建中汤。已经下者，不治。

脉数者，久数不止，止则邪结，正气不能复，正气却结于

---

① 怅快（yàng 样）：惆怅不乐。

脏，故邪气浮之，与皮毛相得。脉数者，不可下，下之则必烦，利不止。

止，歇止也。脉数而止，邪结阳分，故不可下。下之，邪热乘虚而入，里虚而协热①，必烦且利也。

脉浮大，应发汗，医反下之，此为大逆。

病欲吐者，不可下。呕多，虽有阳明证，不可攻之。

呕吐，邪在胸中，故不可下。

太阳病，外证未解，不可下之，下之为逆。

外证未解者，虽有里证，当先解外，外解而后可攻里也。若先下之，治之逆也。

夫病阳多者热，下之则硬。

阳多者，表热也，下之则心下硬。

无阳阴强，大便硬者，下之则必清谷腹满。

成氏曰：无阳者，忘②津液也。阴强者，寒多也。大便硬则为阴结，下之虚胃，阴寒内甚，必清谷腹满③。赤按：此当温之、润之。常氏云：可蜜煎导之。

伤寒，发热头痛，微汗出，发汗则不识人；熏之则喘，不得小便，心腹满；下之则短气，小便难，头痛背强；加温针则衄。

成氏曰：伤寒则无汗，发热头痛，微汗出者，寒邪变热，欲传于里也。发汗则亡阳、增热，故不识人。若以火熏之，则火热伤气，内消津液，结为里实，故喘，不得小便，心腹满。若反下之，则内虚津液，邪欲入里，外动经络，故短气、小便

---

① 协热：即协热下利。中医病证名，表热入里而致泄泻。

② 忘：通“亡”。丢失。《管子》：“今日不为，明日忘货。”

③ 无阳者……必清谷腹满：语见成无己《注解伤寒论》卷九“辨不可下病脉证并治法”。

难、头痛、背强。若加温针，益阳增热，必动其血而为衄也[①]。

伤寒，脉阴阳俱紧，恶寒发热，则脉欲厥。厥者，脉初来大，渐渐小，更来渐渐大，是其候也。如此者，恶寒甚者，翕翕汗出，喉中痛；热多者，目赤脉多，睛不慧。医复发之，咽中则伤。若复下之，则两目闭。寒多者便清谷，热多者便脓血。若熏之，则身发黄。若熨之，则咽燥。若小便利者，可救之；小便难者，为危殆。

成氏曰：脉阴阳俱紧，则清邪中上，浊邪中下，太阳、少阴俱感邪也。恶寒者，少阴；发热者，太阳。脉欲厥者，表邪欲传里也。恶寒甚，则变热，翕翕汗出，喉中痛，以少阴之脉循喉咙也。热多者，太阳多也。目赤脉多者，睛不慧，以太阳之脉起于目故也。发汗攻阳，则少阴之热因发而上行，故咽中伤。若复下之，则太阳之邪因虚而内陷，故两目闭。阴邪下行为寒多，必便清谷；阳邪下行为热多，必便脓血。熏之，则火热甚，身必发黄。熨之，则火热轻，必为咽燥。小便利者，为津液未竭，犹可救之；小便难者，津液已绝，则难可制而危殆矣[②]。

伤寒发热，口中勃勃[③]气出，头痛目黄，衄不可制，贪水者必呕，恶水者厥。若下之，咽中生疮。假令手足温者，必下重，便脓血。头痛目黄者，若下之，则两目闭。贪水者，脉必厥，其声嘤，咽喉塞，若发汗，则战栗，阴阳俱虚。恶水者，

---

① 伤寒则无汗……而为衄也：语见成无己《注解伤寒论》卷九“辨不可下病脉证并治法第二十”。

② 脉阴阳……而危殆矣：语见成无己《注解伤寒论》卷九“辨不可下病脉证并治法”。

③ 勃勃：兴盛貌。

若下之，则里冷不嗜食，大便完谷出。若发汗，则口中伤，舌上白苔，烦躁，脉数实，不大便六七日，后必便血。若发汗，则小便自利也。

成氏曰：伤寒发热，寒变热也。口中勃勃气出，热客上膈也。头痛目黄，血不可制者，热蒸于上也。《千金》曰：无阳者厥，无阴者呕。贪水而呕，则阴虚也。恶水而厥，则阳虚也。发热，口中勃勃气出者，咽中已热也。若下之，亡津液，则咽中生疮，热因里虚而下。若热气内结，则手足必厥。设手足温者，热气不结而下行，作协热利，下重，便脓血也。头痛目黄者，下之热气内伏，则目闭也。贪水为阴虚，下之又虚其里，阳气内陷，故脉厥声嘤，咽喉闭塞。阴虚发汗，又虚其阳，使阴阳俱虚而战栗也。恶水为阳虚，下之又虚胃气，虚寒内甚，故里冷不嗜食，大便完谷出也。阳虚发汗，则上焦虚燥，故口中伤烂，舌上白苔而烦躁也。经曰：脉数不解，合热则消谷善饥，至六七日不大便者，此有瘀血，此脉数实，不大便六七日，热蓄血于内也，七日之后，邪热渐解，迫血下行，必便血也。便血发汗，阴阳俱虚，故小便利①。

下利脉大者，虚也，以其强下之故也。设脉浮革，因而肠鸣者，属当归四逆汤主之。

成氏曰：脉大为虚，以未应下而下之，利因不休也。浮者，按之不足也；革者，实大而长微弦也。浮为虚，革为寒，寒虚相搏，则肠鸣，与当归四逆汤，补虚散寒②。

---

① 伤寒发热……故小便利：语出成无己《注解伤寒论》卷九“辨不可下病脉证并治法”。

② 脉大为虚……补虚散寒：语见成无己《注解伤寒论》卷九“辨不可下病脉证并治法”。

脉浮而紧，浮则为风，紧则为寒，风则伤卫，寒则伤营，营卫俱病，骨节烦疼，当发其汗，不可下也。

自此条以下，皆遵《金匮玉函经》重集六经原文。常氏曰：可桂枝麻黄各半汤。郭氏曰：仲景又用麻黄汤。赤按：无汗而不烦躁者，用麻黄汤。若汗不出而烦躁者，是大青龙汤也。

趺阳脉迟而缓，胃气如经也。趺阳脉浮而数，浮则伤胃，数则动脾，此非本病，医特下之所为也。营卫内陷，其数先微，脉反但浮，其人必大便硬，气噫而除。何以言之？脾脉本缓，《玉函经》有此四字。今以数脉动脾，作动脾脉数看。其数先微，故知脾气不治，大便硬，气噫而除。今脉反浮，其数改微，邪气独留，心中则饥，则字作虽字看。邪热不杀谷，潮热发渴，数脉当迟缓，言趺阳脉本当迟缓。脉因前后度数如法，言变数、变微，皆法所当然。病者则饥，数脉不时，言应变微，而不变微。则生恶疮也。

脉浮而大，心下反硬，有热属脏者，攻之不令发汗；属腑者，不令溲数，溲数则大便硬。汗多则热愈，汗少则便难，脉迟尚未可攻。

郭氏曰：此条必有误字，俟求旧本证之。

二阳并病，太阳初得病时，发其汗，汗先出不彻，因转属阳明，续自微汗出，不恶寒。若太阳证不罢者，不可下，下之为逆。

结胸证，脉浮大者，不可下，下之为逆。

太阳与阳明合病，喘而胸满者，不可下。

常氏曰：可麻黄杏仁甘草石膏汤。

诸四逆厥者，不可下之。虚家亦然。

常氏曰：可当归四逆汤。庞氏曰：若下证悉见四逆者，是失下后气血不通使然。手足微厥，掌心常温，时复指稍温，即可下之，勿拘泥也①。

病发于阳而反下之，热入因作结胸；病发于阴而反下之，因作痞。

脉浮而紧，而复下之，紧反入里，则作痞。

本虚攻其热，必呕。

太阴之为病，腹满而吐，食不下，自利益甚，时腹自痛。若下之，必胸下结硬。

太阴之脉布胃中，邪气壅而为腹满，上不得降，则呕吐而食不下；下不得升，则自利腹痛，本经表邪干里，故不常痛而时或痛也。若脉浮者，可桂枝汤。若下之，则阴邪结于胸下，为结硬。常氏曰：结硬者，可增损理中丸。

厥阴之为病，消渴，气上冲心，心中疼热，饥不欲食，食则吐蛔，下之利不止。

少阴病，饮食入口则吐，心中温温欲吐。邪在胸中，故饮食入口即吐，心中温温欲吐。**始得之，手足寒，脉弦迟，**阳受气于胸中，邪留胸中，阳气不得宣发，故手足寒而脉弦迟，**此胸中实，不可下也。**

热实可下，寒实不可下也。常氏曰：饮食入口即吐，可瓜蒂散。

伤寒五六日，不结胸，腹濡，脉虚，复厥者，此为无血，不可下，下之则死。

此为当归四逆汤证也。若其人有久寒者，则加吴茱萸。常

① 若下证……勿拘泥也：语出庞安常《伤寒总病论》卷第二“不可下证”。

氏曰：可小建中汤。已下者，不治。

脏结无阳证，不往来寒热，或寒而不热，其人反静，舌上苔滑者，不可攻也。

常氏曰：可刺关元穴，在脐下。郭氏曰：灸尤奇。

伤寒呕多，虽有阳明证，不可攻。

郭氏曰：不可攻，恐厥逆也。宜小半夏加茯苓汤、生姜橘皮汤①。

阳明病，潮热，大便微硬者，可与承气汤；不硬者，不可与之。若不大便六七日，恐有燥屎，欲知之法，少与小承气汤，汤入腹中转矢气者，此有燥屎也，乃可攻之。若不转矢气者，此但初头硬，后必溏，不可攻，攻之必胀满，不能食也。欲饮水者，与水则哕，其后发热者，大便必复硬，而少宜小承气汤和之。不转矢气者，切不可攻也。

伤寒中风，医反下之，其人下利，日数十行，谷不化，腹中雷鸣，心下痞硬而满，干呕，心烦不得安。医见心下痞，谓病不尽，复下之，其痞益甚。此非结热，但以胃中虚，客气上逆，故使硬也，宜甘草泻心汤。

阳明病，面合赤色，不可攻之，必发热色黄，小便不利也。

阳明病，当心下硬满者，不可攻之。攻之利遂不止者，死；利止者，愈。

常氏曰：心下硬满者，可半夏泻心汤。已攻而利者，四逆汤。

阳明病，自汗出，若发汗，小便自利者，此为津液内竭，

---

① 不可攻……生姜橘皮汤：语出郭雍《仲景伤寒补亡论》卷十“不可下”。

虽硬不可攻之。当须自欲大便，宜蜜煎导而通之。若土瓜根及猪胆汁，皆可为导。

庞氏曰：不当下而强下之，令人洞泄而死。

少阴病脉微，不可发汗，亡阳故也。阳已虚，尺脉弱涩者，复不可下之。

此为少阴汗下者辨脉而防其误也。郭氏曰：宜小建中汤。

辨可下病脉证并治法

大法秋宜下。

成氏曰：秋时阳气在下，邪亦在下，故宜下①。

凡服下药，用汤胜丸，中病即止，不必尽剂也。

下利，三部脉皆平，按之心下硬者，急下之，宜大承气汤。

成氏曰：下利者，脉当微厥，今反和者，此为内实也。下利，三部脉平者，已为实，而又按之心下硬者，则邪甚也，故宜急下之②。庞氏曰：凡脉沉细数，为热在里，又兼腹满咽干，或口燥舌干而渴者；或六七日不大便，小便自和；或目中瞳子不明，无外证者；或汗后脉沉实者；或下利，三部脉皆平，按之心下硬者；或连发汗，不恶寒者；或已经下，其脉沉，按之有力者，皆宜大承气汤③。

阳明少阳并病，必下利，其脉不负者，顺也；负者，失也。互相克贼，名为负也。

---

① 秋时阳气……故宜下：语出成无己《注解伤寒论》卷九“辨可下病脉证并治法”。

② 下利者……下利者：语出成无己《注解伤寒论》卷九“辨可下病脉证并治法”。

③ 凡脉沉细数……大承气汤：语出庞安常《伤寒总病论》卷第二“可下证”。

庞氏曰：阳明土，其脉大；少阳木，其脉弦。若合病，土被木贼，加之下利，则胃已困矣。若脉不弦，为土不负；弦者，为土负，必死。郭氏曰：此合病一证，至“负也”而终[①]。按：本论与宿食一证相连者，非也。《脉经》以宿食一证另列为当。盖脉滑数，有宿食，故仲景可用承气汤。若胃为木克，因而下利，安有用承气之理？今依《脉经》，离而为二，宿食依仲景用承气。惟合病下利阙，治法今以负、不负，宜理中丸；厥者，宜四逆汤。庞、朱二家，依旧本合为一证，疑其非是。大抵仲景书仍须以《脉经》参校之。

下利，脉迟而滑者，内实也，利未欲止，当下之，宜大承气汤。

脉迟而滑，胃有宿食也。脾胃有宿食，水谷不消，以致下利，此为内实。若以温中厚肠之药治之，利必不止；以大承气汤，下其宿食，利当自止。郭氏曰：常氏疑本论之误，欲以葛根黄芩治下利，殊不思仲景以承气下宿食，而合病下利原无治法也。葛根黄芩汤，以太阳未解，误下之利不止，即协热下利，又表邪未罢，故用之。合病下利，胃气受困，只当救胃，宜用温药。仲景特论脉之负、不负，盖欲后人思阳明、少阳，土木克贼而治之，可谓尽善矣。以是知合并病之论，虽二阳俱受病，邪气俱当去，又须审二经五行之气，抑强扶弱，以致和气，非天下之至精，孰能与于此[②]？

问曰：人病有宿食，何以别之？师曰：寸口脉浮而大，按之反涩，尺中亦微而涩，故知有宿食，当下之，宜大承气汤。

---

① 阳明土……而终：语出庞安常《伤寒总病论》卷第二“可下证”。

② 常氏疑本论……孰能与于此：语出郭雍《仲景伤寒补亡论》卷十“可下”。

浮大者，气实也。按之涩，尺中微而涩，胃有宿食，则里气滞也。曰寸口，曰尺中，曰浮，曰按者，寸以候外，尺以候内，浮以候表，沉以候里也。然按之涩，尺中涩，亦有血虚者，须审恶食、嗳气、胸膈饱闷等证，确知其有宿食，而后可用承气下之。

下利不欲食者，以有宿食也，当下之，宜大承气汤。

伤食故恶食，犹之伤风恶风，伤寒恶寒，其理一也。亦有热在胃口，不能食者，不可下也。丹溪以人参、黄连二味开关，此独得之秘妙也。

下利瘥后，至其年月日复发者，以病不尽故也，当下之，宜大承气汤。

去邪未尽，早用补塞，病则留遗，至其元受月日，内外相感，邪必复动。本因肠胃宿积，故当下之，宜大承气汤。

下利，脉反滑，当有所去，下之乃愈，宜大承气汤。

病腹中满痛者，此为实也，当下之，宜大承气汤。

《金匮要略》曰：病者腹满，按之不痛为虚，痛为实，可下之[1]。今腹中满痛，里气壅实也，故以大承气汤下之。

伤寒后，脉沉，沉者，内实也，下解之，宜大柴胡汤。

伤寒瘥后，更发热，脉沉数，或沉实有力，当以下解之。若沉而微弱迟，不可下也。

脉双弦而迟者，必心下硬，脉大而紧者，阳中有阴也，可下之，宜大承气汤。

方中行曰：双弦，谓左右皆弦也。弦则为阴，迟则为寒，

---

① 病者腹满……可下之：语出《金匮要论方论》卷上“腹满寒疝素食病脉证治”。

心下硬者，谓客寒结滞于膈也。大为阳虚，紧为阴胜，阳以腑言，阴以寒言，谓阴寒之邪内实于胃腑也[1]。

阳明病，发热汗多者，急下之，宜大柴胡汤[2]。

发热不恶寒，汗多者，邪热入腑，热逼津液将竭，故宜急下。《玉函经》作大承气汤。此条以下，成氏不载，今从《玉函经》全载。

少阴病，得之二三日，口燥咽干者，急下之，宜大承气汤。

日虽浅，而邪热已传少阴，即入胃腑，口燥咽干，则肾水不供，而胃土之克制太过，故下之急。

少阴病，下利清水，色纯青，阳邪幕虐[3]之甚，反与阴邪无异。**心下必痛，口干燥者，**此则阳邪之验。**可下之，宜大柴胡汤、大承气汤。**

腹满不减，减不足言，当下之，宜大柴胡汤、大承气汤。

伤寒六七日，目不了了，睛不和[4]，无表里证，大便难，身微热者，此为实也。急下之，宜大柴胡汤、大承气汤。

太阳病未解，脉阴阳俱停，必先振栗，汗出而解；但阳脉微者，先汗之而解；但阴脉微者，先下之而解。

阳脉微，一作阳脉实。阴脉微，庞氏作阴脉实。

结胸者，项亦强，如柔痓状，下之则和。

庞氏曰：宜大陷胸汤[5]。

病人无表里证，外无恶寒，里无谵语。**发热七八日，虽脉浮**

---

① 双弦……实于胃腑也：语出方有执《伤寒论条辨》卷之八“辨可下病脉证并治”。

② 大柴胡汤：《伤寒论》作“大承气汤”。

③ 幕虐：覆盖侵害。

④ 睛不和：眼珠不转动、不灵活。

⑤ 宜大陷胸汤：语出庞安常《伤寒总病论》卷第三“结胸证”。

数者，可下之，宜大柴胡汤。

许叔微曰：凡伤寒下证，皆从太阳、阳明，在经之邪而入于腑。今不言阳明病，而但云病人云云，此非自表之里而病也，但为可下则下之云尔。赤按：此内伤似伤寒之证，发热七八日，消烁津液，恐热不已而变生焉。脉虽浮数，有不得拘泥者，盖以全其津液也。

太阳病六七日，表证仍在，脉微而沉，反不结胸，其人发狂者，以热在下焦，小腹当硬满，而小便自利者，下血乃愈。所以然者，以太阳随经，瘀热在里也。宜下之以抵当汤。

太阳病，身黄，脉沉结，少腹硬满，小便不利者，为无血也，小便自利，其人如狂者，血证谛也，宜抵当汤。

伤寒发热，少腹满，应小便不利，今反利者，为有血也，当下之，宜抵当汤。

阳明病，发热汗出者，此为热越，不能发黄也。但头汗出，身无汗，剂颈而还，小便不利，渴饮水浆者，以瘀热在里，身必发黄，宜下之，茵陈蒿汤。

郭氏曰：先服茵陈五苓散，黄退则不须更下①。

阳明病，其人喜忘者，必有蓄血。所以然者，本有久瘀血，故令喜忘。屎虽硬，大便反易，其色必黑，宜抵当汤。

汗出谵语者，以有燥屎在胃中，此为风也，须下之。过经②,乃可下之。下之若早，语言必乱，以表虚里实故也。下之则愈，宜大柴胡汤、大承气汤。

《补亡论》作汗出不谵语。

---

① 先服……不须更下：语见郭雍《仲景伤寒补亡论》卷十“可下”。

② 过经：中医术语，指传经病邪由一经传入另一经；或指过了传经的日期。

病人烦热，汗出则解，复如疟状，日晡所发热者，属阳明也。脉实者，可下之，宜大柴胡汤、大承气汤。

阳明病，谵语，有潮热，反不能食者，热实则不能食。胃中必有燥屎五六枚也，大承气汤下之。若不能食者，热未实。但硬耳。下利谵语者，有燥屎也，与小承气汤。初一服，谵语止。若更衣者，停后服；不尔，尽与之。

得病二三日，脉弱，无太阳柴胡证，烦躁，心下痞。至四五日，虽能食，以承气汤少少与，微和之，令小安。至六日，与承气汤一升，若不大便，六七日，小便少者，虽不能食，但初头硬，后必溏，此未成硬也，攻之必溏。须小便利，屎定硬，乃可攻之，宜大承气汤。

太阳中风，下利呕逆，表解者，乃可攻之。其人漐漐汗出，发作有时，头痛，心下痞，硬满，引胁下痛，干呕短气，汗出不恶寒者，此表解里未和也，十枣汤主之。

太阳病不解，热结膀胱，其人如狂，血自下，下者愈。其外未解，尚未可攻，当先解其外。外解已，但小腹急结者，乃可攻之，宜桃核承气汤。

庞氏曰：不恶寒，为外解①。

伤寒七八日，身黄如橘子色，小便不利，腹微满者，宜茵陈蒿汤。

热气甚于外，而津液不得下行，故身黄如橘子色，小便不利，腹微满也。

伤寒发热，汗出不解，心下痞硬，呕吐而利者，宜大柴胡汤。

伤寒十余日，热结在里，复往来寒热者，宜大柴胡汤。但结

① 不恶寒……外解：语见庞安常《伤寒总病论》卷第二“可下证”。

胸无大热者，以水结在胸膈也。但头微汗出者，宜大陷胸汤。

阳明病，其人多汗，以津液外出，胃中燥，大便必硬，硬则谵语，宜小承气汤。

阳明病，不吐不下，心烦者，宜调胃承气汤。

吐后心烦，为内烦；下后心烦，为虚烦；不吐不下心烦，是胃家热也。

阳明病，脉迟，虽汗出不恶寒者，其身必重，短气，腹满而喘，有潮热者，此外欲解，可攻里也；手足濈然汗出者，此大便已硬也，大承气汤下之。若汗出多，微发热恶寒者，外未解也，其热不潮，未可与承气汤。若腹大满不通者，与小承气汤，微和胃气，勿令大泄下。

阳明病，潮热，大便微硬者，可与大承气汤；不硬者，不可与之。若不大便六七日，恐有燥屎，欲知之法，少与小承气汤，汤入腹中，转矢气者，此有燥屎也，乃可攻之；若不转矢气者，此但初头硬，后必溏，不可攻之，攻之必胀满，不能食也。欲饮水者，与水则哕，其后发热者，大便必复硬而少也，宜小承气汤和之。不转矢气者，不可攻之。

郭氏曰：不转矢气，勿服药，待一昼夜，热气不发泄，定成硬屎，然后可攻①。

阳明病，谵语，发潮热，脉滑而疾者，小承气汤主之。因与承气汤一升，腹中转矢气者，更服一升；若不转矢气者，勿更与之。明日不大便，脉反微涩者，里虚也，为难治，不可更与承气汤。

常氏曰：可人参黄芪建中汤。

---

①　不转矢气……然后可攻：语出《仲景伤寒补亡论》卷十“可下”。

二阳并病，太阳证罢，但发潮热，手足漐漐汗出，大便难而谵语者，下之则愈，宜大承气汤。

病人小便不利，大便乍难乍易，时有微热，喘冒[①]不能卧者，有燥屎也，宜大承气汤。

大下后，六七日不大便，烦不解，腹满痛者，此有燥屎也。所以然者，本有宿食也，宜大承气汤。

附录《总病论》《补亡论》说

庞氏曰：脉朝夕駃[②]，实者可下，朝平夕駃者不可下。駃，谓脉数六七至者也。若脉数，一息八九至，切不可下之，下之则躁烦，下利不止而死。脉数与皮毛相得者，不可下也，虽数，为虚客热。

又曰：合下不下，令人腹胀满，通身浮肿而死。

郭氏曰：凡汗下，皆不宜太过，故汗下后易将理。若汗下太过，则病人虚，难将理，易劳复。凡用大承气，亦宜消息用，调胃承气代之，盖仲景自有承气之戒故也。

---

① 喘冒：气喘。

② 駃（kuài 块）：通“快”。宋代张师正《括异志·魏侍郎》：“舟经大孤山，方乘顺风扬舲，甚駃。”

卷　十

辨发汗吐下后病形证治

太阳病三日，已发汗，若吐，若下，若温针，仍不解者，此为坏病，桂枝不中与也。观其脉证，知犯何逆，随证治之。

太阳病，先下之而不愈，因复发汗，以此表里俱虚，其人因致冒，冒家当汗出自愈。所以然者，汗出表和故也。得表和，然后复下之。

太阳病，寸缓，关浮，尺弱，其人发热汗出，复恶寒不呕，但心下痞者，此以医下之也。

常氏曰：可生姜、半夏二泻心汤。

太阳病，医发汗，遂发热恶寒，因复下之，心下痞，表里俱虚，阴阳气并竭，无阳则阴独。复加烧针，因胸烦，面色青黄，肤瞤者，难治。今色微黄，手足温者，易愈。

郭氏曰：心下痞者，枳实理中丸。烧针胸烦，桂枝加龙骨牡蛎汤。外证未除者，桂枝加人参汤①。

太阳病，先发汗不解，而下之，脉浮者，为不愈。浮为在外，而反下之，故令不愈。今脉浮，故知在外，当须解外则愈，宜桂枝汤。

郭氏曰：此症本当先汗，所谓若先发汗，治不为逆也②。

---

① 心下痞者……桂枝加人参汤：语见郭雍《仲景伤寒补亡论》卷十一“发汗吐下后”。

② 此症本当先汗……治不为逆也：语本郭雍《仲景伤寒补亡论》卷十一“发汗吐下后”。

下之后，复发汗，昼日烦躁不得眠，夜而安静，不呕不渴，无表证，脉沉迟，身无大热者，干姜附子汤。

郭氏曰：此证本当先下，所谓若先下之，治不为逆也[①]。

太阳病，重发汗，而复下之，不大便五六日，舌上燥而渴，日晡所小有潮热，从心下至小腹硬满而痛不可近者，大陷胸汤。

太阳病，下之后，其气上冲者，可与桂枝汤；若不上冲，不可与之。

不上冲者，当与下三证合参之。

太阳病，下之后，脉促胸满者，宜桂枝去芍药汤。若微恶寒者，桂枝去芍药加附子汤。

太阳病，桂枝证，医反下之，利遂不止，脉促者，表未解也，喘而汗出者，葛根黄芩黄连汤。

太阳病，下之微喘者，表未解也，桂枝加厚朴杏子汤。

太阳病，若吐，若下，若发汗后，微烦，小便数，大便因硬者，与小承气汤愈。

太阳病，外证未除而数下之，遂协热而利，利不止，心下痞硬，表里不解者，宜桂枝人参汤。

本太阳病，医反下之，因尔[②]腹满时痛者，桂枝加芍药汤主之；大实痛者，宜桂枝加大黄汤。

时痛者下有属太阴也四字。

太阴之为病，腹满而吐，食不下，自利益甚，时腹自痛，若下之，必胸下结硬。

寸口脉浮而大，医反下之，此为大逆。浮则无血，大则为

---

① 此证本当先下……治不为逆也：语本郭雍《仲景伤寒补亡论》卷十一“发汗吐下后”。

② 因尔：因此。尔，如此。

寒，寒气相搏，则为腹鸣。医乃不知，而反饮冷水，令汗大出，水得寒气，冷必相搏，其人则饲。

脉浮数者，法当汗出而愈。若下之，身重心悸者，不可发汗，当自汗出而解。所以然者，尺中脉微，此里虚，须表里实，津液自和，即自汗出愈。

凡病，若发汗，若吐，若下，若出血，无津液而阴阳自和者，必自愈。

大下后，复发汗，小便不利者，亡津液故也。勿治之，得小便利，必自愈。

下之后复发汗，必振寒，脉微细。所以然者，内外俱虚故也。

本发汗，而反下之，此为逆也。若先发汗，治不为逆。本先下之，而反汗之，为逆。若先下之，治不为逆。

吐利发汗后，脉平，小烦者，以新虚不胜谷气[1]故也。

发汗，若下之后，病仍不解，烦躁者，茯苓四逆汤。

发汗，吐下后，虚烦不得眠，若剧者，必反覆颠倒，心中懊侬，宜栀子豉汤；若少气者，栀子甘草豉汤；若呕者，栀子生姜豉汤。

发汗，若下之，烦热，胸中窒者，宜栀子豉汤。

大汗，若大下而厥冷者，宜四逆汤。

火逆下之，因烧针烦躁者，宜桂枝甘草龙骨牡蛎汤。

本以下之，故心下痞，与泻心汤。痞不解，其人渴而躁烦，小便不利者，宜五苓散。

《脉经》云：一方言忍之一日乃愈[2]。

---

① 新虚不胜谷气：指脾胃气虚不能消化水谷。

② 一方言……乃愈：语见王叔和《脉经》卷七“病发汗吐下以后证”。

下后，不可更行桂枝汤，汗出而喘，无大热者，宜麻黄杏子甘草石膏汤。

病人无表里证，发热七八日，脉虽浮数者，可下之。假令已下，脉数不解，合热则消谷善饥。至六七日，不大便者，有瘀血也，宜抵当汤。

《脉经》曰：若脉数不解，而下不止，必协热便脓血①。

脉微而涩者，此为医所病也。大发其汗，又数大下之，其人亡血，病当恶寒，后乃发热无休止。时夏月盛暑，欲着复衣，冬月盛寒，欲裸其身。所以然者，阳微则恶寒，阴弱则发热。此医发其汗，使阳气微，又大下之，令阴气弱。五月之时，阳气在表，胃中虚冷，以阳气内微，不能胜冷，故欲着复衣。十一月之时，阳气在内，胃中烦热，以阴气内弱，不能胜热，故欲裸其身。又阴脉迟涩，故知亡血也。

伤寒，吐下发汗后，虚烦，邪气独存。脉甚微，正气内虚。八九日心下痞硬，胁下痛，气上冲咽喉，眩冒，正气不复，邪气留结而不去。经脉动惕者，久而成痿。经络之气久虚，热气还经，久而成痿。

伤寒，大吐大下之极虚，复极汗出者，其人外气怫郁，复与之水以发其汗，因得哕。所以然者，胃中虚冷故也。

郭氏曰：胃寒甚者，理中汤；哕者，小半夏汤②。

伤寒，若吐，若下后，心下逆满，气上冲胸，起则头眩，脉沉紧，发汗则动经，身为振摇者，宜茯苓桂枝白术甘草汤。

---

① 若脉数……便脓血：语本王叔和《脉经》卷七“病发汗吐下以后证”。

② 胃寒甚者……小半夏汤：语出郭雍《仲景伤寒补亡论》卷十一“发汗吐下后”。

伤寒五六日，已发汗，而复下之，胸胁满微结，小便不利，渴而不呕，但头汗出，往来寒热，心烦者，此为未解也，宜柴胡桂枝干姜汤。

伤寒发汗，若吐，若下解后，心下痞硬，噫气不除者，宜旋覆代赭汤。

伤寒大下之，复发汗，心下痞，恶寒者，表未解也，不可攻痞，当先解表，表解乃可攻痞。解表宜桂枝汤，攻痞宜大黄黄连泻心汤。

伤寒吐下后，七八日不解，结热在里，表里俱热，时时恶风，大渴，舌上干燥而烦，欲饮水数升者，白虎加人参汤。

伤寒，若吐若下后不解，不大便五六日，上至十余日，其人日晡所发潮热，不恶寒，独语如见鬼状。若剧者，发则不识人，循衣摸床，惕而不安，微喘直视，脉弦者生，涩者死；微者，但发热谵语者，宜大承气汤。

伤寒五六日，大下之后，身热不去，心中结痛者，未欲解也，宜栀子豉汤。

若身热去而胸中结痛，则为结胸；身热不去，散漫为烦，则为虚烦。

伤寒下后，心烦腹满，卧起不安者，宜栀子厚朴汤。

邪据胸腹之间，故起卧不安。此汤上下分消[①]之法也。

伤寒，医以丸药大下之，身热不去，微烦者，宜栀子干姜汤。

丸药不能除热，徒损正气，故身热不去而微烦。栀子以除虚烦，干姜以益正气。

---

① 上下分消：中医术语。用具有催吐、祛痰与通利二便两种作用趋向的方药，使邪从上、下两条途径排出的治法。

伤寒下之，续得下利清谷不止，身疼痛者，急当救里；后身疼痛，清便自调者，急当救表。救里宜四逆汤，救表宜桂枝汤。

伤寒八九日下之，胸满烦惊，小便不利，谵语，一身尽重，不可转侧者，宜柴胡加龙骨牡蛎汤。

伤寒五六日，呕而发热者，柴胡汤证具，而以他药下之，柴胡证仍在者，复与柴胡汤。此虽已下之，不为逆，必蒸蒸而振，却发热汗出而解。若心下满而硬痛者，此为结胸也，大陷胸汤主之。若但满而不痛，此为痞，柴胡不中与之，宜半夏泻心汤。

伤寒中风，医反下之，其人下利，日数十行，谷不化，腹中雷鸣，心下痞硬而满，干呕，心烦不得安。医见心下痞，谓病不尽，复下之，其痞益甚。此非结热，但以胃中虚，客气上逆，故使硬也，宜甘草泻心汤。

伤寒服汤药，下利不止，心下痞硬，服泻心汤已，复以他药下之，利不止。医以理中与之，利益甚。理中者，理中焦。此利在下焦，宜赤石脂禹余粮汤。复不止者，当利其小便。

伤寒六七日，大下后，寸脉沉而迟，手足厥冷，下部脉不至，咽喉不利，唾脓血，泄利不止者，为难治，宜麻黄升麻汤。

伤寒本自寒下，医复吐之，寒格，更逆吐下，食入口即出，宜干姜黄芩黄连人参汤。

阳明病，不能食，下之不解者，其人不能食。若攻其热，必哕。所以然者，胃中虚冷故也，以其本虚，攻其热必哕。

阳明病，脉迟，食难用饱，饱则微烦，头眩，必小便难，此欲作谷疸[①]，虽下之，腹满如故。所以然者，脉迟故也。

郭氏曰：此当煎茵陈一物调五苓散，作茵陈蒿汤也[②]。常氏用茵陈汤、五苓散。

阳明病，脉浮而紧，咽燥口苦，腹满而喘，发热汗出，而不恶寒，反恶热身重。若发汗则躁，心愦愦而反谵语；若加温针，必怵惕烦躁不得眠；若下之，则胃中空虚，客气动膈，心下懊侬，舌上苔者，栀子豉汤。

阳明病下之，心中懊侬而烦，胃中有燥屎者，可攻。其人腹微满，初头硬，后必溏者，不可攻之。若有燥屎者，宜大承气汤。

阳明病下之，其外有热，手足温，不结胸，心中懊侬，饥不能食，但头汗出者，栀子豉汤。

太阳病，过经十余日，反二三下之，后四五日，柴胡证仍在者，先与小柴胡汤。呕不止，心下急，其人郁郁微烦者，为未解，可与大柴胡汤下之愈。

伤寒，十三日不解，胸胁满而呕，日晡所发潮热，已而微利。此本柴胡证，下之不得利，今反利者，知医以丸药下之，非其治也。潮热者，实也，先宜服小柴胡汤以解外，后以柴胡加芒硝汤主之。

伤寒十三日，过经谵语者，以有热也，当以汤下之。若小便利者，大便当硬，而反下利，脉调和者，知医以丸药下之，

① 谷疸：中医病证名，五疸之一。因饥饱失宜，湿热熏蒸所致黄疸症。主要症状有食即头眩、烦闷、胃中不适、腹满、大便溏泄、小便不利、身面发黄等。

② 此当煎……茵陈蒿汤也：语见郭雍《仲景伤寒补亡论》卷十一“发汗吐下后”。

非其治也。若自下利者，脉当微厥，今反和者，此为内实也，宜调胃承气汤。

三阳合病，腹满身重，难以转侧，口不仁，面垢，谵语，遗尿。发汗则谵语；下之则额上生汗，手足逆冷。若自汗出者，宜白虎汤。

外篇卷第一

病可温证

仲景本论自三阴三阳至发汗、吐下以后证，而终自病可温以下。本论原无门目，其论说皆仲景之言已见于三阳三阴诸篇者，王叔和重出于《脉经》，以备仓卒寻按，今依《脉经》撰录如后：

大法冬宜服热药及灸。

病发热头痛，脉反沉，若不瘥，身体更疼痛，当救其里，宜温药，四逆汤。

郭白云曰：凡温药皆用四逆汤。厥逆，脉细者，宜当归四逆汤。凡脉微欲绝，及脉不出者，通脉四逆汤。内有久寒者，当归四逆加吴茱萸生姜汤①。

下利腹满，身体疼痛，先温其里，宜四逆汤。

自利不渴者，属太阴，其脏有寒故也，当温之，宜四逆辈。

少阴病，其人饮食入口则吐，心中温温欲吐，复不能吐，始得之，手足寒，脉弦迟。若膈上有寒饮，干呕者，不可吐，当温之，宜四逆汤。

少阴病，脉沉者，急温之，宜四逆汤。

下利欲食者，就当温之。

下利脉迟紧，为痛，未欲止，当温之。得冷者，满而便肠垢。

---

① 凡温药……吴茱萸生姜汤：语出郭雍《仲景伤寒补亡论》卷十二“病可温”。

下利，其脉浮大，此为虚，以强下之故也。设脉浮革，因尔肠鸣，当温之，宜当归四逆汤。

少阴病，下利，脉微涩者，必呕，汗出必数，更衣反少，当温之。

伤寒医下之，续得下利清谷不止，身体疼痛，急当救里，宜温之，以四逆汤。

庞氏以凡病发热头疼，脉反沉，身体疼痛者；脉浮迟，表热里寒，下利清谷者；汗出热不去，内拘急，支节疼，四逆者；下利厥逆，恶寒者；下利腹胀满，身疼痛，脉浮者。凡五证，先用四逆汤温其里，得利止，乃可随证用药，攻其表也。

病不可灸证

微数之脉，慎不可灸。因火为邪，则为烦逆，追虚逐实，血散脉中，火气虽微，内攻有力，焦骨伤筋，血难复也。

脉浮，当以汗解，而反灸之，邪无从出，因火而盛，病从腰以下必重而痹，名为火逆。若欲自解，当先烦，乃有汗，随汗而解。何以知之？脉浮，故知汗出当解。

火逆下之，因烧针烦躁者，桂枝甘草龙骨牡蛎汤主之。

脉浮，热甚而灸之，此为实。实以虚治，因火而动，必咽燥唾血。

伤寒脉浮，医以火劫发之，亡阳必惊狂，卧起不安者，桂枝去芍药加蜀漆牡蛎龙骨救逆汤。

庞氏曰：灸及烧针之后，证似火劫者，并宜火劫法治之。烦躁惊狂，柴胡加龙骨牡蛎亦通用[①]。又曰：不当灸而误灸，

---

① 灸及烧针……亦通用：语出庞安常《伤寒总病论》卷第二“火邪证”。

令火邪入腹，干错[1]五脏，重而加烦者死。

病可灸证

烧针令其汗，针处被寒，核起而赤者，必发奔豚，气从少腹上冲心者，灸其核上各一壮，与桂枝加桂汤。

少阴病，得之一二日，口中和，其背恶寒者，当灸之。

少阴病，吐利，手足不逆冷，反发热者，不死。脉不至者，灸少阴七壮。

郭氏曰：凡灸少阴下利诸证，皆兼服四逆汤[2]。

少阴病，下利，脉微涩，呕即汗出，必数更衣反少者，当温其上，灸之。

诸下利，皆可灸足大都五壮，商丘、阴陵泉皆三壮。

大讷按：大都穴在足大趾本节后内侧骨缝白肉际，商丘在内踝下微前陷中，阴陵泉在膝下内辅骨下陷中，伸足取之或曲膝取之，皆足太阴脾经穴，每穴左右各一。

下利，手足厥，无脉，灸之不温，脉不反，反，还、复也。反微喘者，死。

少阴负趺阳者，为顺也。

伤寒六七日，其脉微，手足厥逆，烦躁，灸其厥阴，厥不还者，死。

伤寒脉促，手足厥逆，可灸之。为灸少阴、厥阴，主逆。

庞氏曰：当灸不灸，令病人冷结，久而弥固，气冲心，死[3]。

---

① 干错：侵犯。

② 凡灸少阴……服四逆汤：语见郭雍《仲景伤寒补亡论》卷十二“病可灸”。

③ 当灸不灸……死：语出庞安常《伤寒总病论》卷第二“可灸不可灸证”。

病不可刺证

《脉经》于不可刺、可刺二门所载，《素问》《灵枢》语其文有小异者，今改从本经，字有当者，即从《脉经》，仍详所出之处，以别非仲景之言。

《灵枢经》曰：九刺之禁，新内勿刺，已刺勿内；大怒勿刺，已刺勿怒；方醉勿刺，已刺勿醉；大劳勿刺，已刺勿劳；大饥勿刺，已刺勿饥；大渴勿刺，已刺勿渴；大惊大恐，必定其气，乃刺之。粗工不察，是谓伐身。

又曰：无刺熇熇之热，无刺漉漉之汗，无刺浑浑之脉，无刺病与脉相逆者。

又曰：五脏之腧出于背者，灸之则可，刺之则不可。

又曰：热病，身热甚，阴阳皆静《脉经》作争者，勿刺之。其可刺者，急取之，不汗出则泄。所谓勿刺者，有死征也。

又曰：上工，刺其未生者也；其次，刺其未盛者也；其次，刺其已衰者也。

《脉经》曰：粗工逆此，谓之伐形①。

又曰：热病不可刺者有九：一曰汗不出，大颧发赤，哕者，死；二曰泄时腹满甚者，死；三曰目不明，热不已者，死；四曰老人、婴儿，热而腹满甚者，死；五曰汗不出，呕，下血者，死；六曰舌本烂，热不已者，死；七曰咳而衄，汗不出，出不至足者，死；八曰髓热者，死；九曰热而痉者，死。凡此九者，不可刺也。

仲景曰：太阳伤寒者，加温针，必惊也。

---

① 粗工……伐形：语见王叔和《脉经》卷七“病不可刺证”。

常氏曰：宜服救逆汤。

病可刺证

太阴病，头痛，至七日自愈者，其经尽[①]故也。若欲作再经者，针足阳明，使经不传，则愈。

庞氏曰：补三里穴。

大讷按：针足阳明，则庞氏所云补三里穴是下三里也。穴在膝下三寸胻骨外廉大筋宛宛中，可刺五分。小儿忌灸。

太阳病，初服桂枝汤，反烦不解者，先刺风池、风府，却与桂枝汤则愈。

按：风池穴在耳后颞颥后脑空下发际陷中，按之引耳，左右各一穴，系足少阳胆经穴。风府在项上入发际一寸大筋宛宛中，系奇经督脉穴。

伤寒，腹满而谵语，寸口脉浮而紧者，此为肝乘脾，名曰纵，刺期门。

按：期门穴在直乳下第二肋端不容旁一寸五分，左右各一。

伤寒发热，啬啬恶寒，其人大渴，欲饮水浆者，其腹必满，而自汗出，小便利，其病欲解，此为肝乘肺，名曰横，当刺期门。

阳明病，下血谵语，此为热入血室。但头汗出者，当刺期门，随其实而泻之，濈然汗出则愈。

妇人中风，发热恶寒，经水适来，得之八九日，热除，脉迟身凉，胸胁下满，如结胸状，谵语，此为热入血室，当刺期门。

---

① 经尽：六经遍尽，指病邪传遍六经后自愈。经，原作“竟”，据《伤寒论》及文义改。

太阳与少阳并病，头痛，颈项强而眩，时如结胸，心下痞坚，当刺大杼第一间、肺俞、肝俞，慎不可发汗。发汗则谵语，谵语则脉弦。五日不止，当刺期门。

按：大杼穴在项后第一椎下，两旁各一穴，相去脊中各二寸陷中，正坐取之。

妇人怀身伤寒，腹满不得小便，从腰以下重，如有水气状，怀身七月，太阴当养不养，此心气实。当刺劳宫及关元，小便利则愈。

按：劳宫穴在掌中央动脉，屈无名指取之，系心包络穴。关元俞在背部第十七椎下，两旁相去各二寸，刺三分，留六呼，系奇经任脉穴，俱左右各一穴。

伤寒喉痹，刺手少阴，在腕当小指后动脉是也，针入三分，补之。

《素问》曰：有病身热汗出，烦满不为汗解，此为何病？岐伯曰：汗出而身热者，风也；汗出而烦满不解者，厥也，病名曰风厥。巨阳主气，故先受邪，少阴与为表里也，得热则上从之，从之则厥也。表里刺之，饮之汤剂。

郭氏曰：此伤寒感异气变而为风厥也，宜刺太溪、昆仑，服茯苓桂枝甘草大枣汤①。按：太溪穴在足内踝后五分跟骨上动脉陷中，系足少阴肾经穴。昆仑穴在足外踝后五分后跟骨陷中，细动脉应手，系足太阳膀胱经穴。俱左右各一。

《灵枢经》曰：热病三日，气口静，人迎躁者，取之诸阳，五十九刺，以泻其热而出其汗，实其阴以补其不足。所谓五十

---

① 此伤寒感……茯苓桂枝甘草大枣汤：语见郭雍《仲景伤寒补亡论》卷十二“病可刺”。

九刺者，两手内外侧各三，凡十二痏[1]；五指间各一，凡八痏；足亦如之，亦八痏也。**头入发一寸旁三分各三，凡六痏；更入发三寸边各五，凡十痏；耳前后、口下、项中各一，凡六痏；巅上一，囟会一，发际一，廉泉一，风池二，天柱二，此五十九穴也。**

五十九刺出于《素问》《灵枢》，见于仲景、叔和二书，今世无善用者。《灵枢》诸法都不能解，此略存端绪，以俟详考全书而问之能者。按：巅上、囟会、发际俱在头顶及脑上正中，廉泉穴在颔下、结喉上中央舌本下，仰而取之，俱系任督二脉穴。风池已详前注。天柱穴在项后大筋外廉发际陷中，左右更[2]一穴。

病不可水证

发汗后，饮水多者必喘，以水灌之亦喘。

常氏曰：宜麻黄杏仁甘草石膏汤。郭氏曰：饮水多者，宜五苓散[3]。或曰形寒饮冷而喘，此小青龙证。

伤寒，大吐大下之极虚，复极汗出者，其人外气怫郁，复与之水，以发其汗，因得哕。所以然者，胃中寒冷故也。

郭氏曰：胃寒者，理中汤。哕者，半夏汤、五苓散[4]。

阳明病，潮热，大便微坚，可与承气汤；不坚，勿与之。若不大便六七日，恐有燥屎，欲知之法，可与小承气汤。若腹

---

① 痏（wěi 尾）：指穴位。

② 更：轮流。

③ 饮水多……五苓散：语出郭雍《仲景伤寒补亡论》卷十二“病不可水”。

④ 胃寒者……五苓散：语出郭雍《仲景伤寒补亡论》卷十二“病不可水”。

中不转矢气者，此但初头硬，后必溏，不可攻之，攻之必胀满，不能食。欲饮水者，与水则哕。

郭氏曰：可温中汤。哕者，小半夏汤①。

阳明病，若胃中虚冷，其人不能食，饮水则哕。

下利，其脉浮大，此为虚，以强下之故也。设脉浮革，因尔肠鸣，当温之，与水则哕。

郭氏曰：宜温中汤②。

病在阳，当以汗解，而反以水噀③之，若灌之，其热被却不得去，弥更益烦，皮上粟起，意欲饮水，反不渴，宜文蛤散。若不瘥，与五苓散。若寒实结胸，无热证者，与三物小陷胸汤，白散亦可服。身热，皮粟不解，欲引衣自覆，若以水噀之、洗之，益令热却不得出，当汗而不汗，即烦。假令汗出已，腹中痛，与芍药三两，如上法止。

寸口脉浮大，医反下之，此为大逆。浮则无血，大则为寒，寒气相搏，则为肠鸣。医乃不知而反饮冷水，令汗大出，水得寒，气冷必相搏，其人即饲。

常氏曰：宜草豆蔻散。

寸口脉濡而弱，濡则恶寒，弱则发热，濡弱相搏，脏气衰微，胸中苦烦。此非结热，而反薄居水渍布冷铫贴之，阳气遂微，诸府无所依，阴脉凝聚，结在心下而不肯移，胃中虚冷，水谷不化，小便纵通，复不能多。微则可救，聚寒心下，当奈何也？

---

① 可温中汤……小半夏汤：语见郭雍《仲景伤寒补亡论》卷十二“病不可水”。

② 宜温中汤：语见郭雍《仲景伤寒补亡论》卷十二“病不可水”。

③ 噀（xùn 讯）：含在口中而喷出。

太阳病，小便利者，为饮水多，必心下悸。

郭氏曰：宜小半夏加茯苓。

凡得时气病，至五六日而渴欲饮水，饮不能多，不当与也，何者？以腹中热尚少，不能消之，便更与人作病也。至七八日，大渴欲饮水者，犹当依证而与之，与之常令不足，勿极意也，能饮一斗，与五升。若饮而腹满，小便不利，若喘，若哕，不可与之也。饮而忽然大汗出，是为自愈也。凡得病，反能饮水者，此为欲愈之病。其不晓病者，但闻病人饮水自愈，小渴者亦强与之饮，因成其祸，不可复救也。

庞氏曰：凡病非大渴，不可与冷水。若小渴口燥，少少呷水滋润之。其大渴烦躁甚者，若不与，则干燥无由作汗，烦喘而死矣。但勿令足意，能饮一升，只与半升。若大汗将出，燥渴甚者，足意饮之，勿疑。常见人因渴饮水而得汗，见小渴，遂强与之，致停饮心下而喘者，死亦多矣。其有热脉数，尚可作汗而解者，出于天幸也①。

病可水证

太阳病，发汗后，若大汗出，胃中干燥，烦不得眠，其人欲得饮水者，当稍稍与饮之，令胃中和则愈。

厥阴病，渴欲饮水者，少少与之愈。

太阳病，寸缓关浮尺弱，其人发热汗出，复恶寒不呕，但心下痞者，此为医下之也。若其不下，病人不恶寒而渴者，为转属阳明。小便数者，大便则坚，不更衣十日，无所苦也，渴

---

① 凡病非大渴……出于天幸也：语出庞安常《伤寒总病论》卷第二“可水不可水证”。

欲饮水，少少与饮之，但以法救之。

寸口脉洪而大、数而滑，洪大则营气长，滑数则胃气实。营气长则阳盛，怫郁不得出身；胃实则坚难，大便则干燥，三焦闭塞，津液不通。医发其汗，阳盛不周，复重下之，胃燥热蓄，大便遂燥，小便不利，营卫相搏，心烦发热，两眼如火，鼻干面赤，舌燥齿黄焦，故大渴。过经，成坏病，针药所不能制。与水灌枯槁，阳气微散，身寒，温衣覆汗出，表里通利，其病即除。形脉多不同，此愈非法治，但医所当慎，妄犯伤营卫。

《千金翼》曰：霍乱而头痛，发热，身体疼痛，热多欲饮水者，属五苓散。

又曰：呕吐而病在膈上，后必思水，急与猪苓散。饮之水亦得也。

又曰：若头痛无热，但狂言，烦躁不安，精神不与人相当，勿以火导之，但以猪苓散方寸匕服之，当连饮新汲水一二升，即令指探喉中吐去之，病随手愈。若不能吐者，强与水，水停则结心下也，当以药吐之。不尔，更致危病。若当吐，不以猪苓散吐之，其死殆速矣。针之亦佳。水饮膈实，难治。此三死一生也。

病不可火证

太阳中风，以火劫发其汗，邪风被火热，血气流泆，失其常度，两阳相熏灼，其身发黄。阳盛则欲衄，阴虚则小便难，阴阳俱虚竭，身体则枯燥。但头汗出，剂颈而还，腹满微喘，口干咽燥，或不大便，久则谵语，甚者至哕，手足躁扰，循衣摸床，小便利者，可治。

郭氏曰：宜桂枝去芍药加蜀漆牡蛎龙骨救逆汤。

太阳病，医发汗，遂发热恶寒。复下之，则心下痞，此表里俱虚，阴阳气并竭，无阳则阴独。复加烧针，因胸烦，面色青黄，肤瞤者，难治；今色微黄，手足温者，易愈。

郭氏曰：发热恶寒，宜小柴胡汤。心下痞者，生姜泻心汤。火逆，宜救逆汤①。

阳脉浮，阴脉弱，则血虚，血虚则筋急，其脉沉者，营气微也；其脉浮，而汗出如流珠者，卫气衰也。营气微者加烧针，则血流不行，更发热而烦躁也。

郭氏曰：和营卫，宜柴胡桂枝汤。因烧针烦躁者，宜桂枝甘草龙骨牡蛎汤②。

伤寒脉浮，医以火劫迫之，亡阳，必惊狂，卧起不安者，属桂枝去芍药加蜀漆牡蛎龙骨救逆汤。

问曰：得病十五六日，身体黄，下利，狂欲走。师脉之，言当下清血如豚肝乃已。后如师言，何以知此？师曰：寸口脉阳浮而阴濡，阳浮为风，阴濡为弱，为少血。浮虚受风，少血发热，恶寒洒淅，项强头眩。医加以火熏，郁令汗出，恶寒遂甚，客热因火而发，怫郁蒸肌肤，身因而黄，小便微难，短气，从鼻中出血。而复下之，胃无津液，泄利遂不止，热瘀在膀胱，蓄结成积聚，状如豚肝。当下未下，心乱迷愦，狂走，赴水不能自制，蓄血若去，目明心了。此皆医所为，无他祸患，微轻得愈，极者不治。

---

① 发热恶寒……宜救逆汤：语见郭雍《仲景伤寒补亡论》卷十二“病不可火”。

② 发热恶寒……宜救逆汤：语见郭雍《仲景伤寒补亡论》卷十二“病不可火”。

郭氏曰：宜犀角地黄汤。有热如狂者，加黄芩[1]。

形作伤寒，其脉不弦紧而弱，弱者必渴，被火者必谵语。弱者发热脉浮，解之，当汗出愈。

郭氏曰：宜救逆汤。

太阳病，以火熏之，不得汗，其人必躁，到经不解，必清血。

郭氏曰：宜犀角地黄汤。

阳明病被火，额上微汗出，而小便不利，必发黄。

常氏曰：可茵陈汤、五苓散。

阳明病，其脉浮紧，咽干口苦，腹满而喘，发热汗出，不恶寒反恶热，身体重。发汗则躁，心愦愦而反谵语；加温针必怵惕，烦躁不得眠。

庞氏曰：脉浮紧，不可下，恐变风温，宜详之[2]。

少阴病，咳而下利，谵语，是为被火气劫也，故小便必难，为强责[3]少阴汗也。

常氏曰；宜救逆汤解其火气，五苓散通其小便。

太阳病二日，反躁，反熨其背，而大汗出，大热入胃，胃中水竭，躁烦，必发谵语。十余日，振栗，自下利者，此为欲解也。故其汗从腰以下不得汗，其人欲小便不得，反呕，欲失溲，足下恶风，大便硬，小便当数而反不数、反多，大便已，头卓然而痛，其人足心必热，谷气下流故也。

---

① 宜犀角地黄汤……加黄芩：语见郭雍《仲景伤寒补亡论》卷十二“病不可火”。

② 脉浮紧……宜详之：语出庞安常《伤寒总病论》卷第一“阳明证”。

③ 责：索取。

病可火证

下利，谷道中痛，当温之，以为宜熬食盐熨之。一方灸，枳实熨之。

《千金翼》曰：炒蚕沙之类皆可熨。庞氏曰：枳实末与盐相兼用益佳，或单用枳实末，非。庞氏又曰：脐中冷结，不可便熨，冷气攻心腹必死。须先用药温之，久而可熨之。又曰：脐下冷结成关阳者，大小便不通，服药虽多，不见效，炒盐熨脐下，须臾即通。若病人已服巴豆、甘遂、大黄、轻粉之类过多者，谷道则大利而损人，宜详之①。

伤寒两感证

《素问》曰：人之伤于寒也，则为病热，热虽甚不死。其两感于寒而病者，必不免于死。

又曰：两感于寒者，病一日，则巨阳与少阴俱病，则头痛口干，烦满而渴。二日，则阳明与太阴俱病，则腹满身热，不欲食，谵语。三日，少阳与厥阴俱病，则耳聋囊缩而厥，水浆不入，不知人，六日死。

帝曰：五脏已伤，六腑不通，营卫不行，如是之后，三日乃死，何也？岐伯曰：阳明者，十二经脉之长也，其血气盛，故不知人，三日其气乃尽，故死矣。

按：仲景论两感为必死之证，而《伤寒·序例》有两感，俱作治有先后，发表攻里，本自不同之说，盖不忍坐视而冀万一之可治

① 枳实末……宜详之：语本庞安常《伤寒总病论》卷第二“可火不可火证”。

也。《活人书》曰：宜先救里，以四逆汤；后救表，以桂枝汤①。赵嗣真《活人书释疑》曰：经云太阳与少阴俱病则头痛，为太阳邪盛于表；口干而渴，为少阴邪盛于里也。阳明与太阴俱病，则身热谵语，为阳明邪盛于表；不欲食、腹满，为太阴邪盛于里也。少阳与厥阴俱病则耳聋，为少阳邪盛于表；囊缩而厥，为厥阴邪盛于里也。三阳之头痛、身热、耳聋，救表已自不可；三阴之腹满、口干而渴、囊缩而厥，不下可乎？《活人书》引下利身疼痛、虚寒救里之例，而欲施于烦渴、腹满、囊缩热实之证，然乎？否乎？《序例》所谓发表者，葛根麻黄是也；所谓攻里者，调胃承气是也。《活人书》所谓救里，则是四逆；救表，则是桂枝。以救为攻，岂不相背？若用四逆，是以火济火，而腹满、谵语、囊缩等证何由而除？脏腑何由而通？营卫何由而行？而六日死者，可立而待也吁！两感虽为不治之证，然助正除邪，虚虚实实，补不足，损有余之法，学者不可无定识于胸中也。庞氏、郭氏两家论之甚详，今附录于后。

附《总病论》《补亡论》说

庞安常曰：两感，《素问》不言脉候，今详之。凡脉沉者，皆属阴也。一日，脉当沉而大，沉者，少阴也；大者，太阳也。二日，脉当沉而长。三日，脉当沉而弦，乃以合表里之脉。沉长、沉弦，皆隐于沉大也。凡三阴无合病，唯三阳有合病。今三阴与三阳合病，故其脉似沉紧而大，似沉实而长，亦类革至之死脉也②。

郭白云曰：两感之病脉，阴阳表里两经俱传，至三日，则六经阴阳已传尽，水浆不入，不知人。是时五脏已尽伤，六腑已不通，营卫已不仁，如是之后，三日乃死。帝疑之故，再举

① 宜先救里……以桂枝汤：语出朱肱《类证活人书》卷第十四。
② 两感……之死脉也：语本庞安常《伤寒总病论》卷第一“两感证”。

问岐伯，谓是时阳明之气独未尽，故又三日而后死。是以其言曰：阳明者，十二经脉之长也，其气血盛，故不知人，三日其气乃尽，故死矣。盖不知人者，两感阴阳俱传三日之证也。阳明为诸经之长，其气血盛，所以滋养诸经；其气血已散入诸经者，各随其经绝矣；其在阳明未散入诸经者，又须三日而后乃尽。以是知六日者，三日传阴阳遍经，又三日阳明之气乃尽，是为六日。而世之读经者以六日为阴阳再传经而死，则误矣。若阴阳尚能再传，则非必死之证矣。

又曰：三日，邪至少阳，欲传太阴之间，而太阴已先与阳明同受邪，不能更容再传之邪，虽太阴复欲以邪传之三阳，而三阳邪气皆满，亦不更容受。两邪相拒，六经皆满，俱不能流注传泄，是以六腑不通，营卫不行，水浆不入，不知人，以待阳明之气尽，而后死。盖阳明胃也，胃为水谷之海，朝夕灌注，五脏六腑、营卫十二经者，皆胃之气血也。诸经虽绝，独阳明气血未尽，故又三日而后死也。六日、三日只为一证，或谓再传为六日死；邪气直入阳明，为三日死。遂分两等，殊未通经义。

又曰：孙真人谓两感虽为不治，然乘其三日内邪气未满，营卫可通之时，早为疗治，十人中或瘥三四。稍迟则经邪既满，水浆不入，汤药何缘得纳？然初感之日，谁能断然不疑，知其为两感？拟议之间，已不及矣，是以至于必死也。雍谓汤药不如针灸，药以攻内，而内攻未必至，唯针艾可以外泄，随其轻重，必有泄而出者。昔虢太子之死，扁鹊治之，盖外泄之法也。方其厥气上行，绝阳破阴，有甚于两感，不知人者，扁鹊谓阳脉下坠，阴脉上争，令气闭而不通。夫厥气亦邪气也，阳脉、阴脉，即阳经、阴经也。阴阳邪实，气闭不通，则水浆不入矣。

越人于是不施汤剂，而遽用针石，外取三阳、五会，有间[①]，太子苏。是知阳不能达于外，而针可泄之于外也。既苏，而得为五分之熨，以逐余邪，邪去乃得服汤，二旬而复。故倘使先汤，必不能得，何缘有复苏之理？今两感与尸厥之邪，其杀人一也，诚能效越人先针后汤之术，取之三阳，使三阳气缓，然后灼三阴之会以泄邪气。邪气未尽，方以汤攻之，使无所逃，虽生死未可必，而其为治有据而不谬矣。故愚意欲先取昆仑、委中，去其血，以泄太阳；次取三里，以泄阳明；后取丘虚、阳陵泉，以泄少阳。三阳气既缓，急灸三阴交穴，以泄三阴之邪。此穴亦难取，或上下左右，少瘥，即能中一阴。二阴不中，必三阴皆不中，仍须审度，再分灸之上。阴陵泉可泄太阴，太溪可泄少阴，大敦可泄厥阴，炷[②]如麦粒，缓缓灸之，徐泄其气，不必以多为贵也。虽其如此，亦不可不灸三阴交，先并泄之，然后分得阴阳，得阴阳缓，乃可服汤。泄不患多，治不厌速，盖有三日之期，不可得也。二者皆阴阳气闭之疾，大略相似，由是推之，则三阳合病之中，脉有负者，亦宜灸刺以治之。且如阳明少阳合病，其脉负者，少阳木气盛也，泻丘虚、阳陵泉，则少阳木气不得不平；补三里，则阳明之土不得不旺。或不精补泻者，第以刺为泻，灸为补，古人皆有是法。如是，则虽死证，亦有可生之理。所谓十人中可愈三四，未必不如孙氏之说也[③]。

按：三阳穴在臂上大交脉支沟上一寸，手少阳三焦经穴，左右

---

① 有间：片刻，一会儿。

② 炷：艾炷。

③ 两感之病脉……孙氏之说也：语本郭雍《仲景伤寒补亡论》卷十三“两感证”。

各一。五会穴在足小指次指本节后陷中，足少阳胆经穴，左右各一。委中穴在膝后腘中央约交动脉中，屈足取之，足太阳膀胱经穴，左右各一。丘虚穴在足外踝下如前陷中，去临泣穴三寸；阳陵泉在膝下一寸外廉陷中尖骨前筋骨间，蹲足取之，俱足少阳胆经穴，左右各一。三阴交穴在内踝上，除踝三寸骨下陷中，足三阴之交会也，足太阴脾经穴，左右各一，妊娠不可刺。大敦穴在足大指端去爪甲如韭叶三毛中，足厥阴肝经穴，左右各一。上三里穴在两臂临泣下二寸兑肉之端，手阳明大肠经穴，左右各一。其昆仑、丘虚、阴陵泉、下三里，俱见前注。

阴阳交证治论

《素问》三十三曰：有病温者，汗出辄复热，而脉躁疾不为汗衰，狂言不能食。岐伯曰：病名阴阳交。交者，死也。人所以汗出者，皆生于谷，谷生于精，谷气化为阴精，泄于表为汗出。今邪气交争于骨肉而得汗者，是邪却而精胜也。精胜则当能食而不复热。复热者，邪气也；汗者，精气也。今汗出而辄复发热者，是邪胜也；不能食者，精无俾也，汗而热留，其寿可立而倾[1]也。《热论》[2]古书篇名曰：汗出而脉尚躁盛者死。今脉不与汗相应，此不胜其病也，其死明矣。狂言者失志，失志者死。今见三死，不见一生，虽愈，必死也。

郭氏曰：汗出复热，一死；脉尚盛，二死；狂言失志，三死。

《灵枢》二十三曰：热病已得汗，而脉尚躁盛，此阴脉之极也，死。其得汗而脉静者，生。

又曰：热病，脉尚躁盛而不得汗者，此阳脉之极也，死。

① 倾：竭尽。

② 热论：即《素问·评热病论》。

脉躁盛，得汗，静者，生也。

郭氏曰：此二证，《脉经》皆为阴阳交，疑得汗者为交，不得汗者非交也[①]。

又曰：热病已得汗，而脉尚躁，喘且复热，勿肤刺，喘甚者死。

《脉经》曰：热病，阴阳交者，死。

又曰：热病，烦而汗，脉当静。

又曰：太阳病，已得汗，脉反躁盛者，是阴阳交，死。复得汗，脉静者，生。

又曰：热病，阴阳交者，热烦心躁，太阴、寸口脉两冲尚躁盛，是阴阳交，死。得汗脉静者，生[②]。

郭氏曰：以上二证与前同，《灵枢》不言阴阳交，此言阴阳交为异。《脉经》所载皆古书，此二证莫知所出也[③]。

又曰：热病，阳进阴退，头独汗出者，死；阴进阳退，腰以下至足汗出，亦死；阴阳俱进，汗出已，热如故，亦死；阴阳俱退，汗出已，寒栗不止，鼻口气冷，亦死。

又曰：热病所谓并阴者，热病已得汗，因得泄，是谓并阴，故治。治，一作活。

又曰：热病所谓并阳者，热病已得汗，脉尚躁盛，大热汗

---

① 此二证……非交也：语出郭雍《仲景伤寒补亡论》卷十三“阴阳交”。

② 热病……生：语出王叔和《脉经》卷七“热病阴阳交并少阴厥逆阴阳竭尽生死证”。

③ 以上二证……莫知所出也：语见郭雍《仲景伤寒补亡论》卷十三“阴阳交”。

出，虽不得出，若衄者，是谓并阳，故治①。

郭氏曰：并阴、阳二证，诸书无所见，以类阴阳交，故《脉经》继之于后②。

附《补亡论》说

郭白云曰：伤寒两感、阴阳交二证皆出于《素问》，仲景发明两感而不及阴阳交，叔和载阴阳交而不及两感，后世因仲景而明两感之证，独阴阳交多所未解。余考阴阳交之证，大抵伤寒脉不为汗解者，皆阴阳交也。何以不为汗解？曰：独阴、独阳之病，一汗则解。阴兼阳、阳兼阴之疾，一汗不能解。盖汗解，其阴阳脉不得退；汗解，其阳阴脉不得退，此所以不为汗衰也。然则阴兼阳、阳兼阴者，何病也？余悉索之，则两感之证似之。一日太阳与少阴俱病，二日阳明与太阴俱病，皆阴兼阳、阳兼阴也。阴阳相兼而病，故其病名曰交。是以太阳汗解而少阴未得解，阳明汗解而太阴未得解，岂非因其相交而不为汗衰乎？观二证之言，初若不相符合二证阴阳之理，则无异也。故《素问》言两感，不谓之病名，至阴阳交，则曰名曰阴阳交。盖两感言其始感，阴阳交者，著其名也。故阴阳交之证，有曰复得汗、脉静者生，是邪气再出而复生也。仲景亦曰：发表攻里，本自不同，岂非再乎？故遇斯疾者，当参二证而治之。然则仲景发明两感而不及阴阳交，叔和载阴阳交而不言两感，意

---

① 热病……故治：语出王叔和《脉经》卷七“热病阴阳交并少阴厥逆阴阳竭尽生死证”。

② 并阴阳二证……继之于后：语出郭雍《仲景伤寒补亡论》卷十三“阴阳交”。

岂异乎？更俟贤哲明之[1]。

合病并病

庞安常曰：凡三阴无合病，唯三阳有合病，其三阴三阳相并而病者，即两感是也[2]。合并病已见三阳经，今重列于下，非唯便于检按，亦相附参考，庶无瘥矣。

太阳与阳明合病，必自下利，葛根汤主之。

太阳与阳明合病，不下利，但呕者，葛根加半夏汤主之。

太阳与阳明合病，喘而胸满者，不可下，宜麻黄汤。

两经合病而偏用麻黄汤者，意在于肺也。肺主气，气逆则喘，喘乃太阳伤寒之本证。胸乃阳明之部分，喘而胸满，故为合病。肺不属太阳、阳明，而太阳、阳明合病之伤寒，治专在肺，麻黄汤用之恰当，何偏之有？

太阳与少阳合病，自下利者，与黄芩汤。若呕者，黄芩加半夏生姜汤。

阳明间太、少而居中，太、少合病，阳明独能逃其中乎？是故芍药利太阳膀胱而去水缓中，黄芩除少阳寒热而主肠胃下利，大枣益胃，甘草和中，是四味为汤，非合三家而和调一气乎？然一气也，下夺则利，上逆则呕，半夏逐水，生姜止呕，加所当加也。

阳明少阳合病，必下利，其脉不负者，顺也；负者，失也。互相克贼，名曰负也。

---

① 伤寒两感……贤哲明之：语出郭雍《仲景伤寒补亡论》卷十三“阴阳交”。

② 凡三阴……即两感是也：语本庞安常《伤寒总病论》卷第一“两感证”。

郭氏曰：宜理中汤。下利而厥者，宜四逆汤。其脉不弦者，为顺；脉弦者，阳明土负也。急泻丘虚、阳陵泉，以泄少阳木；急灸三里，以补阳明土也①。

三阳合病，脉浮大，上关上，但欲眠睡，目合则汗。

但欲眠睡，胆热也。少阳少血，寐属于阴虚，则盗汗出也。

三阳合病，腹满身重，难以转侧，口不仁而面垢，谵语遗尿。发汗则谵语，益甚。下之则额上生汗，手足逆冷。若自汗出者，白虎汤主之。

喻嘉言曰：按：三阳经之受外邪，太阳则头痛、脊痛，阳明则目痛鼻干、不得眠，少阳则寒热往来、口苦干呕，各有专司，合病则兼司二阳三阳之证，归重于下利、呕喘、胸满之内证。盖以邪既相合，其人腹内必有相合之征验也。再按：《少阳篇》“伤寒六七日，发热微恶寒，支节烦疼，微呕，心下支结，外证未去者，柴胡桂枝汤主之”一条，其证全是太阳与少阳合并之象，但内无下利，其呕甚微，即不谓之合病；心下支结，又与心下痞硬、时如结胸者不同，即不谓之并病。乃知合并之病，重在内有合并之征验也。后人于此等处漫不加察，是以不知合病为何病耳②。

太阳病，项背强几几，及汗出恶风者，桂枝加葛根汤主之。

太阳病，项背强几几，无汗恶风者，葛根汤主之。

喻嘉言曰：此二条虽不名合病，其实乃合病之初证也。颈属阳明，既于太阳风伤卫证中，才见阳明一证，即于桂枝汤内

---

① 宜理中汤……阳明土也：语见郭雍《仲景伤寒补亡论》卷十三“三阳合病”。

② 按……是以不知合病为何病耳：语本喻嘉言《尚论篇》卷三“尚论少阳经证治大意·合病”。

加葛根一味；太阳寒伤营证中，才见阳明一证，即于麻黄汤内加葛根一味，此天然不易之彀率[①]也。然第二条不用麻黄全方加葛根，反用桂枝全方加麻黄、葛根者，则以寒邪既欲传于阳明，胸间之喘必自止，自可不用杏仁，而颈项背俱是易于得汗之处，故不用麻黄全方加葛根大发其汗也[②]。

二阳并病，太阳初得病时，发其汗，汗先出不彻，因转属阳明，续自微汗出，不恶寒。若太阳病证不罢者，不可下，下之为逆，如此可小发汗。设面色缘缘正赤者，阳气怫郁在表，当解之、熏之。一作蒸之。若发汗不彻，不足言阳气怫郁不得越，当汗不汗，其人躁烦，不知痛处，乍在腹中，乍在四肢，按之不可得，其人短气但坐，以汗出不彻故也，更发汗则愈。何以知汗出不彻？以脉涩，故知也。

二阳并病，太阳证罢，但发潮热，手足漐漐汗出，大便难而谵语者，下之则愈，宜大承气汤。

太阳与少阳并病，头项强痛，或眩冒，时如结胸，心下痞硬者，当刺大推第一间、肺俞、肝俞，慎不可发汗。发汗则谵语，脉弦。五六日谵语不止，当刺期门。

喻嘉言曰：少阳之脉络胁肋间，并入太阳之邪，则与结胸相似，而实非也。肝与胆合，刺肝俞，所以泻胆也。膀胱不与肺合，然肺主气，刺肺俞以通其气，斯膀胱之气化行，而邪自不能留。发汗则谵语，与合病木盛克土之意同。脉弦亦合病内

---

① 彀率：弓张开的程度。

② 此二条……发其汗也：语本喻嘉言《尚论篇》卷三“尚论少阳经证治大意·合病”。

少阳胜而阳明负之互词[①]，所以刺期门，随木邪之实而泻之也[②]。按：大推穴在项后第一椎上陷中，肺俞穴在第三椎下去脊三寸，肝俞穴在第九椎下去脊二寸。

太阳少阳并病，心下硬，颈项强而眩者，当刺大椎、肺俞、肝俞，慎勿下之。

通下条看。

太阳少阳并病，而反下之，成结胸，心下硬，下利不止，水浆不下，其人心烦。

误下之变，至结胸下利上下交征，而阳明之居中，水浆不入，比之太阳一经之结胸，殆有甚焉。其人心烦，似不了[③]之语。然太阳经结胸证悉具，烦躁者死，此谓其人心烦者死乎！

本太阳病不解，转入少阳者，胁下硬满，干呕不能食，往来寒热，尚未吐下，脉沉紧者，与小柴胡汤。

结胸证

结胸、痞气、阳毒、阴毒、狐惑、百合六证，虽有见于前证中者，而庞氏皆以其异证，故别列于后，今益以斑、黄、血、衄为十证。

问曰：病有结胸，有脏结，其状何如？曰：按之痛，寸脉浮，关脉沉，名曰结胸。

---

① 互词：同义词。

② 少阳之脉……而泻之也：语本喻嘉言《尚论篇》卷三“尚论少阳经证治大意·并病”。

③ 不了：不明了。

庞氏曰：寸脉浮，关上、尺中皆沉或沉紧①。

何谓脏结？答曰：如结胸状，饮食如故，时时下利，寸脉浮，关脉小细沉紧，名曰脏结。舌上白苔滑者，难治。

常氏曰：可刺关元穴，在脐下。

脏结无阳证，不往来寒热，一云寒而不热。其人反静，舌上苔滑者，不可攻也。

常氏曰：可刺关元穴。

病人胁下素有痞，连在脐旁，痛引小腹，入阴筋者，此名脏结，死。

常氏曰：可刺大赫穴，在腹部第二行气穴下一寸去中行五分，系足少阴肾经穴。

病发于阳而反下之，热入因作结胸；病发于阴而反下之，因作痞。所以成结胸者，此下之太早故也。

若心下满而硬痛者，此为结胸也，大陷胸汤主之。但满而不痛者，此为痞，宜半夏泻心汤。

结胸证，其脉浮者，不可下，下之则死。

朱氏曰：宜发汗也。脉浮是表证，以小柴胡汤先发表，表证罢，后以结胸药下之②。常氏曰：用巴豆、黄连饼子封脐中灸之。

结胸证悉具，烦躁甚者，死。

太阳病，脉浮而动数，浮则为风，数则为热，动则为痛，数则为虚，头痛发热，微盗汗出而反恶寒者，表未解也。医反下之，动数变迟，膈内拒痛，胃中空虚，客气动膈，短气躁烦，

① 寸脉浮……或沉紧：语出庞安常《伤寒总病论》卷第三“结胸证”。

② 宜发汗也……结胸药下之：语本朱肱《类证活人书》卷第十。

心中懊侬，阳气内陷，心下因硬，则为结胸，大陷胸汤主之。此即病发于阳而反下之之证。若不结胸，但头汗出，余处无汗，剂颈而还，小便不利，身必发黄也。

可茵陈蒿汤。郭氏曰：单服茵陈浓汁调五苓散亦可。

伤寒六七日，结胸热实，脉沉而紧，心下痛，按之石硬者，大陷胸汤主之。

伤寒十余日，热结在里，往来寒热者，与大柴胡汤。但结胸，无大热者，此为水结在胸胁也，但头微汗出者，大陷胸汤主之。

太阳病，重发汗而复下之，不大便五六日，舌上燥而渴，日晡所小有潮热，从心下至少腹硬满而痛不可近者，宜大陷胸汤。

小结胸证，正在心下，按之则痛，脉浮滑者，小陷胸汤主之。

太阳病二三日，不得卧，但欲起，心下必结，脉微弱者，此本有寒分也。反下之，若利止必作结胸；利未止者，四日复下之，此作协热利也。

常氏曰：脉微弱有寒者，可增损理中丸。结胸者，大小陷胸汤。协热利者，白头翁汤。

太阳病，下之后，其脉促，不结胸者，此为欲解也。脉浮者必结胸，脉紧者必咽痛，脉弦者必两胁拘急，脉细数者头痛未止，脉沉紧者必欲呕，脉沉滑者协热利，脉浮滑者必下血。

病在阳，应以汗解之，反以冷水灌之、潠之，其热被却不得去，弥更益烦，肉上粟起，意欲饮水，反不渴者，服文蛤散。若不瘥者，与五苓散。寒实结胸，无热证者，与三物小陷胸汤，白散亦可。

庞氏曰：无热证者，宜三物白散，小陷胸汤非也[①]。愚谓：热者，小陷胸汤；寒者，三物白散。疑经文必有误字。

结胸者，项亦强，如柔痓状，下之则和。

庞氏言：宜大陷胸汤。

太阳少阳并病，而反下之，成结胸，心下硬，下利不止，其人心烦。

常氏曰：可半夏、生姜二泻心汤。

附诸家说

《活人书》云：西晋崔行功[②]云：伤寒结胸欲绝，心膈高起，手不得近，服大陷胸汤不瘥者，此是下后虚逆，气已不理，而毒复上攻，气毒相搏，结于胸中。当用枳实理中丸，先理其气，次疗诸疾，古今用之如神，应手而愈[③]。常氏所谓增损理中丸是也。

又曰：结胸有三种：有大结胸，不按而痛，胸连腹坚硬，大陷胸汤主之；有小结胸者，按之心下痛，小陷胸汤主之；有水结胸，在膈间，亦名结胸，小半夏加茯苓汤、小柴胡去枣加牡蛎主之。又有寒热二证：有热实结胸者，胸中烦躁，心内懊侬，舌上燥渴，脉沉滑者，皆热证也，大陷胸汤主之；有寒实结胸，无热证者，三物白散、枳实理中丸主之[④]。

庞氏曰：近世治结胸多用针头丸，用硫黄、阳起石者，若

---

① 无热证者……小陷胸汤非也：语见庞安常《伤寒总病论》卷第三“结胸证”。

② 崔行功：（？—674），唐代恒州井陉（今属河北）人。著有《崔行功集》六十卷，医学著作《崔氏纂要方》十卷、《千金秘要备极方》一卷。

③ 西晋崔行功……应手而愈：语出朱肱《类证活人书》卷第十。

④ 结胸有三种……枳实理中丸主之：语出朱肱《类证活人书》卷第十。

病热毒甚者，必死。唯治冷结寒实耳[1]。

王仲弓[2]曰：治结胸，当用小陷胸汤甚佳，大陷胸汤太峻，如不得已，则用大陷胸丸。脉浮者，不得用也，宜小陷胸、枳实理中丸。结胸用黄连、巴豆，灸法得解。心下痞硬，宜旋覆代赭汤。若外未解，胸满胁痛者，宜小柴胡汤。郭氏曰：凡用仲景药，皆当准此为式。盖古今不同，病人气血不能胜药，医者又不如古人精于诊视，故用药宁不及，无太过。如脉浮者尤宜用发表药，表证罢，以结胸药治之[3]。

心下痞证

病发于阴，而反下之，因作痞。

朱氏曰：伤寒本无痞，因身冷，医反下之，遂成痞，枳实理中丸最良[4]。

心下但满而不痛，名为痞，宜半夏泻心汤。

朱氏曰：此汤盖本理中，又参黄芩汤也。审知是痞，先用桔梗枳壳汤尤妙，缘枳壳、桔梗行气下膈，故先之[5]。庞氏曰：设使下后津液入里，胃虚上逆，寒结在心下，故宜用辛甘发散之。今用半夏以下气，用苦以去湿，兼通心气，又甘草力大，

① 近世治结胸……冷结寒实耳：语出庞安常《伤寒总病论》卷第三“结胸证”。

② 王仲弓：即宋代医家王实，字仲弓，为庞安常弟子，撰《伤寒证治》三卷。

③ 凡用仲景药……结胸药治之：语出郭雍《仲景伤寒补亡论》卷十三“结胸”。

④ 伤寒本无痞……最良：语出朱肱《类证活人书》卷第十。

⑤ 此汤盖……故先之：语出朱肱《类证活人书》卷第十。

使干姜、黄连不相恶[①]。此用半夏泻心汤意也。

脉浮而紧，而复下之，紧反入里，则作痞，按之自濡，但气痞耳。

心下痞，按之濡，其脉关上浮者，大黄黄连泻心汤主之。

庞氏曰：寒湿迫心，气不行，欲作热也。朱氏曰：结胸与痞，关脉皆须沉，若关浮，则热结，故用此汤也。

心下痞，而复恶寒汗出者，附子泻心汤主之。

本以下之，故心下痞，与泻心汤，痞不解，其人渴而口燥烦，小便不利者，五苓散主之。

伤寒汗出，解之后，胃中不和，心下痞硬，干噫食臭，胁下有水气，腹中雷鸣下利者，生姜泻心汤主之。

庞氏曰：胃中不和，为少阳木气所制，故用生姜之辛味[②]。

伤寒中风，医反下之，其人下利，日数十行，谷不化，腹中雷鸣，心下痞硬而满，干呕，心烦不得安。医见心下痞，谓病不尽，复下之，其痞益甚。此非结热，但以胃中虚，客气上逆，故使硬也，甘草泻心汤主之。

庞氏曰：胃虚，故加甘味[③]。

伤寒服汤药，下利不止，心下痞硬，服泻心已，复以他药下之，利不止，医以理中与之，利益甚。理中者，理中焦，此利在下焦，赤石脂禹余粮汤主之。复不止，当利其小便。

庞氏曰：宜五苓散。

---

① 设使下后……黄连不相恶：语出庞安常《伤寒总病论》卷第三“心下痞证”。

② 胃中不和……生姜之辛味：语出庞安常《伤寒总病论》卷第三“心下痞证”。

③ 胃虚……甘味：语见庞安常《伤寒总病论》卷第三“心下痞证”。

伤寒大下后，复发汗，心下痞，恶寒者，表未解也，不可攻痞，当先解表，表解乃可攻痞。解表宜桂枝汤，攻痞宜大黄黄连泻心汤。

庞氏曰：前证加附子，是汗出多而恶寒，表将解而里结未除也。此证是发汗，无汗而恶寒，故先须解表也[①]。朱氏曰：结胸与痞，表未解者，不可攻也。

伤寒发热，汗出不解，心下痞硬，呕吐而下利者，大柴胡汤主之。

庞氏曰：汗出，呕吐，下利，是胃中津液燥，里有结实，非胃虚也，故大柴胡汤下之[②]。

伤寒发汗，若吐，若下，解后，心下痞硬，噫气不除者，旋覆代赭汤主之。

朱氏曰：有旋覆代赭汤证，其人或咳逆气虚，先服四逆汤。胃寒，先服理中丸，次服此汤良[③]。

太阳病，外证未除而数下之，遂协热而利，利不止，心下痞硬，表里不解者，桂枝人参汤主之。

伤寒吐下后，发汗虚烦，脉甚微，八九日，心下痞硬，胁下痛，气上冲咽喉，眩冒，经脉动惕者，久而成痿。

常氏曰：可服茯苓甘草白术生姜汤。

太阳中风，下利呕逆，表解者，乃可攻之。其人漐漐汗出，发作有时，头痛，心下痞硬满，引胁下痛，干呕短气，汗出不

---

① 前证加附子……须解表也：语出庞安常《伤寒总病论》卷第三“心下痞证”。

② 汗出……大柴胡汤下之：语出庞安常《伤寒总病论》卷第三“心下痞证”。

③ 有旋覆代赭……次服此汤良：语出朱肱《类证活人书》卷第十。

恶寒者，此表解里未和也，十枣汤主之。

朱氏曰：此汤难用，须是表证罢，身凉不恶寒者，乃可用。若表未解者，切不可用也①。郭氏曰：十枣汤乃攻里太峻药，非和里药也，误用杀人②。常氏曰：此证传写之误，故朱氏亦畏而戒之。

太阳病，医发汗，遂发热恶寒，因复下之，心下痞，表里俱虚，阴阳气并竭。无阳则阴独，复加烧针，因胸烦，面色青黄，肤眴者，难治。今色微黄，手足温者，易愈。

常氏曰：痞者，可生姜泻心汤。发热恶寒，可小柴胡汤。火逆，可桂枝去芍药加蜀漆牡蛎龙骨救逆汤。

病如桂枝证，头不痛，项不强，寸脉微浮，胸中痞硬，气上冲咽喉不得息者，此为胸有寒也。当吐之，宜瓜蒂散。

太阳少阳并病，心下硬，颈项强而眩者，当刺大推、肺俞、肝俞，切勿下之。

太阳病，寸缓，关浮，尺弱，其人发热汗出，复恶寒不呕，但心下痞者，此以医下之也。

郭氏曰：此证汗出，恶寒，发热，表证未罢，宜先服柴胡桂枝汤，次服枳实理中丸③。

太阴之为病，腹满而吐，食不下，自利，时腹自痛，若下之，必心下结硬。

常氏曰：可桂枝加芍药汤、增损理中丸。

---

① 此汤难用……切不可用也：语本朱肱《类证活人书》卷第十。

② 十枣汤……误用杀人：语本郭雍《仲景伤寒补亡论》卷十三“心下痞”。

③ 此证汗出……枳实理中丸：语出郭雍《仲景伤寒补亡论》卷十三“心下痞”。

阳明病，心下硬满者，不可攻之。攻之遂利不止者，死。

常氏曰：可半夏泻心汤。已攻而利者，四逆汤。

脉双弦而迟者必心下硬，脉大而紧者，阳中有阴也，可下之，宜大承气汤。

附《活人书》说

《活人书》曰：外证未解，而心下妨闷者，非痞也，谓之支结，柴胡桂枝汤主之；胸胁满微结，小柴胡加干姜牡蛎汤主之。

外篇卷第二

瘀血便血清血证

太阳病不解，热结膀胱，其人如狂，血自下，下者愈。其外未解者，尚未可攻，当先解外，属桂枝汤。外解已，血未下，但小腹急结者，乃可攻之，宜桃仁承气汤。

郭氏曰：小便不利者，不可攻也①。

太阳病六七日，表证仍在，脉微而沉，反不结胸，其人发狂者，以热在下焦，小腹当硬满，小便自利者，下血乃愈。所以然者，以太阳随经，瘀热在里故也。宜下之，抵当汤主之。

太阳病，身黄，脉沉结，小腹硬满，小便不利者，为无血也。小便自利，其人如狂者，血证谛也，抵当汤主之。

常氏曰：小便不利，为无血者，是五苓散证也。

伤寒有热，小腹满，应小便不利，今反利者，为有血也。当下之，不可余药，宜抵当汤。

阳明证，其人喜忘者，必有蓄血。所以然者，本有久瘀血，故令喜忘，屎虽硬，大便反易，其色必黑，宜抵当汤下之。病人无表里证，发热七八日，虽脉浮数者，可下之。假令已下，脉数不解，合热则消谷善饥，至六七日不大便，有瘀血者，宜抵当汤。

《脉经》云：若脉数不解而下不止，必协热而便脓血也②。

---

① 小便不利者……不可攻也：语出郭雍《仲景伤寒补亡论》卷十五“瘀血圊血便血”。

② 若脉数不解……便脓血也：语本王叔和《脉经》卷七“病发汗吐下以后证”。

少阴病八九日，一身手足尽热者，此热在膀胱，必便血也。

常氏曰：宜桃仁承气汤、芍药地黄汤。郭氏曰：宜先犀角地黄汤。

伤寒热少厥微，指头寒，默默不欲食，烦躁，数日小便利，色白者，此热除也，欲得食，其病为愈。若厥而呕，胸胁烦满者，其后必便血。

常氏曰：便血，可黄芩汤。郭氏曰：热已除者，畏黄芩。

淋家不可发汗，发汗必便血。

常氏曰：可柏皮汤。

太阳病，以火熏之，不得汗，其人必躁，到经不解，必清血也。

附郭氏说

郭氏曰：病有轻重，治之亦有轻重。且如瘀血一证，用抵当丸，不可易也。若病轻，或治之早者，只服犀角地黄汤；若证稍重，治之略迟，则用桃仁承气汤；其重及治之迟者，方用抵当汤、丸。他证用药仿此①。

衄血吐血证

太阳脉浮，发热无汗，身疼痛，八九日不解，表证仍在，此当发其汗，麻黄汤主之。原文此句在末。服药已微除，其人发烦目瞑，剧者必衄，衄乃解。所以然者，阳气重故也。

太阳病，脉浮紧，发热，身无汗，自衄者，愈。

伤寒，脉浮紧，不发汗，因致衄者，麻黄汤主之。

---

① 病有轻重……用药仿此：语本郭雍《仲景伤寒补亡论》卷十五“瘀血圜血便血”。

伤寒，不大便六七日，头痛有热者，未可与承气汤；其小便清者，知不在里，仍在表也，当须发汗，宜桂枝汤。原文此句在末。**若头痛者，必衄。**

常氏曰：疑字误也。设须发汗，当用麻黄汤，不然，桂枝麻黄各半汤，取其小汗而已。郭氏曰：此证不言有汗、无汗，故后人用药有疑，然反复详读，亦无可疑者。仲景以病仍在表，虽当发汗，而里证不大便已六七日，既不敢用承气汤攻里，又不宜以麻黄汤发汗，故用桂枝汤微逐表邪。表解，若见可下之证，则用承气汤攻之也。此不用麻黄汤之意。若头痛者必衄六字，是此证中一小变证，仲景不言治衄法，盖以其初，里证似重，后言仍在表者，是表证轻也，表轻则衄而解矣，虽桂枝亦不当服。移宜桂技汤四字于当须发汗之下看，则义晓然矣①。

阳明病，口鼻燥，但欲嗽水不欲咽者，此必衄。

常氏用黄芩汤。

脉浮发热，口干鼻燥，能食者，必衄。

常氏曰：可黄芩汤。

动气在右，不可发汗，汗则衄而渴，心苦烦，饮则吐水。

郭氏曰：此有衄、渴、吐水三证，故庞氏先五苓散以止渴，次竹叶汤以止烦，烦止则衄退矣②。

附诸家说

王仲弓曰：**久衄之家，既已亡血，故不可汗。今缘失发其汗致衄，当分其津液乃愈。**

---

① 此证不言……义晓然矣：语出郭雍《仲景伤寒补亡论》卷十五“衄血吐血”。

② 此有衄……衄退矣：语出郭雍《仲景伤寒补亡论》卷十五“衄血吐血”。

庞安常曰：脉浮紧，无汗，服汤未中病，其人发烦、目瞑，极者必衄。小衄而脉尚浮者，宜麻黄汤。衄后脉已微者，不可再行也。凡脉浮自汗，服汤不中病，桂枝证尚在，头痛者必致衄。小衄而脉尚浮者，再与桂枝汤，衄已脉微者，不可再行也①。郭氏曰：此分有汗无汗、麻黄桂枝、脉浮脉微，最为当理。以是论之，则小衄者，有发汗分津液之理；大衄者，病必自解，当听之。唯虑其衄不肯止，则依《活人书》以药止之。若小衄，发汗不得汗，则反成大衄也②。鼻衄不止，《活人书》以茅花浓煎汁止之，如无花，以根代。

少阴病，但厥无汗，而强发之，必动其血，未知从何道出，或从口鼻，或从目出，是名下厥上竭，为难治。

咽喉闭塞，不可发汗，发汗则吐血，气欲绝，手足厥冷，欲得蜷卧，不能自温。

常氏曰：咽中闭塞，可小柴胡汤。发汗吐血者，柏叶艾叶汤。气微厥逆，蜷卧者，当归四逆汤。郭氏曰：宜灸三阴交、涌泉穴，切勿服小柴胡汤③。按：涌泉穴在足心。

附治血证诸方

犀角地黄汤方

犀角磨汁　生地各二钱　黄连　黄芩各一钱　大黄三钱

上㕮咀，以水二钟，煎一钟，入犀角汁，和匀，温服。

---

① 脉浮紧……不可再行也：语出庞安常《伤寒总病论》卷第二“可发汗证”。

② 此分有汗……大衄也：语出郭雍《仲景伤寒补亡论》卷十五“衄血吐血”。

③ 宜灸三阴交……小柴胡汤：语本郭雍《仲景伤寒补亡论》卷十五“衄血吐血”。

蘗皮汤方

蘗皮三钱　黄芩　黄连各二钱

上㕮咀，以水二钟，煎至一钟，去滓，入阿胶一钱半，煎烊温服。

狐惑病证治䘌病附

《金匮要略》曰：狐惑之为病，状如伤寒，默默欲眠，目不得闭，卧起不安，蚀于喉为惑，蚀于阴为狐，不欲饮食，恶闻食臭，其面目乍赤、乍白、乍黑。

赵以德曰：狐惑者，为虫蚀上下也。世谓风中有虫，凡虫自风生固矣。然风，阳也，独阳不生，必有所凭而后化。盖因湿热久停，蒸腐气血而成瘀浊，于是风化所腐为虫矣。设风不由湿热而从寒凉者，肃杀之气纵有腐物，虫亦不化也。由是知此病也，虫生于湿热败气瘀血之中，其来渐矣，至极乃发，非若伤寒一日而暴病者也。默默欲眠，目不得闭，卧起不安者，皆五脏久受湿热，伤其阴精，卫不内入，神不内宁故也。不欲食，恶闻食臭者，仓廪之府伤也。面目乍赤、乍白、乍黑者，五脏不足，更为衰旺，迭见其色也。虫从湿热之极处所发者而蚀之，故或蚀于喉，或蚀于阴也。

蚀于上部则声喝①，一作嗄②，**甘草泻心汤主之。**

赵以德曰：蚀上部者，内损心肺，外伤咽喉，肺为气之主，咽喉为声音之户，由是其声嗄矣。甘草泻心，治其湿热，分利其小便，而黄连非唯治心脾热，而亦治虫，然则与泻心汤治痞

---

① 喝：声音幽咽。

② 嗄：象声词，形容短促而响亮的声音。

之意，盖迥乎异也。

蚀于下部则咽干，苦参汤淹洗之。

赵以德曰：虫蚀下部则咽干者，下部，肾之所在，任脉附焉，肾水也。湿热甚于下，则虫蚀于下，而肾水受伤，经脉乏水以资之，使湿热逆而燥其咽嗌，故用苦参汤洗。苦参能除热毒，疗下部𧏾，因以洗之。虽然此外治之法耳，若究其源，病自内而出者，岂独治其标而已哉？自上部用泻心汤者观之，则下部亦必有可服之药；自下部有洗法者观之，则上部咽喉亦必有外治之理。仲景特交互发之，后之学者，当反隅①而自得也。

蚀于肛者，雄黄散熏之。

《千金方》肛字下有外字。《脉经》云：病人或从呼吸上蚀其咽，或从下焦蚀其肛阴。蚀上为惑，蚀下为狐。狐惑病者，猪苓散主之②。赵以德曰：蚀于肛，湿热在下，二阴虽皆主于肾，然肝脉循于肛，肛又为大肠之门户。大肠，金也，湿热伤之，则木来侮，是以虫蚀于此焉。雄黄本主𧏾疮杀虫，又有治风之义，故用熏之。《脉经》猪苓散主之者，亦分别湿热之意耳。

苦参汤洗方

苦参八两　槐白皮　狼牙根各四两

上三味，以水五升，煎取三升半，洗之。一方独用苦参煎汤洗。

雄黄散熏方

雄黄一合

① 反隅：类推，能由此而知彼。

② 病人或从……猪苓散主之：语见王叔和《脉经》卷八“平阳毒阴毒百合狐惑脉证”。

上一味为末，以筒瓦二块合之，烧，向肛门熏之，使其气达于大肠。

病者脉数，无热微烦，默默但欲卧，汗出，初得之三四日，目赤如鸠眼；七八日，目四眦黑。若能食者，脓已成也，赤小豆当归散主之。

庞氏眦作周。一本眦下有“黄”字。赵以德曰：凡脉数，则发热而烦，此为热在血，不在卫，故不发热，但微烦耳。汗出者，以血病不与卫和，血病则恶烦，故欲默；卫不和则阳陷，故欲卧，腠理因开而津液泄也。三四日，目赤如鸠眼者，热血循脉炎上，注见于目也。七八日，目四眦黑者，其血凝蓄，则色变成黑也。若能食，脓已成者，湿热之散漫，则毒血流而中焦之气不清，故不能食；若能食，可知其毒血已结成脓，胃气无扰，故能食也。赤小豆能消热毒，散恶血，治烦排脓，补血脉，用之为君；当归补血，生新去陈，为佐；浆水味酸，解热毒，疗烦，入血，辅使也。

赤小豆当归散方

赤小豆一升，浸令芽出，暴干　当归一两

上为细末，浆水调服方寸匕，日三服①。

浆，酢②也。炊粟米熟，投冷水中，五七日生白花，色类浆者。

《千金方》曰：伤寒不发汗，变成狐惑。狐惑者，此自伤寒气而变也。又曰：此由湿毒气所为也。

---

① 狐惑之为病……日三服：其中大字部分语见《金匮要略方论》卷上“百合狐惑阴阳毒病证治”。

② 酢（cù 促）：同“醋”。

湿，当作温。

《活人书》曰：狐惑与䘌皆虫证。或初得状如伤寒，或因伤寒成此疾①。

郭白云曰：狐惑与䘌虽二病，治法不相远也②。赵以德曰：以此二“或”字观之，非独伤寒变是证也。凡热病，皆能生虫也。

又曰：大抵伤寒病，腹内热入，食少，肠胃空虚，三虫行作求食，蚀人五脏及下部，为䘌病。其候齿无色，舌上尽白，甚者唇黑有疮，四肢沉重，忽忽③喜眠。虫蚀其肛，烂见五脏则死。当数看其上下唇，上唇有疮，虫蚀其脏；下唇有疮，虫蚀其肛也。杀人甚急，多因下利而得。治䘌，桃仁汤、黄连犀角汤、雄黄锐散主之④。

《病源》作上唇内、下唇内。

桃仁汤方

桃仁去皮尖、双仁者，炒　槐子碎　艾叶各一两　枣十五枚，去核

上以水二大盏半，煎至一盏半，分三服。

黄连犀角汤方

黄连半两　犀角一两，镑　木香一分　乌梅七个

上以水二大盏半，煎至一盏半，分三服。

雄黄锐散方

雄黄研　青葙子　苦参　黄连　桃仁去皮尖，研，各一分

---

① 狐惑……成此疾：语出朱肱《类证活人书》卷第十一。

② 狐惑……不相远也：语出郭雍《仲景伤寒补亡论》卷十五“狐惑并䘌病”。

③ 忽忽：迷糊。

④ 大抵伤寒病……雄黄锐散主之：语出朱肱《类证活人书》卷第十一。

上为散，以生艾捣汁，和如枣核大，绵裹，纳下部。扁竹汁更佳。冬无艾，只用散，绵裹，纳下部亦得。

附录《补亡论》说

郭白云曰：狐惑、䘌病亦多有之，因医者既汗又吐，或又下，或利小便，亡津液太过，热毒内攻，脏腑枯焦，虫不得安，故上下求食。亦有不发汗，内热枯焦而成者。凡人之喉及阴、肛皆有是，其他肌肉津润处，虫缘津润而食之。䘌病又不止因伤寒而成，多自下感之，因居湿地，下利不止，日久者必得，依朱氏服汤、用锐散。若在肛外可见，用芦荟、龙胆涂之尤妙。然必先汤内攻，而后淋洗外涂也。夏秋之交，小儿因下利感此疾尤多，当须淋洗肛外，频视之，见细红点初有，即急治之，稍迟则增多，经宿即十数倍。如仓卒不能辨，只先以芦荟、赤小豆涂之，他药能杀虫而不能毒人者亦可用。医工不识，误小儿多矣。若夫汤淹之法屡验①。

百合病证治

《金匮要略》曰：百合病者，百脉一宗，悉致其病也。意欲食，复不能食，常默默然；欲卧，复不得卧；欲出行，复不能行；饮食或有美时，或有不用闻食臭时。如有寒实无寒，如有热实无热，口苦小便赤，《千金》作至朝口苦，小便赤涩。诸药不能治，得药则剧吐利，如有神灵所加者，身形如和，其脉微数。其候每溺时觉头痛者，六十日乃愈；溺时头不痛，淅淅然寒者，四十日愈：若溺时觉快然，但头眩者，二十日愈。其证

① 狐惑……汤淹之法屡验：语出郭雍《仲景伤寒补亡论》卷十五“狐惑并䘌病”。

或未病而预见，或病四五日而出，或病二十日，或一月后微见者，微见《千金》作后见，《病源》作微见其状。各随证治[①]。

《千金方》云：或病一月、二十日后见其证者，治之喜误[②]也[③]。郭白云曰：此论有意不甚明处，今皆以《千金》论中字足之。又如一月、二十日后证方出，则一月、二十日之前为治，安得不误？故《千金》论中治之喜误四字，最为切要。论言其证者，谓溺时三证也[④]。

附录赵氏《衍义》说

赵以德曰：经脉十二，络脉十五，此云百脉，果何脉欤？盖脉者，血之府，即是血行于脉，灌溉表里，联络俞会，遍布形体，言其百者，举夫数之众多也，犹言百骸尔。且脉之循行，与天地合度，应水漏百刻，是故脉之流行，各有定位，因之而为百脉亦宜矣。又何以一宗而悉致病乎？盖尽归手心主也。而手心主，主血主脉，而心又火之主。心，君也，君不用事，而手心主代之。由是手心主得专行一身阴血之生化，因号之为母气，百脉皆宗之。若火淫则热，热蓄不散则积，积则毒生而伤其血，热毒之血流于脉，本因母气之淫邪，是故百脉一宗悉致其病也。考之《素问》，有解㑊证，与此百合证无少异。解㑊既属之热中无血，百合岂非亦是热中无血者乎？血属阴，阴者，肾水之所主。《内经》曰：肾虚则饥不欲食。故欲食复不能食

① 百合病者……各随证治：语出张仲景《金匮要略方论》卷上“百合狐惑阴阳毒病证治”。

② 喜误：此指容易误治。喜，容易。

③ 或病一月……喜误也：语本孙思邈《备急千金要方》卷十伤寒方下“百合”。

④ 此论有意……三证也：语出郭雍《仲景伤寒补亡论》卷十五“百合病”。

也。阴虚者恶烦，所以常默默也。卫气者，夜行阴则寐。今卫气因阴虚不得降，故欲卧而不得卧也。足得血则能步，血既病，于是欲行不能行也。饮食者，由血气运化而后安。脾属血而喜香，血时和则食美，时不和则闻食臭也。气阳而血阴，若气盛则热，气衰则寒。今病在血，不干于气，所以虽如寒而无寒，虽如热而无热也。血气和合则流通，不和则塞，塞则热生，上热为口苦，下热为便赤也。药虽治病，然必藉胃气以行之。若毒血在脾胃经络而闭塞之，药虽入，亦莫行也。胃弱不安于药者，得药则反剧吐利，有如鬼神之为祟也。病不在皮肉筋骨，则身如和。唯热在于血而血虚，故脉微数也。脉之微数，阴之虚也。阴虚则肾虚，肾与膀胱为表里，肾虚则膀胱不得引精于肾而亦虚。膀胱之脉，下入会阴，上至巅，为诸阳，主气。今溺，而膀胱之脉为气下泄，轻则不能举之于上而上虚，上虚则淅然头眩；重虚，气逆上于巅而为头痛。此之轻重，可知愈日之远近也。夫病有定所则可言定期。今以百脉之病，故其证之发见，亦无定期。或未病而见，或数日、一月而见。用是以察其病之表里浅深，出见形状如下文阴阳见者，随证而救之。

治汗后百合病，百合知母汤。

百合十枚，擘　知母一两半

百合先洗，渍一宿，当白沫出，去其渍水，别以新泉水一升半煮百合，去滓；又别以泉水一升煮知母，去滓，同百合汤再煮至一升，分温三服。

治下后百合病，滑石代赭汤。

百合十枚，擘　滑石一两半，碎　代赭石半两，碎

如前方煎服。

治吐后百合病，百合鸡子汤。

百合十枚，擘　鸡子黄二枚

如前渍煎百合，去滓，纳鸡黄，搅匀，煎五分，温服。

治不经汗、吐、下，百合病，形如初者，百合地黄汤。

百合十枚，擘　地黄汁半斤

如前渍煎，去滓，纳地黄汁，煎一升五合，分温再服。中病即止，大便当如漆。

治百合病一月不解，变成渴者，百合汤洗之。

百合一升

更以水一斗，煎数沸，洗周身，慎风，仍食白汤饼，勿以盐豉也。

治百合病，渴不瘥者，瓜蒌根牡蛎散主之。

瓜蒌根无黄脉者　牡蛎粉等分

上为细末，饮调方寸匕，日三服。

治百合病变成发热者，百合滑石散。

百合一两　滑石三两

上为细末，清饮调方寸匕，当微利，热则除。已利，勿服；未利，再服。

附赵氏《衍义》说

赵以德曰：日华子①谓百合安心、定胆、益志，为能补阴也；治产后血晕，为去血中热也；除痞满，利大小便，为能导涤血之瘀塞也。而是证用之为主。若汗之而失者，是涸其上焦也。上焦，阳也，阳宜体轻之药，故用知母佐以救之。知母泻

① 日华子：唐代本草学家。原名大明，以号行，四明（今浙江鄞县）人，一说雁门（今属山西）人，著《诸家本草》，此书早佚，其佚文散见于后代各家本草书中，如《本草纲目》。

火，生津液，润心肺。若下之而失者，则损其阴，瘀血下积。而下焦，阴也，阴宜镇重之剂，故用滑石、代赭佐以救之。滑石开结利窍，代赭除脉中风痹、瘀血。若吐而失者，则损上中二焦之血，用鸡子黄补血佐以救之。若不经吐、下、发汗，未有所治之失，病形得如初者，但佐以生地黄汁补血凉血，凉则热毒消，补则新血生，蕴积者行而自大便出如黑漆矣。其一月不解，百脉壅塞，津液不化而成渴者，故用百合洗，则一身之脉皆得通畅，而津液行，其渴自止。勿食盐豉，以味咸而凝血，且走之也。若渴不瘥，是中无津液，则以瓜蒌、牡蛎主之。若变发热者，乃因脉塞郁而成热，以滑石通利佐之。滑石性凉，又可治热血之积塞者，自微利而出，故热除矣。夫百合病自见《金匮要略》后，诸方书皆不收，独朱奉议收之，谓伤寒变成斯疾，此乃病由之一端尔。切[①]尝思之，是病多由心生，或因情欲不遂，或因离绝菀结，或优惶[②]煎迫，致二火郁之所成。百脉既病，故百体皆不安，所以见不一之病状。自今观之，诸方书不收百合病，乃有劳瘵之名，殆将以百合病与劳瘵同形状，或瘀血积于脉，亦同因而不收，并其方而弃之，深为可惜。

百合病见于阴者，以阳法救之；见于阳者，以阴法救之。见阳攻阴，复发其汗，此为逆；见阴攻阳，乃复下之，此为逆。

附《千金方》《补亡论》及程氏说

《千金方》曰：百合病见在于阴而攻其阳，则阴不得解也，复发其汗，为逆也；见在于阳而攻其阴，则阳不得解也，复下

① 切：同“窃”。谦辞，指自己。
② 优惶：即“忧惶”，忧惧。优，同“忧”。

之，其病不愈[1]。

郭白云曰：《金匮》之意，谓见阳当攻阴，若不攻阴而发其汗，则为逆；见阴当攻阳，若不攻阳而复下之，亦为逆。此为易明。《千金》言见阴攻阳、阴未解之间，不可复发汗，恐阳再受攻，故为逆；见阳攻阴、阳未解之间，不可复下之，恐阴再受攻，其病不愈。其意难明[2]。

新安程云来曰：百合病得之于阴阳俱虚，此言不可下、不可汗也。见阳不足，则调其阴以养阳；见阴不足，则和其阳以养阴。《内经》曰：用阴和阳，用阳和阴，是即以法救之之意，岂一汗、下，便尽治百合之法乎？以上诸证，有一可汗、下者乎？观者无泥可也。

阳毒阴毒证

《金匮要略》曰：阳毒之为病，面赤斑斑如锦纹，咽喉痛，吐脓血。五日可治，七日不可治，升麻鳖甲汤主之。

阴毒之为病，面目青，身痛如被杖，咽喉痛。五日可治，七日不可治，升麻鳖甲汤去雄黄蜀椒主之。

升麻鳖甲汤方

升麻　甘草各二两　当归　蜀椒炒去汗，各一两　雄黄半两，研　鳖甲手指大一片，炙

上六味，以水四升，煮取一升，顿服之，老少再服，取汗。《肘后》《千金方》阳毒用升麻汤，无鳖甲有桂；阴毒用甘

① 百合病……其病不愈：语出孙思邈《备急千金要方》卷十“伤寒方下·百合”。

② 金匮之意……其意难明：语出郭雍《仲景伤寒补亡论》卷十五“百合病”。

草汤，无雄黄[①]。赤按：阴阳二毒，不于见《玉函经》《伤寒论》二书。叔和《脉经》论证二条，阳毒用升麻汤，阴毒用甘草汤，都不载方味。《金匮要略》合为一治，曰阴毒、阳毒，升麻鳖甲汤主之。庞氏升麻、甘草二汤，方味皆同，又与《要略》异。赵以德虽发明《要略》方旨，然二证一治，终属可疑。唯《活人书》二方用药不同，差[②]可依据。今备录之，以俟能者论定焉。

附录诸家说先录赵氏说，以明方旨

赵以德曰：按古方书谓阳毒者，阳气独盛，阴气暴衰，内外皆阳，故成阳毒；谓阴毒者，阴气独盛，阳气暴衰，内外皆阴，故成阴毒。二者或伤寒初得便为是证，或服药后变而成之。阳毒尽治以寒凉，阴毒尽治以温热。药剂如冰炭之异，何仲景用一方治之乎？虽曰阴毒者，去雄黄、蜀椒，则是反去其温热者矣。且注曰《肘后》《千金方》云阳毒用升麻汤，无鳖甲有桂；阴毒用甘草汤，无雄黄，岂非皆是热毒之伤于阴阳二经络耶？在阳经络，则面赤斑斑如锦纹，吐脓血；在阴经络，则面青，身如被杖，此皆阴阳水火动静之本象。如此，岂是寒热之邪乎？尝以升麻、鳖甲之药考诸《本草》，谓升麻能解时气毒厉、诸毒攻咽喉痛，与热毒成脓血，开壅闭，疗发斑。当归能破恶血，养新血，补五脏肌肤。甘草和中利血脉，缓急止痛，调养奏功。鳖甲去恶血。雄黄破骨节积聚，辟鬼邪恶风，骨蒸热极。蜀椒通血脉，调关节，疗死肌，去留结，破血，治天行

---

① 阳毒之为病……无雄黄：语出张仲景《金匮要略方论》卷上“百合狐惑阴阳毒病证治”。

② 差：大致还可以。

时气。诸药所能如此。即此观之，仲景于阴阳二毒之证总用一方，盖可知矣。病形虽由阴阳发证，论邪则一，属热毒与血病也。所以不分表里，俱以升麻解热毒，为君；当归和血，为臣；余者佐之而已。但雄黄、蜀椒，理阳气药也，故病在阴者去之。如《肘后》《千金》阳毒去鳖甲有桂枝者，鳖，水族，乃阴中之阳，不如桂枝能调阳络之血；阴毒不去蜀椒者，蜀椒，亦阴中之阳，非若雄黄阳中之阳，故留之以治阴也。方旨如此而已。所谓五日可治，七日不可治者，五日乃土之生数，热未极也，尚可以治；七日为火之成数，热之极，阴阳消灭，不可治矣。其邪比伤寒，加之以毒，故伤寒至七日犹得再经，而此至七日不唯灭其阴，且火极亦自灭矣。

《脉经》曰：阳毒为病，身重，腰背痛，烦闷不安，狂言欲走，或见鬼，或吐、下利，其脉浮大而数，面赤斑斑如锦纹，咽喉痛，唾脓血。五日可治，七日不可治。有伤寒二三日便成阳毒，或服药吐、下后变成阳毒，升麻汤主之。阴毒为病，身重背强，腹中绞痛，咽喉不利，毒气攻心，心下坚硬，短气不得息，呕逆，唇青面黑，四肢厥冷，其脉沉细紧数，身如被杖。五日可治，七日不可治。或伤寒一二日便成阴毒，或服药六七日以上，至十日变成阴毒，甘草汤主之①。

庞安常载阴阳二毒证文与《脉经》同，升麻、甘草二汤药味俱同，唯分两异耳。较之《要略》升麻鳖甲汤多一味桂枝。

《活人书》曰：伤寒，阳气独盛，阴气暴绝，必发躁，狂走妄言，面赤咽痛，身斑斑若锦纹，或下利黄赤，脉洪实或滑促。

---

① 阳毒为病……甘草汤主之：语出王叔和《脉经》卷八“平阳毒阴毒百合狐惑脉证”。

宜用酸苦之药，令阴气复而大汗解矣。阳毒升麻汤。

又曰：阴毒之为病，初得病，手足冷，背强，咽痛，糜粥不下，毒气攻心，心腹痛，短气，四肢厥逆，呕吐下利，身如被杖。宜服阴毒甘草汤。

又曰：近人治伤寒脉洪大，内外结热，舌卷焦黑，鼻如烟煤者，以水渍青布薄之，叠布数重，新水渍之，稍挨[①]去水，搭于胸上，须臾蒸热，又渍令冷，如前薄之，仍换新水，日数十易。热甚者，置人于水中，热势才退即已，亦良法也。郭氏曰：置病人于水中之法，势甚不得已，虽可用，亦难用，须内热少衰，外热未解则可。不然，水迫外热，并归于内，则不可支也。大抵狂躁与伤寒下证不同，下证只坐卧不安，阳毒则必欲起走，且有力，人不能制，虽见江河亦入也。亦有偶然得解者，非常道也。岭南热瘴，取蚯蚓研烂，新汲水渍，取清汁饮之。余尝苦病后潮热，以冷水调獭肝，服之则止[②]。

庞氏曰：或素表气虚冷，始得便成阴毒，或因凉药冷物，所变多在四五日间也。服甘草汤，仍作返阴丹。

又曰：阴毒，脉沉微欲绝，四肢逆冷，大燥而渴不止，附子饮子[③]。

《活人书》曰：阴盛伤寒，心间烦躁，四肢逆冷，返阴丹主之[④]。郭氏曰：朱氏返阴丹比之庞氏加附子、干姜、桂，为六物。其灸法：脐下一寸间。若其人手足冷，少腹硬，即更于脐

---

① 挨：拥挤。此处引申为“挤”之意。

② 伤寒……服之则止：语本朱肱《类证活人书》卷第四。

③ 或素表气……附子饮子：语本庞安常《伤寒总病论》卷第三“阴毒证”。

④ 阴盛伤寒……返阴丹主之：语本朱肱《类证活人书》卷第十六。

下两边各一寸三处齐灸之，仍与四逆、返阴二药频服，方可解退。若加以小便不利，及阴囊缩入小腹，绞痛欲死，更于脐下三寸石门穴灸之，仍服前药，切不可与寻常利小便药也[①]。

《活人书》又曰：若阴毒已深，疾势困重，六脉附骨，取之方有，按之则无，一息八至以上，或不可数，至此则药饵难为功矣，但于脐中用葱熨法[②]，或灼艾三五百壮。手足不温，不可治也。如手足温，更服前药以助之。若阴散阳回，则渐减热药而调治之。热气乍复，往往烦躁，切不可投凉药，烦躁甚者，再与返阴丹则定也。

又曰：六脉俱浮大，沉取之而不甚疾者，非阴证也。大抵阳毒伤寒，其脉多弦而洪数；阴毒伤寒，其脉沉细而弦疾。

又曰：阳毒则身热而无汗，阴毒则身冷而有汗。岐伯曰：阳盛则身热，腠理闭，喘粗为之俯仰，汗不出而热；阴胜则身寒汗出，身常清，数栗而寒，寒而厥[③]。

郭白云曰：从兄盛年时健，不善摄生，极饮冷酒，食冷物，内外有所感，初得疾，便身冷自利，手足厥，额上冷汗不止，遍身痛，呻吟不绝，偃卧不能转侧，心神昏愦恍惚。呼医视之，治，不效。余言曰：此疾甚重，而人甚静，又觉昏愦，身重不能起，自汗自利，四肢厥，此阴病无疑。又遍身痛不知处所，则身如被杖，阴毒证也。安得不急治？医者之谬误不足听。乃

---

① 朱氏返阴丹……利小便药也：语出郭雍《仲景伤寒补亡论》卷十四“阴毒七条”。

② 葱熨法：中医外治法之一。即以索缠葱白如臂大，切去根及青，留白二寸许。先以火炙热一面，以着病患脐下，上用熨斗贮火熨之，令葱并热气入腹内；更作三四饼，坏则易之。

③ 若阴毒……寒而厥：语出朱肱《类证活人书》卷第四。

急令服四逆汤，灸关元及三阴交。未知[①]，加服九炼金液丹。利、厥、汗皆少止，稍缓药、艾，则诸证复出，再急救治，如此进退者三比[②]。三日两夜，灸十余壮，服金液六十余粒，四逆汤一二斗，方能住火灸汤药。阳气虽复而汗不出，证复如太阳证，未敢服药，以待汗。二三日大烦躁，饮水，次则谵语，斑出热盛，无可奈何，复与调胃承气汤，得利，大汗而解。阴阳反复有如此者，前言烦躁不可投凉药，此则可下证具，非止小烦躁而已，故不同也[③]。

关元穴在脐下三寸。

附治阴阳二毒诸方

阳毒升麻汤方

升麻二分　犀角　射干　黄芩　人参　甘草各一分

上㕮咀，以水一盏半，煮取一盏，温服。食顷，再服。温覆，手足出汗则解。不解，重作。

阴毒甘草汤方

甘草　升麻　当归　桂枝各二分　鳖甲一分半　蜀椒一分

上㕮咀，每服五钱，以水一盏半，煎至八分，去滓，温服。如人行五里顷[④]，更服，温覆取汗，毒从汗出，愈。未汗，再作。

返阴丹方

硫黄五两，研末　太阴玄精石味盐者，研细　硝石研末，各二两

---

① 未知：没有知觉。

② 比：连续。

③ 从兄盛年……故不同也：语出郭雍《仲景伤寒补亡论》卷十四“阴毒七条”。

④ 顷：刚才。

上用铁铫子①先铺玄精石一半，次铺硝石一半，中间下硫黄，又以硝石盖硫黄，又以玄精石盖之，用盏子合定，用三斤炭火烧，令得所②，勿以烟出多，急取出，以瓦盆合地下，四面灰拥，勿令烟出，直候冷取起，细研，蒸饼丸豌豆大，艾汤下十五丸。病重者，加二三十丸。此法甚验，喘促吐逆者，入口便安。服此药三五服不退，便于脐下一寸半灸之，须大炷百壮，未愈，可至二百壮。若手足极冷，小便涩，小腹硬，绞痛，囊缩，即更于脐下四寸灸之如前法，仍与当归四逆加吴茱萸汤，同返阴丹频频与服，内外迫逐，方可解。若稍缓，则死矣。慎勿与寻常利小便药，此是阴毒气结在小腹所致也。有以炒盐及热药熨脐下者，其冷气在小腹被热物所熨，无处通出，即奔上冲心，其死尤速也。当先服温剂，然后熨之，则有益。

附子饮子汤

附子一枚，炮，去皮尖，四破

上以水九升，煎至三升，去滓，入瓶，油纸封固，沉井底，候极冷取饮之，仍下硫黄丸甚妙。

治阴毒硫黄丸方

硫黄二两　水银一两

上同研，入铫子，洒少醋，慢火炒似烟出，再出火洒醋，如此三四遍，地上放冷，研之，蒸饼丸桐子大。每服二十三十丸，艾汤吞下，日三服。

---

① 铁铫子：用铁制成的煎药或烧水用的器具。

② 得所：适当。

金液丹方

硫黄十斤，先飞①拣去沙土石，杵研为细末，用磁合盛，以水和赤石脂封口，盐泥固脐，硒干，地内先埋，以小罐子盛水令满，放合子在上，用泥固脐，讫慢火养七日七夜，候足，加顿火②一煅，候冷取出

上研为细末，每一两用炊饼一两，汤浸握去水，为丸，如桐子大。每服三十丸，多至百丸，温米饮下，空心服。

发斑证

发斑一证，缘仲景书中遗逸不详见，故诸家之说无所统。大抵斑证数种，唯热毒入胃者当下之，非下斑也，下其胃中之毒也。而胃中之毒，由斑而后见也。若皮间暴作瘾疹，无他里热证者，不可下，当服平凉去风解肌药，及以摩膏治之。若在春末及夏，不宜火灸及重覆，随其浅深，略分内外，不可一切用药，亦表虚不可发汗也。

《千金方》载华元化之言曰：伤寒热毒之气，五日在腹，六日在胃，乃可下也。若热毒在外，未入于胃，而先下之者，其热乘虚入胃，则烂胃也。然热入胃，要须下去之，不可留于胃中。胃若实，其热为病，三死一生。胃虚热入，烂胃也。其热微者，赤斑出，此候五死一生；剧者，黑斑出，此候十死一生。

《千金》又曰：病者过日不以时下，则热不得泄，亦烂胃斑出③。

---

① 飞：矿物药或颜料，研成细末，置于水中以漂去其浮于水面的粗屑。

② 顿火：原料在炸或煮的过程中，为了防止食品外老内生或硬心，在一定程度时将锅从火上端下停一会，再端到火上继续加热。

③ 伤寒热毒……烂胃斑出：语本孙思邈《备急千金要方》卷九“伤寒方上·伤寒例第一”。

郭氏曰：发斑有下之太早者，有失下者，故王仲弓①谓下早热入胃者斑出，下之迟、失下者亦斑出②。

《活人书》曰：发斑有两证，温毒、热病，皆有斑也。温毒发斑者，冬时触冒寒毒，至春始发病，初在表；或已发汗、吐下，而表证未罢，毒气不散，故发斑。黑膏主之③。

黑膏方

香豉一升　生地黄半斤，切

上以猪膏二斤，合露之煎令三分减一，绞去滓，纳雄黄、麝香各如豆大，搅和，尽服之，毒便从皮中出则愈。忌芜荑。

又曰：冬月温暖，人感乖戾之气，冬未即病，至春或被积寒所折，毒气不得泄，至天气暄热，温毒始发，则肌肉斑烂，瘾疹如锦纹，内攻心闷，但呕清汁。葛根橘皮汤主之④。

葛根橘皮汤方

葛根　橘皮　杏仁去皮尖，研　知母　黄芩　麻黄去节，泡　甘草炙，各半两

上㕮咀，每服五钱，以水一大盏半，煎至一盏，去滓，温服。

郭白云曰：发斑有阳毒、温毒、热病，热病即今之伤寒也。温毒发斑，于三日之内，毒气在表时即出，以此验。其温毒非热病也，盖其毒久郁而发，病不在里，故不可下，必随表证治之。当用药解肌热，麻黄、桂枝皆不可用也。如三日毒不解，

① 弓：原作“方”，据前文改。
② 发斑有……亦斑出：语出郭雍《仲景伤寒补亡论》卷十四“发斑”。
③ 发斑有两证……黑膏主之：语出朱肱《类证活人书》卷第十一。
④ 冬月温暖……葛根橘皮汤主之：语出朱肱《类证活人书》卷第十一。

其病入里，则同伤寒治之[①]。

《活人书》又曰：**热病发斑与时气发斑同，或未汗下，或已经汗下，而热毒不散，表虚里实，热毒乘虚出于皮肤，所以发斑**[②]。

郭氏曰：此证是温毒发斑也，与伤寒发斑不同。盖温毒之毒，本在里，久为积寒所折，腠理闭塞不得出，及天气暄热，腠理开疏，乃因表虚，郁发为斑。是时在里之毒，已发在表，故可解肌而不可下也。伤寒之毒，初亦在里，久不能出，及春再感温气，腠理方开，随虚而出于表，遂见表证而未成斑也。医者昧于表里之证，下之太早，时内无毒气可下，所损皆胃之真气，真气既损，则胃为之虚矣。邪毒者，乘虚而出，乘虚而入者也，以先损之虚胃，而当复入之。今毒力必不胜，而胃将烂，是以其华见于表而为斑，则伤寒之毒，初蕴于里，出而之表耳。既见于里，又见于表，是毒气往来者再矣。诸经者，血脉之道路也。今邪毒往来于道路，而营卫气血不通，人其可久乎？此其所以不通也。然温毒之斑，虽感于动而发，从而散之则去矣。伤寒之毒已发，而后遏之，又虚而复客之，即入于胃，如升堂入室，不复可逐，必使下泄于肠胃，则可出，故必下之，所以救胃烂也。华元化[③]曰：要须下去之，不可留于胃中是也。故温毒之斑，郁发之毒也；伤寒之斑，胃烂之证也。发则可去，烂则不可生，是以言五死一生、十死一生也。其烂如何？曰：

---

① 发斑有阳毒……则同伤寒治之：语出郭雍《仲景伤寒补亡论》卷十四“发斑”。

② 热病发斑……所以发斑：语出朱肱《类证活人书》卷第十一。

③ 华元化：即华佗。华佗（约145—208），东汉末年著名医学家，字元化，一名旉，汉族，沛国谯（今安徽亳州）人。华佗与董奉、张仲景（张机）并称为“建安三神医”。

毒热焚于内，则胃为疮烂矣[①]。

又曰：大抵发斑，不可用发表药。盖表虚里实，若发汗重，令开泄，更增斑烂也。当用化斑汤、玄参升麻汤、大青四物汤、猪胆鸡子汤，可选而用之[②]。

郭氏曰：温毒发斑，感在表，惟可解肌，不可发汗；伤寒发斑，毒气在胃，当下不当汗也[③]。故皆不可用发表药。

又附《补亡论》说

郭白云曰：发斑一证，以仲景不言，故诸书少至当之论，既不分温毒、伤寒，在表、在里不同，又不别发斑、瘾疹、诸疮之异，虽朱氏亦然。《活人书》曰：斑疮、瘾疹如锦纹，俗名麸疮，《素问》谓之疹，此亦发斑、瘾疹、麸疮，三病为一证也。雍详：发斑未尝成疮也。伤寒之斑，初如朱砂细点，又如狗虱啮痕，初甚稀，渐加稠密是也。瘾疹略如风尸，亦有赤白二种。赤者如锦纹也，不如风尸之高起，微隐起而相连续，初起臂腿，次满腹背，皆成锦花者是也。温毒之斑，略似赤色。瘾疹又不与伤寒斑同，在俗名麸疮者，乃是阳毒、诸疮之类，与斑疹二者不同。古有阳毒疮者，即本俗名豆疮、麻子疮、少铃疮、麸疮皆是也，皆因形名之。每有轻重，惟豆疮为至重，其他若误服凉药，亦皆能杀人。又有暴发锦纹瘾疹者，初无伤寒证，但前一二日减食，情思不佳，次必臂腿瘙痒，搔之随手锦纹出，丹毒治之，涂赤小豆、鸡子清甚佳。胸中余毒不去，则胸中烦闷，不入食，二三日服解毒药，去毒尽乃安。

---

① 此证是……疮烂矣：语出郭雍《仲景伤寒补亡论》卷十四“发斑”。

② 大抵发斑……选而用之：语出朱肱《类证活人书》卷第十一。

③ 温毒发斑……不当汗也：语见郭雍《仲景伤寒补亡论》卷十四“发斑”。

又曰：斑证，阳毒最为重，其斑为内自有之，治从本方。温毒，内外热盛，不能偏表偏里，须两解之，以去内外热，宜白虎加人参汤、化斑汤。若内外热太盛者，依阳毒治之。常时，伤寒误下、失下致斑出者，其毒已入胃，审其无表证，有下证，宜用调胃承气汤以除胃中热。

又曰：仲景本论不见斑证，惟《千金方》载华佗之说最为切当，而近世医家多不见取，故其论不分毒在表里，仍并疮疹混为一说。设误汗下，宁不害人？虽庞氏、朱氏善究根源，持论亦如此。若不用华言，则无用调胃承气之理。今观其效验，故主其说，且已经孙真人之手，复何疑哉[1]？

附治斑证诸方

化斑汤方

人参　石膏各半两　萎蕤　知母　甘草各一分

上㕮咀，每服五钱，以水一盏半，入糯米一合，煎八分，米熟去滓，温服。

玄参升麻汤方

玄参　升麻　甘草炙，各半两

上㕮咀，以水一盏半，煎至七分，去滓，温服。

大青四物汤方

大青四两　香豉八合　阿胶　甘草炙，各一两

上㕮咀，每服五钱，以水一盏半，煎至七分，温服。

---

① 发斑一证……复何疑哉：语出郭雍《仲景伤寒补亡论》卷十四“发斑”。

猪胆鸡子汤方

猪胆汁一合　鸡子一枚　苦酒三合

上三味和合，煎三沸，尽服之。羸人煎六七沸服，汗出即瘥。

发黄证

脉浮而动数，医反下之，动数变迟，阳气内陷，心下因硬，则为结胸。但头汗出，余处无汗，剂颈而还，小便不利，身必发黄。

常氏曰：茵陈煎浓汁调五苓散。郭氏曰：凡黄皆用二药，重者茵陈蒿汤，轻者五苓散。

伤寒，脉浮而数，手足自温者，是为系在太阴。太阴当发身黄，若小便自利者，不能发黄。

治在阳明证中。

阳明病，无汗，小便不利，心中懊侬，身必发黄。

阳明病被火，额上微汗出，而小便不利者，必发黄。

阳明病，发热汗出者，此为热越，不能发黄。但头汗出，身无汗，剂颈而还，小便不利，欲饮水浆者，此为瘀热在里，身必发黄。宜下之，茵陈蒿汤主之。

伤寒六七日，身黄如橘子色，小便不利，腹微满者，茵陈蒿汤主之。

伤寒，身黄，发热，栀子蘖皮汤主之。

伤寒，瘀热在里，身必发黄，麻黄连翘赤小豆汤主之。

伤寒发汗已，身目为黄，所以然者，以寒湿在里不解故也。以为不可下也，于寒湿中求之。

常氏曰：可五苓散。

伤寒，头痛，翕翕发热，形象中风，下之益烦心，发汗则致痉，熏之则发黄。

阳明病，脉迟，食难用饱，饱则微烦，头眩，必小便难，此欲作谷疸。虽下之，腹满如故，所以然者，脉迟故也。

常氏曰：可茯苓汤、五苓散。郭氏曰：宜《千金方》谷疸丸。

太阳中风，以火劫发汗，两阳相熏灼，其身发黄。阳盛则欲衄，阴虚则小便难，阴阳俱虚竭，身体则枯燥。但头汗出，剂颈而还，小便利者，其人可治。

阳明中风，脉弦浮大而短气，腹都满，胁下及心痛，久按之，气不通，鼻干不得汗，嗜卧，一身及面目悉黄，小便难。

伤寒，发热，口中勃勃气出，头痛目黄，衄不可制。

得病六七日，脉迟浮弱，恶风寒，手足温。医二三[①]下之，不能食，而胁下满痛，面目及身黄，颈项强，小便难。

《千金方》曰：诸病黄疸，宜利其小便。假令脉浮，当以汗解[②]。宜桂技黄芪汤。

寸口脉阳浮而阴濡弱，阳浮则为风，阴濡弱为少血，浮虚一受风，少血发热。医以火熏熨令汗出，恶寒遂甚，客热因火而发，身因为黄，小便难，鼻中出血。复下之，热瘀在膀胱，蓄结成积聚，状如豚肝，当下不下，心乱狂走赴水。蓄血若去，目明心了。此皆医所为，轻者得愈，极者不治。

郭氏曰：先下积血，次身黄，小便难，治如前法[③]。

---

① 二三：不定数。犹言再三，多次。

② 诸病黄疸……当以汗解：语出孙思邈《备急千金要方》卷十“伤寒方下·桂枝黄芪汤”。

③ 先下积血……治如前法：语出郭雍《仲景伤寒补亡论》卷十四“发黄”。

《千金方》曰：伤寒，热出表，发黄疸，麻黄醇酒汤。冬月宜酒，春用宜水[①]。

又曰：治黄疸，鼻中取黄汁，宜瓜蒂、赤小豆、秫米末，名瓜丁散[②]。

麻黄醇酒汤方

麻黄三两，以醇酒五升，煮取一升半，尽服之。温覆，汗出即愈。

瓜丁散方[③]

瓜蒂　秫米　赤小豆各二七枚

上三味治，下筛[④]，病重者取如豆大二枚，纳着鼻孔中，痛缩鼻，须臾，当出黄汁，或从口中出汗升余则愈。病轻者如一豆。不瘥，间日[⑤]复用。

巢氏曰：伤寒阳明病，无汗，小便不利，心中懊侬，必发黄。被火，额上微汗出，而小便不利，亦发黄。其人状变黄如橘色，或如桃枝色，腹微满，此由寒湿气不散，瘀热在于脾胃也[⑥]。

---

① 伤寒……春用宜水：语本孙思邈《备急千金要方》卷十“伤寒方下·麻黄醇酒汤方”

② 治黄疸……名瓜丁散：语本孙思邈《千金翼方》卷第十八“杂病上·黄疸”。

③ 瓜丁散方：《备急千金要方》卷十“伤寒发黄第十四·治黄疸方”。

④ 下筛：药物破碎后过筛子，即过滤分离。

⑤ 间日：间隔一日。

⑥ 伤寒阳明病……脾胃也：语出巢元方《诸病源候论》卷之八“伤寒病诸候下·伤寒变成黄候”。

又曰：《时气发黄候》[①]曰：湿气盛蓄于脾胃，脾胃有湿，则新谷郁蒸，不能消化，大小便结涩，故发黄。又《温病候》[②]曰：发汗不解，温毒气瘀结在内，小便为之不利，故发黄。

郭氏曰：巢氏所论，即仲景阳明懊侬、被火二证及寒湿一证而已，亦甚略也，言简多不尽意。大抵瘀热在里，必为黄，不必脾胃，故热在膀胱，亦为黄也。桃枝色者，孙真人[③]云久则变作桃皮色也[④]。

又巢氏《黄病论》[⑤]曰：黄病，一身尽痛，发热，面色洞黄，七八日后，热结在里，有血当下，如豚肝状，其人少腹满急。若眼睛涩痛，鼻骨疼，两膊及项强，腰背急，则是黄候。多大便涩，但得小便利，则不虑死矣。不用大便多，多则必腹胀，不佳。此由寒湿在里，则热蓄于脾胃，腠理不开，瘀热与宿谷相搏，郁蒸不得消散，则大小便不通，故身体、面、背变

---

① 时气发黄候：即《诸病源候论》卷之九"时气病诸候·时气变成黄候"。原文为："夫时气病，湿毒气盛，蓄于脾胃，脾胃有热，则新谷郁蒸，不能消化，大小便结涩，故令身面变黄，或如橘柚，或如桃枝色。"

② 温病候：即《诸病源候论》卷之十"温病诸候·温病变成黄候"。原文为："发汗不解，温毒气瘀结在胃，小便为之不利，故变成黄，身如橘色。"

③ 孙真人：即孙思邈，世称孙真人，后世尊之为药王，唐京兆华原（今陕西耀县）孙家塬人，著《备急千金要方》《千金翼方》。

④ 巢氏所论……桃皮色也：语出郭雍《仲景伤寒补亡论》卷十四"发黄三十条"。

⑤ 黄病论：即《诸病源候论》卷之十二"黄病诸候·黄病候"。原文为"黄病者，一身尽疼，发热，面色洞黄。七八日后，壮热在里，有血当下之法如肝状。其人少腹内急。若其人眼睛涩疼，鼻骨疼，两膊及项强，腰背急，即是患黄。多大便涩，但令得小便快，即不虑死。不用大便多，多即心腹胀不存。此由寒湿在表，则热蓄于脾胃，腠理不开，瘀热与宿谷相搏，烦郁不得消，则大小便不通，故身体面目皆变黄色。凡黄候，其寸口近掌无脉，口鼻冷气，并不可治也。

黄色。凡黄候，其寸口近掌无脉，鼻口气冷，并死不治。

《活人书》曰：发黄与瘀血，外证及脉俱相似，但小便不利为黄，小便自利为瘀血。要之，发黄之人，心脾蕴积，发热引饮，脉必浮滑而紧数。若瘀血证发狂，大便必黑，此为异耳。凡病人身体发热，头面汗出，身无汗，剂颈而还，渴饮水浆，小便不利，如此必发黄。茵陈蒿汤、五苓散加茵陈主之。又茵陈蒿汤十分，五苓散五分，二药拌匀，每服三钱，温酒调，日三服。即以茵陈蒿汤调五苓散服之最良。病人服汤，得小便利，如皂角色赤，一宿腹减，则黄从小便中出也。栀子蘗皮汤、麻黄连翘赤小豆汤，皆可选用。

又曰：伤寒欲发黄者，急用瓜蒂末，口含水，搐一豆许入鼻中，出黄水，甚验。

又曰：太阳病，一身尽痛，发热，身如熏黄者，何也？太阳中湿也。

郭氏曰：宜五苓散。

又曰：白虎证与发黄相近，遍身汗出，此为热越，白虎证也；头面汗出，颈以下不得汗，发黄证也[①]。

郭氏曰：白虎证遍身汗出，安能发黄？故仲景言：阳明热越，不得发黄也[②]。

附《补亡论》说

郭白云曰：巢氏《黄病》一论未为该通[③]，而诸家伤寒论中多从之。夫致黄之由非一，或误下，或火熏，皆能成黄，非

① 发黄与瘀血……发黄证也：语出朱肱《类证活人书》卷第十一。

② 白虎证……不得发黄也：语见郭雍《仲景伤寒补亡论》卷十四“发黄”。

③ 该通：博通。

只寒热谷气而已。大抵寒邪中人，久不能去，变为热毒，假春风发动表为可出之时，既动则不可复回，而腠理不开，无由作汗而出，郁而在里，终不能散，淫邪泮衍，血脉传流。其毒之重者，遇血相搏，不能胜，为之交结如豚肝，或如墨色，此为邪气所败之血也，无以泄其邪，则血枯而人死矣。其轻者，鼓血而上，随衄而散，涩者因促滑气而下，随溺可出，既不能与血相搏，又不能开腠理而生汗，上不可散，下不可出，乃逡巡于毛窍之际，已失所舍而无可定止，进退不能，郁为黄色，以待汗与溺，而后通。此毒非不欲出也，犹人之行及于门而无路也。医者疏通其道而指示之，不为汗则溺，未有不去之理。然毒在腠理之内，与正气争持，正邪相窒，毛空[1]益不可开，是以小能作汗，必从开窍、利小便而出。此所以毒气在里，不能出者，必成黄、血二证。虽轻重上下不同，其理一也。有可汗而出者乎？曰：脉浮甚者，其表必疏，可汗而出之也[2]。

附治发黄证诸方

栀子蘗皮汤方

麻黄连轺赤小豆汤方

茵陈蒿汤方

以上三方俱见阳明证中。

茯苓汤方

见前可发汗证。

谷疸丸方

苦参三两　龙胆一两

---

① 毛空：即毛孔，指汗孔。

② 巢氏……而出之也：语出郭雍《仲景伤寒补亡论》卷十四“发黄”。

上二味为末，用牛胆汁和为丸，如梧子大，先食以麦粥，饮服五丸。三日不知，稍加之。

桂枝黄芪汤方

桂枝　芍药　生姜各三两　甘草二两　黄芪五两　大枣十二枚

上六味㕮咀，以水八升，微火煎取三升，去滓，温服一升，发微汗。不汗者，饮稀热粥以助阳。若不汗，更服。

外篇卷第三

痰病食积虚烦脚气证

赤按：四证之挟外邪者，皆三阳篇中所有，法以解表为先。其不由外感者，痰从内动，发汗必至迷塞经络，留滞不去；食积胸中，阳气不布，发汗则阳气外越，阴气独盛，致成危候；虚烦者，胃中津液已竭，发汗则津液尽亡。脚气即地之湿邪从足先受者，在湿家禁汗之例。昔贤皆指四者为类伤寒证，今特以为非伤寒证，则其义显矣。喻嘉言于六经后独出痰病一门，亦欲学者反隅而得之耳。兹与下学者谈医不惮辞费，仍收《活人书》四证以备参考。《活人书》于四证亦夹外邪著论，今既讨论详明于兼外邪、不兼外邪者分别施之，亦可不失仲景之意也。

《活人书》曰：人病有憎寒发热，恶风自汗，寸口脉浮，胸膈痞满，气上冲咽喉不得息，而头不疼，项不强者，此为有痰也。宜柴胡半夏汤、金沸草散、大半夏汤。若气上冲咽喉不得息者，用瓜蒂散吐之①。

古人用吐法，凡用一钱匕，药下便卧，欲吐且忍之，良。久不吐，以三钱匕，汤二合和服，以手指探之便吐矣。不吐，稍增之，以吐为度。若吐病不除，明日如前法再服之，但不可令人虚也。药力过时不吐，饮热汤一升以助之，吐讫便可食。若无复余毒，服药过多者，饮水解之。凡吐后，糜粥养之，忌生冷油腻。

---

① 人病有憎寒……瓜蒂散吐之：语出朱肱《类证活人书》卷第七。

柴胡半夏汤方

柴胡八两　人参　甘草炙　黄芩各三两　麦门冬去心，三两　半夏二两半，洗　白术二两

上㕮咀，每服五钱，生姜五片，枣一枚，以水一盏半，煎至八分，去滓，温服。

金沸草散方

前胡　旋覆花各三两　荆芥四两　半夏洗，姜汁浸　细辛　甘草炙，各一两　赤芍药二两

上㕮咀为末，每服二钱，生姜五片，枣一枚，以水一盏，煎至六分，去滓，热服。未知，再服。

大半夏汤方

半夏汤洗，薄切，焙干，每遇膈间有痰用　茯苓各一分

上以水二盏半，煎至一盏，去滓，临卧温呷。如有热痰，加炙甘草一分。如脾胃不和，去甘草，入陈皮一分，同煎服。

《活人书》曰：头痛，脉数，发热恶寒，而身不疼痛，左手脉平和者，食积也①。《甲乙经》云：人迎紧盛，伤于寒；气口紧盛，伤于食②。盖气口主中，人迎主外，以此别之。伤食之证，由脾胃伏热，因食不消，发热，故似伤寒。若膈寒呕吐者，食在上脘，宜吐之。若心腹满痛者，宜下之，治中汤、五积散、黑神丸可选用也。

治中汤方

见前霍乱证。

---

① 头痛……食积也：语出朱肱《类证活人书》卷第七。

② 人迎紧盛……伤于食：语出皇甫谧《针灸甲乙经》卷四“经脉”。

五积散方

枳壳五两，熬熟　苍术二十四两，洗，焙　桔梗十二两，洗，焙　白芷四两，洗，焙　厚朴去皮　芍药　茯苓　当归洗　麻黄去节　半夏洗　干姜各三两　陈皮八两　甘草炙，二两半　官桂去皮　川芎　人参各二两

上十六味，除枳壳、官桂外，余并一处，生捣为粗末，分作六分，于大镬①内文武火炒令黄熟，摊冷，入枳壳、官桂末一处，和匀，入磁瓶内。每服二钱，水一盏，生姜三片，煎至七分，去滓服。伤食，入葱白一茎，豆豉七粒，同煎服，出汗。或脾胃不和，内伤冷食，身疼，头昏无力，胸膈不利，食不下，四肢觉冷，至晚心躁困倦，入盐少许同煎。或是阴经伤寒，手足逆冷，或睡中虚惊，及虚汗不止，脉细疾，面青呕逆，入附子同煎，加减多少，并在临时。

黑神丸方

巴豆择新好者，一两，轻捶去皮，急流水浸一宿，煮三五十沸，候冷漉出，去心膜，研如膏，用原纸②十重，裹以重物，擀去油　五灵脂二分，黑色者为上　大戟生用，去皮，如粉白者为上　杏仁烧过，研　荆三棱生用，各半两　豆豉二两，新软者为上

上先以三味为极细末，方始入巴豆、豆豉，研匀后，入杏仁泥，更研令匀，别入飞面③半匙，以井花水④调如糊，渐次拌药搜和得所，入臼中捣三千下，丸如绿豆大，晒干。如遇有食

---

① 镬（huò 或）：古代的大锅。
② 原纸：需要经过加工处理的纸都是原纸。
③ 飞面：面粉。
④ 井花水：亦作“井华水”，清晨初汲的水。

积者，脉细结，身不热，即下之，量人加减丸数，姜枣汤送取，微利为度。若身热者，下之则为结胸、痞气。若病在上可吐者，用生姜干嚼三五丸。

《活人书》曰：**诸虚烦热与伤寒相似，然不恶寒，身不疼，头不痛，故知非伤寒也，不可发汗。脉不紧数，故知非里实也，不可下。如此，内外皆不可攻，攻之必遂损竭，多死也，但当与竹叶汤。若呕者，与橘皮汤**①。

竹叶汤方

淡竹叶半把　石膏四两，碎　人参半两　麦门冬一两一分　半夏六钱　炙甘草半两

上㕮咀，每服五钱，以水一盏半，入生姜三片，粳米百余粒，煎至八分，米熟汤成，去滓，温温服之。

橘皮汤方

陈皮去白，二两　人参一分　甘草半两　青竹茹一团　姜四片　枣一枚

上以水一盏半，煎至八分，去滓，温服。一服不愈，再与之。孙真人云：此法屡用，甚验。伤寒虚烦，亦宜用之。王叔和云：有热不可大攻，攻之热去则寒起矣。正宜服竹叶汤。

此二汤前已见过，但分两不同，故复出之。

《活人书》曰：**伤寒，头疼身热，支节痛，大便秘，或呕逆，而脚屈弱者，脚气也。其脉浮而弦者，起于风；濡而弱者，起于湿；洪而数者，起于热；迟而涩者，起于寒。风者，汗而愈；湿者，温而愈；热者，下而愈；寒者，熨而愈。脚气之病，毒气入**

---

① 诸虚烦热……与橘皮汤：语出朱肱《类证活人书》卷第七。

腹，则小腹顽痹不仁，令人呕吐，死在朝夕矣。然终与伤寒不同者，脚气之人，病必从脚起，或先缓弱疼痹，或行起忽倒，或两胫肿痛，亦有不肿者，或脚膝枯细，或心中松悸，或小腹不仁，或举体转筋，或见食呕吐，恶闻食臭，或胸满气急，或遍身酸痛，皆脚气候也，黄帝所谓缓风湿痹是也。顽弱为缓风，疼痛为湿痹。寒中三阳，所患必冷，越婢汤、小续命汤主之。

暑中三阴，所患必热，小续命去附子减桂一半主之。大便秘者，脾约丸主之。头痛身热，支节痛，而脚屈弱者，是其人素有脚气，此时发动也。脚肿者，槟榔散主之。脚气方论，《千金》《外台》最详，大抵越婢汤、小续命汤、薏苡仁酒法、木瓜散、脾约丸皆为要药，仍针灸为佳。用补药与汤淋洗，俱大禁也[①]。

槟榔散方

橘叶　沙木各一握

上二味，以小便一盏，酒半盏，煎数沸，调槟榔末二钱，食后服。

越婢汤方

石膏四两　麻黄去节，三两　附子炮，一两　白术炒，二两　甘草炙，一两

上㕮咀，每服四钱，入生姜三片，枣一枚，以水一盏半，煎至八分，去滓，温服。

小续命汤方

见痓痉证。

薏苡仁酒方

薏苡仁　牛膝各二两　五加皮　海桐皮　独活　防风　杜仲

① 伤寒……俱大禁也：语本朱肱《类证活人书》卷第七。

去皮，切片，用生姜汁拌炒　枳壳炒，各一两　生地黄二两半

上以无灰酒[1]五升浸，春秋冬二七日，夏月盛热，分作十剂，遂旋浸酒，空心温服一盏或半盏，日三四服，常令酒力不绝。久服觉皮肤中如虫行，即风湿气也。

木瓜散方

大腹皮一枚　木瓜　苏叶　甘草炙　木香　羌活各一分

上各细剉为散，分作三服，用水一盏，煎至半盏，去滓服。

脾约丸方

大黄二两，酒浸，焙干　厚朴去皮，姜汁炒　枳壳麸炒　白芍药各半两　麻子仁一两半，去壳，微炒　杏仁去皮尖，双仁者三分，麸炒透熟

上为细末，炼蜜和，杵千下，丸如桐子大，每服二十丸，温水下，不拘时候。未知，加五丸至十丸止。下利后，糜粥将理[2]。

温　疟

问曰：温疟类伤寒，何如？《素问》三十五[3]曰：温疟得之冬中于风，寒气藏于骨髓之中，至春则阳气大发，邪气不能自出，因遇大暑，脑髓烁，肌肉消，腠理发泄，或有所用力，邪气与汗俱出，此病藏于肾，其气先从内出之于外也。如是者，阴虚而阳盛，阳盛则热矣，衰则气复反入，入则阳虚，阳虚则寒矣。故先热而后寒，名曰温疟。

① 无灰酒：即不放石灰的酒。古人在酒内加石灰以防酒酸，但能聚痰，所以药用须无灰酒。

② 将理：修养调理。

③ 素问三十五：即《素问·疟论》。

郭氏曰：温疟始感之气与伤寒同，及其发出之时与伤寒异，故不为伤寒而为疟也①。曰：伤寒亦变疟乎？《千金》三十五卷曰：时行后变成瘴疟者，大五补汤主之②。

大五补汤方

桂心三十铢　远志　桔梗　芎䓖各二两　茯苓　干地黄　芍药　人参　白术　当归　黄芪　甘草各三两　竹叶五两　大枣二十枚　生枸杞根　生姜各一斤　半夏　麦门冬各一升

上十八味㕮咀，以水二斗，煮竹叶、枸杞根，取一斗，次纳诸药，煎取六升，分六服，一日一夜令尽。

酒　病

问曰：酒病似伤寒，何如？巢氏曰：酒有毒而性热，饮之过多，故毒热流溢经络，浸淫脏腑，而诸疾生也。或烦躁壮热而似伤寒，或洒淅恶寒有同温疟，或吐利不安，或呕逆烦闷，随脏气虚实而发为病焉③。

郭氏曰：凡痈疽病及豌豆疱疮之类，初证多类寒④。赤按：《太阳篇》酒客病，不可与桂枝汤，得汤则吐。服桂技汤吐者，其后必吐脓血。所谓酒客者，盖谓是酒病人也。

---

① 温疟始感……而为疟也：语见郭雍《仲景伤寒补亡论》卷十八“伤寒相似诸症”。

② 时行后……大五补汤主之：语本孙思邈《备急千金要方》卷十“伤寒方下·大五补汤”。

③ 酒有毒……发为病焉：语本巢元方《诸病源候论》卷之二十六“蛊毒病诸候·三十六、饮酒后诸病候”。

④ 凡痈疽病……多类寒：语出郭雍《仲景伤寒补亡论》卷十八“伤寒相似诸症”。

溪　毒

郭氏曰：孙真人于伤寒后附溪毒一证，详其状类，以明其证与伤寒别，是亦以疑似而辨之也[①]。

孙真人曰：江南有射工毒虫，一名短狐、溪毒，一名蜮。形如甲虫，无目而利耳，有一长角在口前如弩，以气为矢，用水势射人，人或闻其在水中铋铋[②]作声，要须得水没其口，便以口中毒射人。此虫畏鹅，鹅能食之。其初始证候，先恶寒发热，筋急，仍似伤寒，中风便不能语言，朝苏晡剧，寒热闷乱，是其证也。始得三日内，急治之。稍迟者，七日死。其虫小毒，轻者，及相逐者，射着人影者，皆不即作疮，先病寒热。自非其地之人，不知其证，便谓伤寒，作治乖谬，是以致祸。

又曰：中人头面尤急，腰以上近心多死，腰以下稍宽，不治亦死[③]。

巢氏曰：南方郡县，山谷溪源有水毒病，亦名溪温，以其病与射工相似，欲通呼溪病。其实有疮是射工，无疮是溪毒也。

又曰：水毒有雌雄，脉洪大而数者为阳，是雄溪，易治，宜先发汗及浴；脉沉细而迟者为阴，是雌溪，难治。欲审知是中水者，手足指冷，即是；不冷，非也。又呼为蛩病[④]。

---

① 孙真人……辨之也：语本郭雍《仲景伤寒补亡论》卷十八“伤寒相似诸症”。

② 铋铋（bì 必）：恶视貌。

③ 江南有……不治亦死：语出孙思邈《备急千金要方》卷二十五“备急方·蛇虫等毒”。

④ 南方郡县……又呼为蛩病：语本巢元方《诸病源候论》卷之二十五“蛊毒病诸候（上凡九论）·九、水毒候”。

郭氏《伤寒温疫论》

郭白云曰：伤寒时气，证类多端，或名温病，或曰时行，或曰温疫，或曰温毒，或以为轻，或以为重，论说不一，益令人惑。大抵其病有二种，即时发者必轻，经时而发者必重。且如伤寒一病，《序例》曰：冬时严寒，君子固密，则不伤于寒，触冒之者，乃名伤寒。盖初感即发，无蕴积之邪气，虽为伤寒，其病亦轻。又曰：不即病者，寒毒藏于肌肤，至春变为温病，至夏变为暑病。是以既伤于寒，又感于温，两邪相搏，合为一病。如人遇盗，又有同恶济之，何可支也？故伤寒冬不即病，遇春而发者，比于冬之伤寒为重也。又有至夏而发者，为尤重也。盖寒邪浅近在肤腠，正气易胜，则难久留，是以即发。若邪稍深，则入于肌肉，正气不能胜，必假[①]春温之气，开疏腠理，而后可发，是以出为温病。又其邪之甚者，经时既久，深入骨髓，非假大暑消烁，则其邪不可动。此冬伤于寒，至夏为热病者，所以又重于温也。故古人谓冬伤于寒，轻者夏至以前发为温病，甚者夏至以后发为暑病也。此三者，其为伤寒本一也，唯曰即发、不即发之异，随脉变动，遂大不同。又有冬不伤寒，至春感不正之气而病，其病无寒毒之气为之根，虽名温病，又比冬伤于寒至春再感温气者为病尤轻也。然春温冬寒之病，乃皆自感自致之病也。若夫一邦、一乡、一家皆同患者，是则温之为疫者然也，非冬伤于寒，自感自致之病也。盖以春应暖而反寒，夏应热而反凉，秋应凉而反热，冬应寒而反温，气候不正，盛强者感之犹轻，衰弱者得之必重，故名温疫，亦

---

① 假：利用。

曰天行、时行也。设在冬寒之日，而一方、一乡、一家皆同病者，则时行之寒疫也。大抵冬伤于寒，经时而后发者，有寒毒为之根，再感四时不正之气而病，则其病安得不重？如冬病伤寒，春病温气，与夫时行、温疫之类，皆无本根，随感即发，中人浅薄，不得与寒毒蕴蓄有时而发者同论也。惟温毒一病，既非伤寒，又非温病，乃在冬时表尝感寒，先感冬温不正之气，后复为寒所折，肤腠闭密，其邪进不得入，退不得泄，必假天气暄热，去其外寒，而后温气得通。郁积既久，毒伤肌肉，故斑如锦纹，或烂为疮，而后可出。是以《序例》曰：其冬有非节之暖，名为冬温。冬温之毒与伤寒大异，谓此温毒也。亦有所感轻浅，则易出；所感深重，则非节之暖，人人皆感，故为疫。其实先温后寒，所以与伤寒大异。然而时之气有正与不正，何也？曰：春气温和，夏气暑热，秋气清凉，冬气冷冽，此则四时正气之序，所谓四时正气之病者也。又曰：非其时而有其气，一岁之中，长幼之病多相似者，此则时行之气，是为不正之气，毒伤人者也[①]。

太阳病，发热而渴，不恶寒者，为温病。

若发汗已，身灼热者，名曰风温。风温为病，脉阴阳俱浮，自汗出，身重多眠睡，鼻息必鼾，语言难出，小便不利。小便不利四字，汪琥移在被下之上。若被下者，直视失溲。若被火者，微发黄色，剧则如惊痫，时瘈疭。若火熏之，一逆尚引日[②]，再逆促命期。

《千金方》曰：风温之病，脉阴阳俱浮，汗出体重，其息必

① 伤寒时气……伤人者也：语本郭雍《仲景伤寒补亡论》卷十八“伤寒温疫论”。

② 引日：拖延时日。

喘，其形状不仁，嘿嘿[①]欲眠。下之者，小便难；发其汗者，必谵语；加烧针者，则耳聋难言，但吐，吐则遗矢便利。如此疾者，宜服萎蕤汤[②]。

萎蕤汤方

萎蕤三分　石膏一两，碎　白薇　麻黄泡，焙　川芎　葛根　羌活　甘草炙　杏仁去皮尖及双仁者，各半两　青木香一分，冬用一两，春用半两，炒

上㕮咀，每服五钱，以水一盏半，煎至一盏，去滓服，日三。治风温，兼疗冬温，及春日中风、伤寒，头疼发热，咽干舌强，胸疼痞满，腰强。

《活人书》曰：病人素伤于风，因复伤于热，风热相薄，则发风温。主四肢不收，传曰：风温末疾。头疼身热，常自汗出不解。治在少阴、厥阴，少阴火，厥阴木。不可发汗，宜萎蕤汤。风温身灼热者，宜知母葛根汤。风温加渴甚者，瓜蒌根汤。风温脉浮、身重、汗出者，汉防己汤[③]。

知母葛根汤方

知母三钱　葛根八钱　石膏六钱　萎蕤五钱　麻黄去节，四钱　甘草炙　黄芩　木香　升麻　南星　人参　防风　杏仁炒　川芎　羌活以上各二钱

上㕮咀，每服五钱，以水一盏半，煎至一盏，去滓，温服。未知，再服。

---

① 嘿嘿：不说话，沉默。

② 风温之病……宜服萎蕤汤：语出孙思邈《备急千金要方》卷九“伤寒方上·葳蕤汤”。

③ 病人素伤……汉防己汤：语本朱肱《类证活人书》卷第六。

瓜蒌根汤方

瓜蒌根三分　石膏二两　人参　防风　炙甘草各半两　葛根一两半

上㕮咀，每服五钱，以水一盏半，煎至一盏，去滓，温服。

汉防己汤方

汉防己四两　黄芪　甘草炙，各二两　白术炒，三两

上㕮咀，每服五钱，入生姜四片，枣一枚，以水一盏半，煎至一盏，去滓服。仍坐被中，汗出如虫行，或被卧取其汗。

《活人书》曰：初春，病人肌肉发斑，瘾疹如锦纹，或咳，心闷，但呕清汁，此名温毒也。冬时触冒寒毒，至春始发，病初在表，证如伤寒，或已发汗、吐、下，而表证未罢，毒气不散，故发斑，黑膏主之。成疮者，自作疮治，不用黑膏。又有冬月温暖，人感乖戾之气，冬未即病，至春或被积寒所折，毒气不泄，至天气暄热，温毒始发，则肌肉斑烂，隐疹如锦纹，而咳，心闷，但呕清汁，葛根橘皮汤主之①。方见前斑门。

附《补亡论》说

郭白云曰：不必初春，春夏皆发其斑，与伤寒不同，瘾疹如锦纹，而不作疮烂者是也。其发疮脓烂者，即时行热毒豌豆疮也。二者皆先有表证如伤寒，又有瘾疹赤白二种，初无表证，暴感温气而作，其毒轻浅，风尸之类也。又有一种遍身如锦，初亦无表证，如丹如疹，其毒亦轻，皆详见小儿疮疹后斑疮瘾疹论辨中。

又曰：《伤寒·序例》言风温、温毒二证，又与二说不同。

① 初春……葛根橘皮汤主之：语出朱肱《类证活人书》卷第六。

《序例》之言伤寒过十三日以上不间，尺寸陷者大危。若更感异气，变为他病者，当依后坏病证而治之。若阳脉浮滑，阴脉濡弱者，更遇于风，变为风温；阳脉洪数，阴脉实大者，更遇温热，变为温毒。温毒为病最重，此乃伤寒后四种坏病，此病最为重也，又非但前所谓风温、温毒而已，其用药亦当不同。然则《序例》所言伤寒坏病中风温、温毒也，诸家所言者，冬春自感之风温、温毒也，其治之轻重不得大异也。四种坏病之中，又有湿温一证，见不可汗门中。

又曰：天行温疫，虽证不见多，用药亦多端。如《千金方》言辟温疫气，并断温疫相染诸方，及《千金翼》弹鬼丸、萤火丸皆可选用。然治疫先要辨寒温，故庞安常述其治寒疫诸方，如赤散、解圣散之类，皆宜治寒疫。若施之温疫，则益热矣①。

弹鬼丸方

雄黄　丹砂各二两　石膏四两　乌头　鼠妇各二两

上五味，以正月建除日②、执厌日③捣为散，白蜡五两，铜器中火上消之，下药搅令凝，丸如楝实，以赤縠④裹一丸，男左女右，肘后带之。

---

① 不必初春……则益热矣：语出郭雍《仲景伤寒补亡论》卷十八“风温温毒”。

② 建除日：即“建除十二神”中的建日、除日。“建除十二神”为中国民俗选择良辰吉日的方法，即“建、除、满、平、定、执、破、危、成、收、开、闭”这十二个字，周而复始。建日，健旺之气。行军、外出、求财、谒贵、上书都是好日子，如寄履历表。除日，为除旧布新之义，宜治疗、出行、嫁娶、祈福。忌开张、搬家、上任。

③ 执厌日：即“建除十二神”中之“执日”。执日，为固执之义。宜祈福、祭祀、结婚、立约；忌搬家、开仓、出行。

④ 縠（hú 糊）：皱纱。

萤火丸方

一名冠将丸，又名武威丸。

萤火　鬼箭削去皮羽　蒺藜各一两　雄黄　雌黄　矾石火烧枯，各二两　羚羊角煅存性

上为末，以鸡子黄、丹雄鸡冠一具，和捣千下，如杏子大。作三角绛囊盛五丸，带左臂上，如从军，系腰中。能避五兵白刃盗贼，辟疾病、恶气百鬼、虎狼蛇虺①、蜂虿②诸毒，勿离身。居家挂户上，辟绝盗贼、温疫。

华佗赤散方

丹砂二分　蜀漆　蜀椒　干姜　细辛　黄芩　防己　桂枝　茯苓　人参　沙参　桔梗　女萎　乌头　常山各三分　雄黄　吴茱萸各五分　麻黄　代赭石

上除细辛、丹砂、干姜、雄黄、桂外，皆熬治作散，酒服方寸匕，日二。耐药者，二匕，覆令汗出。治疟，先发一时，服药二匕半。

圣散子方

肉豆蔻十个　木猪苓　石菖蒲　高良姜　茯苓　独活　柴胡　吴茱萸　附子炮　麻黄　厚朴姜炙　藁本　芍药　枳壳麸炒　白术　泽泻　藿香　防风　半夏姜汁制　细辛　吴术蜀人谓苍术之白者为白术，盖茅术也，谓今之白术为吴术，各半两　甘草一两

上剉，焙作煮散，每服七铢，水一盏半，煎至八分，去滓，热服。余滓两服合为一服，重煎，皆空心服。

---

① 虺（huǐ 毁）：古书上说的一种毒蛇。

② 虿（chài 瘥）：古书上说的蝎子一类的毒虫。

《小品方》疗温病有热，饮水暴冷哕者，俗云冷呃。**茅根汤。**

茅根汤方

茅根　葛根各半升

上以水四升，煮取二升，稍温饮之，哕止则停。《古今录验方》去茅根，加枇把叶。又一方加橘皮、桂心。以其胸中有停饮，故用辛温、辛热以散之。

《删繁方》疗肺腑脏热，暴气发斑点，香豉汤。

香豉汤方

香豉一升，绵裹　葱须四两　石膏八两　栀子仁三两　大青二两　升麻　芒硝各三两　生姜八两

上㕮咀，以水六升，先煮七味，取二升，去滓，下芒硝，分三服。虽云疗肺腑脏热，实则清阳明胃腑郁热之神方也。

温病发斑，赤者，五死一生；黑者，九死一生。庞安时云：大疫难疗，麦奴丸主之。

麦奴丸方

见前八卷发汗证。按：此方治时行热病，六七日未得汗，脉洪大或数，面赤目瞪，身体大热，烦躁，狂言欲走，大渴甚。又五六日不解，热在胸中，口噤不能言，为坏伤寒。医所不能治，弃为死人。或人精魂已竭，心下才暖，拨开其口灌药，下咽即活。兼治阳毒发斑，更治火逆，烦躁惊狂，大渴引饮，谵语便秘，内外实热者最神。

赤按：风温、温毒、温疫诸证，自叔和《序例》以来，王太仆注《内经·热论》已宗其旨，南宋郭白云发明《序例》尤详，其他名贤著述无不踵是为说。西昌喻嘉言有春温、温疫论之作，以驳《序例》

辨四变之非，欲大破叔和之藩，而主张亦太过矣。然议论轩豁①，能使观者耳目为之一醒。可见天下之义理无穷，固不可以一说拘也。今录之以扩心胸。

论春温大意并辨四变之非

喻昌曰：春温之证，《内经》曰：冬伤于寒，春必病温。又云：冬不藏精，春必病温。此论温起之大原也。《伤寒论》云：太阳病，发热而渴，不恶寒者，为温病。若发汗已，身灼热者，名曰风温。风温为病，脉阴阳俱浮，自汗出，身重多眠睡，鼻息必鼾，语言难出。若被下者，小便不利，直视失溲。若被火者，微发黄色，剧则如惊痫，时瘈疭。若火熏之，一逆尚引日，再逆促命期。此论温成之大势也。仲景以冬不藏精之温名曰风温，其脉阴阳俱浮，正谓少阴肾与太阳膀胱，一脏一腑，同时病发，所以其脉俱浮也。发汗后，身反灼热，自汗出，身重多眠睡，鼻息必鼾，语言难出，一一尽显少阴本证，则不可复从太阳为治，况脉浮自汗，更加汗之，医杀之也。所以风温证，断不可汗，即误下、误火，亦经气伤而阴精尽，皆为医促其亡而一逆、再逆促命期矣。于此见东海、西海心同一理，先圣、后圣其揆一也。后人不察，惜其有论无方，讵②知森森③治法，全具于太阳、少阴诸经乎？晋王叔和不究仲景精微之蕴，栽风种电④，为不根之谈，妄立温疟、风温、温毒、温疫四变，不思时发时止为疟，疟非外感之正病也。春木主风而气温，风温即是温证之本名也。久病不解，其热邪炽盛，是为温毒，温毒

① 轩豁：开阔。
② 讵：岂。
③ 森森：众多貌。
④ 栽风种电：喻不可能做到的事情。

亦病中之病也。至温疫，则另加一气，乃温气而兼瘟气，又非温证之常矣。今且先辨温疟。温疟正冬不藏精之候，但其感邪本轻，故只成疟耳。黄帝曰：温疟舍于何脏？岐伯对曰：温疟得之冬中于风，寒气藏于骨髓之中，至春则阳气大发，邪气不能自出，因遇大暑，脑髓烁，肌肉消，腠理发泄，或有所用力，邪气与汗皆出，此病藏于肾，其气先从内出之于外也。如是者，阴虚而阳盛则热矣，衰则气复反入，入则阳虚，阳虚则寒矣。故先热而后寒名曰温疟。此可见温疟为冬不藏精，故寒邪得以入肾。又可见温疟遇温，尚不易发，必大暑大汗，始发之也。叔和反以重感于寒立说，岂其不读《内经》乎？抑何不思之甚耶？今且再辨风温。春月时令本温，且值风木用事，风温二字，自不得分之为两。凡病温者，悉为风温，即如初春地气未升，无湿温之可言也；天气微寒，无温热之可言也；时令和煦，无温疫之可言也。其所以主病之故，全系于风。试观仲景于冬月正病以寒统之，则春月正病定当以风统之矣。夫风无定体，在八方，则从八方；在四时，则从四时。春之风温，夏之风热，秋之风凉，冬之风寒，自然之道也。叔和因仲景论温条中重挈风温，故谓另是一病。不知仲景于温证中特出手眼，致其叮咛，见冬不藏精之人，两肾间先已习习风生，得外风相召而病发，必全具少阴之证，故于温字上加一风字，以别太阳之温耳。叔和妄拟重感重变，乃至后人作赋云：风温、湿温兮，发正汗则危恶难医。又云：因知风温汗不休，当用汉防己。隔靴搔痒，于本来之面目安在哉？今且再辨温毒。夫温证中之有温毒，一如伤寒中之有阳毒、阴毒也。伤寒不以寒毒另为一证，则温病何得以温毒更立一名耶？况温毒复有阴阳之辨，太阳温证，病久不解，结成阳毒；少阴温证，病久不解，结成阴毒。叔和不知风温为阴邪，故但指温毒为阳毒，以致后人袭用黑膏、紫雪，阴毒当之，惨于锋刃，其阶厉[①]亦至今未已耳。其温疫一证，另辨致详[②]。

论温疫

喻昌曰：圣王御世，春无愆阳，夏无伏阴，秋无凄风，冬无苦雨，乃至民无夭札，物无疵疠[③]，太和之气弥满乾坤，安有所谓温疫哉？然而《周礼》傩[④]以逐疫方，相氏掌之，则温疫之由来旧矣。古人元旦汲清泉以饮芳香之药，重涤秽也。后汉张仲景著《伤寒论》，欲明冬寒、春温、夏秋、暑热之正，自不能并入疫病以混常法，然至理已毕具于脉法中。叔和不为细绎[⑤]，乃谓重感于寒，变为温疫；又谓春时应暖而复大寒，夏时应热而反大凉，秋时应凉而反大热，冬时应寒而反大温，非其时而有其气，一岁之中，长幼之病多相似者，此则时行之气也；又谓冬温之毒，与伤寒大异，冬温复有先后更相重沓，亦有轻重为治不同；又谓从春分节以后，至秋分节前，天有暴寒者，皆谓时行寒疫也。盖以春、夏、秋为寒疫，冬月为温疫。所以又云三月、四月，或有暴寒，其时阳气尚弱，为寒所折，病热犹轻；五月、六月，阳气已盛，为寒所折，病热则重；七月、八月，阳气已衰，为寒所折，病热亦微。后人奉此而广其义，谓春感清邪在肝，夏感寒邪在心，秋感热邪在肺，冬感温

---

① 阶厉：祸害的开端。

② 春温之证……另辨致详：语出喻嘉言《尚论篇》尚论篇卷首“论春温大意，并辨叔和四变之妄”。

③ 疵疠：亦作“疵厉”。灾害疫病，灾变。

④ 傩（nuó 挪）：古代腊月驱逐疫鬼的仪式。

⑤ 细绎：仔细探究其中的道理。绎，寻求事理。

邪在肾，埙篪递奏①，举世若狂矣。嗟嗟！疫邪之来，果寒折阳气，乘其所胜，而直入精神魂魄之脏，人无瞧②类久矣。更有谓疫邪无形象声臭定时定方可言，是以一岁之中，长幼莫不病此。至病伤寒者，百无一二。治法非疏里则表不透，非战汗则病不解，愈摹愈远。究竟所指之疫仍为伤寒、伤温、伤暑热之正病，疏里则下早可知，战汗则失表可知，只足自呈败阙③耳。夫四时不正之气，感之者因而致病，初不名疫也。因病致死，病气、尸气混合不正之气，斯为疫矣。以故鸡瘟死鸡，猪瘟死猪，牛马瘟死牛马，推之于人，何独不然？所以饥谨兵凶之际，疫病盛行，大率春夏之交为甚。盖温、暑、热、湿之气交结互蒸，人在其中，无隙可避，病者当之，魄汗淋漓，一人病气足充一室，况于连床并榻、沿门阖境④共酿之气，益以出户尸虫，载道腐墐⑤，燔柴掩席⑥，委壑投崖⑦，种种恶秽，上混苍天清净之气，下败水土物产之气，人受之者，亲上亲下，病从其类，有必然之势。如俗所称大头瘟者，头面腮颐⑧，肿如瓜匏者是也。所称蛤蟆瘟者，喉痹失音，颈筋胀大者是也。所称瓜瓤瘟者，胸高胁起，呕汁如血者是也。所称疙瘩瘟者，

① 埙篪递奏：喻不同病邪在四季所伤脏腑不同互相交替呼应。埙篪，喻互相呼应配合。递奏，交替奏乐。

② 瞧：察看。

③ 败阙：尤过失。

④ 阖境：边界以内的全部地方。

⑤ 载道腐墐（jìn 近）：指大道小路充满腐烂、变质之物。此处喻因温疫病而致病患死亡很多。墐：沟上的路。

⑥ 燔柴掩席：此指焚烧或掩埋因疫病而死亡的尸体。燔柴，古代祭天仪式。将玉帛、牺牲等置于积柴上而焚之。

⑦ 委壑投崖：指将尸体丢弃深沟或投入悬崖下。委，抛弃。壑，深沟。

⑧ 腮颐：面颊部。腮，面颊的下半部，脸的两旁。颐，面颊部。

遍身红肿，发块如瘤者是也。所称绞肠瘟者，腹鸣干呕，水泄不通者是也。所称软脚瘟者，便清泄白，足重难移者是也。小儿痘疮尤多。以上疫证，不明治法，咸委劫运，良可伤悼！大率温疫、痘疹古昔无传，不得圣言折衷，是以坠落叔和坑堑，曾不若俗见摸索病状，反可顾名思义也。昌幸微窥仲景一斑，其《平脉篇》中云：寸口脉阴阳俱紧者，法当清邪中于上焦，浊邪中于下焦。清邪中上，名曰洁也；浊邪中下，名曰浑也；阴中于邪，必内栗也。凡二百六十九字，阐发奥理，全非伤寒中所有事，乃论疫邪从入之门、变病之总，所谓赤字绿文①，开天辟地之宝符，人自不识耳。篇中大意，谓人之鼻气通于天，故阳中雾露之邪者，为清邪，从鼻息而上入于阳，入则发热、头痛、项强颈挛，正与大头瘟、虾蟆瘟之说符也。人之口气通于地，故阴中水土之邪者为饮食浊味，从口舌而下入于阴，入则其人必先内栗，足膝逆冷，便溺妄出，清便下重，脐筑湫痛，正与俗称绞肠瘟、软脚瘟之说符也。然从鼻、从口所入之邪，必先注中焦，以次分布上下。故中焦受邪，因而不治，中焦不治，则胃中为浊，营卫不通，血凝不流，其酿变即现中焦。俗称瓜瓤瘟、疙瘩温等证，则又阳毒痈脓、阴毒遍身青紫之类也。此三焦定位之邪也。若三焦邪混为一，内外不通，脏气熏蒸，上焦怫郁，则口烂食断。卫气前通者，因热作使，游行经络脏腑，则为痈脓；营气前通者，因召客邪，嚏出、声唱、咽塞，热拥不行，则下血如豚肝。然以营卫渐通，故非危候。若上焦之阳、下焦之阴两不相接，则脾气于中难以独运，斯五液注下，

① 赤字绿文：古代传说中的一种符瑞。谓江河所出图箓皆为绿色，或用朱书刻于石碑上，故云。赤字，红色的字。绿文，绿色的图箓。

下焦不闿，而命难全矣。伤寒之邪先行身之背，次行身之前，次行身之侧，由外廓而入；温疫之邪则直行中道，流布三焦。上焦为清阳，故清邪从之上入；下焦为浊阴，故浊邪从之下入；中焦为阴阳交界，凡清浊之邪，必从此区分。甚者，三焦相混，上行极而下，下行极而上，故声嗢咽塞、口烂食断者，亦复下血如豚肝，非定中上不及下，中下不及上也。伤寒邪中外廓，故一表即散；疫邪行在中道，故表之不散；伤寒邪入胃府，则腹满便坚，故可攻下。疫邪在三焦，散漫不收，下之复合，此与伤寒表里诸法有何干涉？奈何千年愦愦，试折衷以圣言，从前谬迷，宁不涣然冰释也哉？治法：未病前，预饮芳香正气药，则邪不能入，此为上也；邪既入，急以逐秽为第一义。上焦如雾，升而逐之，兼以解毒；中焦如沤，疏而逐之，兼以解毒；下焦如渎，决而逐之，兼有解毒。营卫既通，乘势追拔，勿使潜滋。

有问春夏秋蒸气为疫，岂冬温独非疫耶？昌曰：冬月遇温，肾气不藏，感而成病，正与不藏精之春温无异，计此时，有春无冬，三气即得交蒸成疫，然遇朔风骤发，则蒸气化乌有矣。是以东南冬月，患正伤寒者少，患冬温及痘疮者最多。西北则秋冬春皆患正伤寒，殊无温疫、痘疮之患矣。盖以西北土高地燥，即春夏气难上升，何况冬月之凝沍。东南土地卑湿，为雾露之区，蛇龙之窟，其温热之气，得风以播之，尚有可耐，设旦暮无风，水中之鱼、衣中之虱且为飞扬，况于人乎？蒸气中原杂诸秽，益以病气、死气，无分老幼，触之即同一病状矣。此时朔风了不可得，故其气转积转暴，虽有薰风，但能逆热，不能解凉。盛世所谓解愠阜财[①]者，在兵荒反有注邪布秽之事矣。叔和以夏应热而反大寒为疫，讵知大寒正疫气消弥之候乎？故疫邪炽盛，惟北方能消受。《诗》恶谮[②]人，思欲投界有北，以熄其焰，析斯义矣[③]。

① 解愠阜财：即“阜财解愠”。语出《孔子家语·辩乐解》：“昔者舜弹五弦之琴，造《南风》之诗，其诗曰‘南风之熏兮，可以解吾民之愠兮！南风之时兮，可以阜吾民之财兮！’”后因以“阜财解愠”为民安物阜，天下大治之典。阜财，厚积财物，使财物丰厚。解愠，消除怨怒。

② 谮（zèn）：中伤。

③ 圣王御世……析斯义矣：语出喻嘉言《尚论篇》尚论篇卷首“详论温疫，以破大惑”。

外篇卷第四

妇人伤寒

妇人中风，发热恶寒，经水适来，得之七八日，热除而脉迟身凉，胸胁下满，如结胸状，谵语者，此为热入血室也。当刺期门，随其实而泻之。

妇人中风，七八日续得寒热，发作有时，经水适断者，此为热入血室，其血必结，故使如疟状，发作有时，小柴胡汤主之。

妇人伤寒发热，经水适来，昼日明了，暮则谵语，如见鬼状者，此为热入血室，无犯胃气及上二焦，必自愈。

阳明病，下血谵语者，此为热入血室，但头汗出者，刺期门，随其实而泻之，濈然汗出则愈。

《活人书》曰：男子调其气，妇人调其血。血室不蓄，则二气和谐；血气凝结，则水火刑。伤寒，气口紧盛则宜下，人迎紧盛则宜汗。妇人左关脉浮紧，不可下，当发其汗，以救血室，营卫得和，津液自通，快然汗出而解。问：妇人先调血，男子先调气，何如？曰：此大略之言耳。要之，脉紧无汗为伤寒，脉缓有汗为伤风，热病脉洪大，中暑脉细弱，其证一也。假如中暍者，用白虎；胃实者，用承气。岂必调血而后行汤耶？仲景论伤寒不分妇人，良亦由此。

又曰：妇人伤寒，发热恶寒，四肢拘急，口燥舌干，经脉凝滞，不得往来，宜桂枝红花汤。

桂枝红花汤方

桂枝　芍药　甘草炙，各三两　红花二两

上㕮咀，每服五钱，入生姜四片，枣二枚，以水一盏半，煎至七分，去滓，温服。良久再服，汗出而解。

又曰：妇人伤寒，口燥咽干，腹满不思饮食，宜黄芩芍药汤。

黄芩芍药汤方

黄芩　白芍　白术　地黄各一两

上㕮咀，每服五钱，以水一盏，煎至七分，去滓，温服。寒则加生姜。

又曰：妇人伤寒，喘急烦躁，或战而作寒，阴阳俱虚，不可下，宜柴胡当归汤。

柴胡当归汤方

柴胡　白术各二两　人参　炙甘草　当归　赤芍各一两　五味子　木通各五钱

上㕮咀，每服五钱，生姜四片，枣二枚，以水一盏半，煎至七分，去滓，温服。

又曰：妇人伤寒，六七日胃中有燥屎，大便难，烦躁，谵语，目赤，毒气闭塞不通，宜大黄黄连泻心汤。

大黄黄连泻心汤方

大黄　黄连各等分

上㕮咀，每服四钱，以水一盏半，煎至七分，去滓服。取微利。如目赤睛疼，加白茯苓、嫩竹叶，泻肝余之气。

又曰：妇人伤寒瘥后，犹有余热不去，谓之遗热，宜干地黄汤[①]。

---

① 男子调其气……宜干地黄汤：语出郭雍《仲景伤寒补亡论》卷十九“妇人伤寒”。

干地黄汤方

干地黄　大黄　黄连　黄芩各一两　柴胡　芍药　炙甘草各一两半

上㕮咀，每服四钱，以水一盏半，煎至七分，去滓，温服。取微溏，汗出解。

妊娠伤寒

《活人书》曰：妊娠伤寒，仲景无治法，用药宜有避忌，不得与寻常妇人一概论治也。

又曰：妊娠伤寒，药性宜凉，切不可行桂枝、半夏、桃仁等药。小柴胡去半夏名黄龙汤，盖为孕妇而去也。大抵产前先安胎，产后先补血，次服伤寒药。若病稍退则止，药不可尽剂，此为大法。黄帝问：妇人重身，毒之何如？岐伯曰：有故无殒，亦无殒也。大积大聚，其可犯也，衰其半而止，过者死[①]。

《千金要方》治妊娠伤寒，头疼壮热，支节烦疼，石膏前胡汤。

石膏前胡汤方

石膏八两　大青　黄芩各三两　葱白切，一升　前胡　知母　栀子仁各四两

上七味㕮咀，以水七升，煮取二升半，去滓，分五服。相去如人行七八里久，再服。

又治妊娠伤寒，头疼壮热，心烦呕吐，不下食，生芦根汤。

生芦根汤方

知母四两　粳米五合　生芦根一升　青竹茹二两

---

① 妊娠伤寒……过者死：语出朱肱《类证活人书》卷第十九。

上四味，以水五升，煮取二升半，稍稍饮之，尽更作，瘥止。

又治妊娠伤寒，服汤后，头疼壮热不歇，用竹叶石膏汤拭其身。

竹叶石膏汤方

麻黄半斤　竹叶切，一升　石膏三升，为末

上三味，以水五升，煮取一升，去滓，稍冷用拭身体，又以故布搶头额、胸心，燥则易之。患疟者，加恒山[1]五两。

又治妊娠热病，葱白五两，豉一升，煮服取汗。

又曰：大热烦闷者，葛根汁二升，分三服，如人行五里，进一服[2]。

《活人书》妊娠伤寒安胎，宜阿胶散。

阿胶散方

阿胶　寄生　吴白术　茯苓等分

上为细末，每服二钱，煎糯米饮调下，日进二服，愈。

又云：安胎宜白术散。

白术散方

白术　条芩等分，同炒香

上为细末，每服三钱，生姜三片，大枣一枚，以水一盏，煎至七分，温服。但觉头疼发热，便可服，二三服即瘥。惟四肢厥冷，阴证见者，未可服。

庞氏治妊娠时气，令子不落，用护胎伏龙肝散。伏龙肝为

---

① 恒山：即常山。

② 大热烦闷者……进一服：语本朱肱《类证活人书》卷第十九。

末，水调，涂脐下，干即易之，疾瘥乃止。

庞氏曰：妊娠伤寒，内热极甚，令不伤胎，取鸡子以绢袋盛贮，投井底浸，令极冷，旋敲破，吞至五六枚，佳。

又曰：妊娠伤寒，大热甚，胎不安者，宜用阿胶末一钱半，竹沥调下；或用小麦、竹叶，煎汤调下。

又曰：妊娠伤寒，服汗下诸药，热已退，觉气虚不和，须与安胎，宜人参黄芪汤①。

人参黄芪汤方

人参　黄芪　半夏　陈皮　麦冬　当归　赤茯苓等分

上㕮咀，每服四钱，姜三片，水二盏，煎至七分，去滓，下阿胶末一小匕溶化，日进二三服。

《活人书》曰：妊娠伤寒，憎寒发热，发其汗，宜葱白汤。

葱白汤方

葱白十茎　生姜二两

上二味切，以水二盏，煎至一盏，连服取汗。

又曰：妊娠伤寒，头痛壮热，肢节疼痛，宜前胡汤。

前胡汤方

前胡一两　石膏二两　甘草炙，半两　桔梗　豉各七钱半

上㕮咀，每服五钱，姜五片，以水一盏，煎至七分，去滓，热服。如三五服后，热尚未退，加豉三十粒，再服。

又曰：妊娠伤暑，头疼恶寒，身热躁闷，四肢疼痛，项背拘急，唇口干燥，宜柴胡石膏汤。

---

① 妊娠伤寒……人参黄芪汤：语出庞安常《伤寒总病论》卷第六“妊娠杂方”。

柴胡石膏汤方

柴胡四两　石膏八两　甘草二两

上为末，每服三钱，生姜五片，水一盏，煎至六分，去滓，温服。虚者，加人参三两。

又曰：妊娠伤寒，四日至六日以来，加心腹胀，上气，渴不止，食饮不多，腰疼体重，宜三物枳实汤。

三物枳实汤方

枳实一两，炒微黄　麦门冬去心，半两　陈皮三分，汤浸去白，焙

上三味㕮咀，每服三钱，生姜半分，葱白七寸，以水一盏，煎至六分，去滓，温服。

又曰：妊娠伤寒，头目疼，壮热心烦，宜旋覆花汤。

旋覆花汤方

旋覆花半两　前胡二两　白术　黄芩　人参　麻黄去根节，各三分　赤芍药　炙甘草各半两　石膏一两

上九味㕮咀，每服四钱，生姜半分，水一盏半，煎至六分，去滓，温服。

又曰：妊娠伤寒，壮热呕逆，头疼，不思饮食，胎气不安，宜麦门冬汤。

麦门冬汤方

麦门冬去心，半两　人参　石膏各一两　前胡　黄芩各三分　葛根半两　淡竹茹一分

上㕮咀，每服五钱，入生姜四片，枣二枚，水一盏半，煎至八分，去滓，温服。

又曰：妊娠发斑，变为黑色，宜栀子大青汤。

栀子大青汤方

栀子仁　升麻各二两　大青　杏仁去皮尖　黄芩各一两半

上㕮咀，每服五钱，入葱白三寸，以水一盏半，煎至一盏，去滓，温服。

又曰：妇人产后伤风，十数日不解，头微痛，恶寒，时时有热，心下坚，干呕，汗出，宜阳旦汤。

阳旦汤方

桂枝　芍药　甘草　黄芩各二两

上㕮咀，每服五钱，生姜三片，以水一盏半，煎至一盏，去滓，温服。自汗者，去桂，加附子。渴者，去桂，加瓜蒌根。利者，去芍药，加干姜。心下悸者，去芍药，加茯苓。虚劳里急者，去阳旦[①]，加胶饴。若脉浮紧，无汗者，不可与也。

又曰：产后伤风，发热面赤，喘而头疼，竹叶防风汤。

竹叶防风汤方

竹叶半把　葛根三两半　防风　桔梗　人参　桂枝　甘草炙，各半两

上㕮咀，每服四钱，入生姜三片，枣一枚，以水一盏半，煎八分，去滓，温服，使汗出。头项强，用炮附子，剉，一大钱，同煎。呕，加半夏一钱。

又曰：蓐中[②]伤风，四肢苦烦热，头疼，与小柴胡汤；头不疼但烦，宜三物黄芩汤[③]。

---

① 阳旦：此指桂枝。阳旦汤，即桂枝汤。

② 蓐中：指妇女产后休息复原的一段时间。

③ 活人书……三物黄芩汤：语本朱肱《类证活人书》卷第十九。

三物黄芩汤方

黄芩半两　苦参一两　干地黄二两

上㕮咀，每服四钱，水一盏半，煎至八分，去滓，温服。

庞氏曰：妊娠热病，胎死腹中，用鹿角屑一两，葱白五茎，豉半合，水一碗，煎六分，去滓，温作二服。又方：益母草绞汁，饮半升，即出。胎已出，而恶露为热蒸断不行，地黄、藕汁各一碗，姜汁一盏，暖，分三四服；微有冷，煎二十沸服，亦下死胎。

又曰：伤寒产后，血晕欲死，宜红花散。

红花散方

红花　荷叶　生姜　姜黄等分

上为细末，用童便调二钱服。

又曰：凡伤寒小产，夏月宜少用醋炭①，多有烦闷晕死者。

郭氏曰：寒月用炭宜多。

又曰：伤寒产后，恶露冲心，闷乱口干，用生地汁、藕汁、童便各一盏，和煎三两沸，作三服。原本阙生姜，宜加之。

又曰：伤寒产后，恶露为热搏不下，烦闷，胀喘，狂言者，抵当汤、桃仁承气汤主之。

又曰：伤寒小产后，烦闷，大燥渴者，宜石膏瓜蒌汤。

石膏瓜蒌汤方

石膏一两半　瓜蒌根　甘草　黄芩　黄连各一两

上㕮咀，每服四钱，水一盏半，煎八分，温服②。

---

① 醋炭：在铁勺上放一块烧红的煤炭，再浇上醋。古时意为驱邪，实际上是一种科学的杀菌消毒的办法。

② 庞氏……温服：语本庞安常《伤寒总病论》卷第六“妊娠杂方”。

又曰：凡妊娠伤寒，发汗用桂枝，可炒；止吐用半夏，热汤洗多遍，则不损胎气。

小儿伤寒

《千金方》论曰：小儿未能涉冒霜雪，不病伤寒也，然天行非节之气，其亦得之。有时行疫疾之年，小儿出腹患斑者，治其时行节度，故如大人法，但用药分剂小异，药小冷耳[①]。

又曰：治儿未满百日伤寒，鼻衄、身热、呕逆，宜麦门冬汤。

麦门冬汤方

麦门冬十八铢　石膏　寒水石　甘草　桂心八铢

上五味㕮咀，以水二升半，煮取一升，每服一合，日三服[②]。

又曰：治小儿伤寒，以葛根汁、淡竹沥各六合，二味相和煮服，二三岁儿分三服，百日儿酌与服。

又曰：治小儿时气，用桃叶三两捣，以水五升，煮十沸取汁，日五六遍淋之。若复发热，烧雄鼠屎二枚，用水调服之[③]。

又曰：治小儿伤寒发黄者，捣土瓜根汁二合服之；又曰捣青麦汁服之；又曰韭根汁澄清，滴儿鼻中如豆许，即出黄水，愈；又曰小豆二七粒，瓜蒂二七枚，糯米四十粒，共末之，以少许

---

① 小儿未能……药小冷耳：语本孙思邈《备急千金要方》卷五上“少小婴孺方上·伤寒”。

② 治儿未满……日三服：语本孙思邈《备急千金要方》卷五上“伤寒·麦门冬汤”。

③ 治小儿伤寒……用水调服之：语本孙思邈《备急千金要方》卷五上“伤寒第五·麻黄汤”。

吹鼻中[①]。

《活人书》曰：小儿风壅发，痰嗽烦渴，惺惺散主之[②]。

惺惺散方

桔梗　细辛　人参　白术　瓜蒌根　炙甘草　茯苓　川芎等分

上为细末，每服二钱，入生姜二片，薄荷二叶，以水一盏，同煎服。五岁以下，作四五服；五岁以上，分二服。凡小儿发热，不问伤风、伤热，先与此散数服，往往辄愈。

咽喉不利，痰实咳嗽，鼠粘子汤主之。

鼠粘子汤方

鼠粘子[③]四两，炒香　甘草炙，一两　防风半两　荆芥穗二两

上共为细末，每服二钱，沸汤点，食后临卧，日三服。大利咽膈，化痰涎，止嗽。若春冬间常服，免生疮疖，老幼皆宜。

头额身体温热，大便赤黄，腹中热，四顺散、连翘饮。

四顺散方

大黄制熟　甘草炙　当归　芍药等分

上共为细末，每服二钱，以水一盏，入薄荷一叶，煎至七分，温服。小儿量岁数与之，三岁以上，每服一钱。

加减法

虚热者加甘草，下利者减大黄，冒风寒者加麻黄，中风、

① 治小儿伤寒……吹鼻中：语本孙思邈《备急千金要方》卷五上“伤寒第五·生地黄汤”。

② 小儿风壅发……惺惺散主之：语本朱肱《类证活人书》卷第二十。

③ 鼠粘子：中药牛蒡子的别名。

舌强、戴眼[①]者加独活，并于一两中加减半钱。

连翘饮方

连翘　防风　甘草　栀子炒，等分

上为细末，每服二钱，以水一盏，煎七分，温服。

头额身体温热，大便白而酸臭者，胃中有食积，双紫丸主之。小儿无异疾，唯饮食过度，不能自节，心腹胀满，身热头疼，双紫丸悉主之。

双紫丸方

甘遂半两　蕤仁四两半，另研　麦门冬去心　牡蛎煅，各二两半　朱砂一钱，另研　巴豆六十粒，去心、皮膜，研，以新布绞去油，晒之，白如霜　甘草炙，一两一分

上以麦冬、甘草、甘遂、牡蛎四味为细末，入巴豆、朱砂、蕤仁，合和捣二千杵，更入少蜜，捣和极熟旋丸。半岁儿服如苏子大一双；一岁儿服如半麻子大，分为一双；二岁儿服如麻子大一枚，分一双；三四岁儿服如麻子大二枚；五六岁儿服如大麻子大二丸；七八岁儿服如小豆大二丸；十岁儿微大于小豆二丸，常以鸡鸣时服。如至日出时不下者，以热粥数合投之即下，药丸皆双出也。下利甚者，浓煎粥饮，候冷与之，即止。

小儿身体潮热，头目碎痛[②]，心神烦躁，小便赤，大便燥，此热极也，洗心散、调胃承气汤主之。

洗心散方

当归炒　芍药生用　甘草炙　荆芥　麻黄去节，炒　大黄以米

---

① 戴眼：中医证名。指病人眼睛上视，不能转动。

② 碎痛：如碎裂般的疼痛。

泔水浸一炊间①，漉出令干，漫火②炒熟，各四两　白术一两，炒

上为细末，每服二钱，以水一盏，入生姜一片，薄荷二叶，同煎至八分，放温，和滓服了，仰卧仍去枕，少时。如五脏壅实，煎四五钱匕。若要溏转，则热服。

调胃承气汤方

见前太阳证。

小儿头痛，发热，恶寒者，此伤寒证也，升麻汤主之。

升麻汤方

升麻　白芍药　炙甘草　干葛等分

上㕮咀，每服五钱，以水一盏半，煎至八分，去滓服。若大假寒即热服，热即温服，疮疹准此。

头痛发热，恶寒无汗者，升麻黄芩汤。

升麻黄芩汤方

升麻　葛根　黄芩　芍药各三钱　甘草炙，一钱半

上㕮咀，每服二钱，以水一盏，煎至六分，去滓，温服。若时行疮豆，出不快，烦躁不眠者，加木香一钱五分。

小儿寻常不可通，常服凉药，胃中冷，虫动，其证与惊相类，医者不能辨，往往复进凉药如脑、麝之类，遂发吐，胃虚而成慢惊者多矣。小儿须有热证，方可疏转，仍忌用丸子药利之。以大黄、川芎等㕮咀作汤液，以荡涤蕴热。盖丸子巴豆，只可攻食积耳。

又曰：小儿风热及伤寒、时气、疮疹发热，宜惺惺散③。

---

① 一炊间：指烧一顿饭的时间。

② 漫火：指小火。漫，平缓的。

③ 小儿风热……宜惺惺散：语出朱肱《类证活人书》卷第二十。

又曰：伤寒中风，头痛、憎寒、发热，肢节疼痛，恶寒鼻干，不得寐，兼治大人、小儿疮疹已发、未发，皆可服。兼治寒暄不时，人多疾疫，乍暖脱着乃暴热之，次忽变阴寒，身体疼痛，沉重如石者，升麻汤主之①。

又曰：治胃中客热，口舌咽中生疮，赤眼，目睑重不欲开，疮疹已发、未发，宜甘露饮子。

甘露饮子方

生地　熟地　天冬　麦冬　枇杷叶　枳壳　黄芩　石斛　山茵陈　炙甘草各等分

上为细末，每服二钱，以水一盏，煎至八分，去滓，食后临卧温服。

又曰：洗心散通治麸豆疮、时行瘟疫、狂语多渴者。

又曰：连翘饮子治一切小儿热。

又曰：解大人、小儿膈热，退壅盛，凉心经，四顺散。

又曰：治小儿伤寒，发热咳嗽，头面热，宜石膏麻黄汤②。

石膏麻黄汤方

石膏　芍药　甘草炙，各半两　麻黄去节，汤泡　黄芩各一两　桂心一分　杏仁十枚，去皮尖

上七味，为细末，每服二钱，水一盏，入生姜一片，煎至八分，温服。

庞氏曰：小儿伤寒，发热、自汗、多啼，宜葛根芍药汤。

葛根芍药汤方

葛根三分　芍药　甘草　黄芩　桂枝等分

---

① 伤寒中风……升麻汤主之：语出朱肱《类证活人书》卷第十六。

② 治胃中客热……石膏麻黄汤：语本朱肱《类证活人书》卷第二十。

上㕮咀，每服四钱，水一盏，煎至六分，去滓，温温相次①三服。热盛者，去桂枝，加升麻半两。无汗者，加麻黄一两。喘者，加杏仁半两。

又曰：小儿伤寒，结胸，其项强，眼翻弄舌，搐搦如发痫状，久则哽气，啼声不出，医多作惊风治之，其脉浮滑，或以指探心下，则痛而啼，宜半夏黄连瓜蒌汤，斟酌儿大小服，当出黄涎，便瘥。

半夏黄连瓜蒌汤方

即小陷胸汤，方在第二卷太阳证下。

又曰：小儿伤寒，始自壮热不除，被汤丸下后，其证一如前结胸状，但啼声不出，医又以惊风治之，多服朱砂、牛黄、巴豆之类，无验。此由误下后，毒气结于心胸，内热生涎，裹诸药不能宣行所致，宜服粉霜散。

粉霜散方

粉霜炒，一钱　轻粉炒，二钱　芫花米醋浸，搦干，瓦上炒，二钱半

上为末，暖浆水调，一岁半钱，病势大加服，取下黑黄涎犹包裹诸药，啼声一出即安。

又曰：小儿伤寒不解，发惊妄言，狂躁潮热，钩藤大黄汤。

钩藤大黄汤方

钩藤钩　当归　炙甘草　芍药炒，各半两　大黄三分

上㕮咀，每服三钱，水一盏，煎六分，温服，以利为度。如难利者，间茵陈丸服。此方不但伤寒，常时小儿伤食、作惊

① 相次：相继。

痫、不乳、壮热，皆可斟酌与服。

又曰：小儿伤寒，蒸起风热发痫，手足搐搦而不省，蛇皮汤。

蛇皮汤方

蛇蜕[①]一钱 麻黄 大黄 牡蛎 黄芩各四钱 寒水石 白石英 石膏 赤石脂 紫石英 滑石各八钱 人参 桂枝 龙齿各二钱 甘草三钱

上十五味㕮咀，每服四钱，以水一盏半，煎七分，去滓，温服。热多者，日三服。以竹沥一半代水，尤佳。

又曰：小儿伤寒，胃中有热，烦闷不食，日晚潮热，颊赤躁乱，或呕吐，芦根汤。

芦根汤方

生芦根 生茅根 赤茯苓 黄芩 麦门冬 炙甘草各一分 小麦二百粒 糯米二百粒 生姜半分

上㕮咀，以水三盏，煎二盏以下，分四服，立效。

又曰：小儿伤寒后，盗汗，体热，咽干，犀角黄芪汤。

犀角黄芪汤方

犀角 黄芪 人参 麦门冬 茯苓各半两 甘草一分

上㕮咀，每服二钱，以水一盏，煎至五分，温服[②]。

---

① 蜕：原作“退”，径改。

② 庞氏曰……温服：语本庞安常《伤寒总病论》卷第五“小儿伤寒证”。

总书目

医　　经

内经博议

内经精要

医经津渡

灵枢提要

素问提要

素灵微蕴

难经直解

内经评文灵枢

内经评文素问

内经素问校证

灵素节要浅注

素问灵枢类纂约注

清儒《内经》校记五种

勿听子俗解八十一难经

黄帝内经素问详注直讲全集

基础理论

运气商

运气易览

医学寻源

医学阶梯

医学辨正

病机纂要

脏腑性鉴

校注病机赋

内经运气病释

松菊堂医学溯源

脏腑证治图说人镜经

脏腑图书症治要言合璧

伤寒金匮

伤寒大白

伤寒分经

伤寒正宗

伤寒寻源

伤寒折衷

伤寒经注

伤寒指归

伤寒指掌

伤寒选录

伤寒绪论

伤寒源流

伤寒撮要

伤寒缵论

医宗承启

伤寒正医录

伤寒全生集

伤寒论证辨

伤寒论纲目

伤寒论直解

伤寒论类方

伤寒论特解
伤寒论集注（徐赤）
伤寒论集注（熊寿试）
伤寒微旨论
伤寒溯源集
伤寒启蒙集稿
伤寒尚论辨似
伤寒兼证析义
张卿子伤寒论
金匮要略正义
金匮要略直解
高注金匮要略
伤寒论大方图解
伤寒论辨证广注
伤寒活人指掌图
张仲景金匮要略
伤寒六书纂要辨疑
伤寒六经辨证治法
伤寒类书活人总括
订正仲景伤寒论释义
张仲景伤寒原文点精
伤寒活人指掌补注辨疑

诊　　法

脉微
玉函经
外诊法
舌鉴辨正
医学辑要
脉义简摩
脉诀汇辨
脉经直指
脉理正义
脉理存真
脉理宗经
脉镜须知
察病指南
崔真人脉诀
四诊脉鉴大全
删注脉诀规正
图注脉诀辨真
脉诀刊误集解
重订诊家直诀
人元脉影归指图说
脉诀指掌病式图说
脉学注释汇参证治

针灸推拿

针灸全生
针灸逢源
备急灸法
神灸经纶
推拿广意
传悟灵济录
小儿推拿秘诀
太乙神针心法
针灸素难要旨
杨敬斋针灸全书

本　　草

药鉴
药镜
本草汇
本草便
法古录
食品集
上医本草
山居本草
长沙药解
本经经释
本经疏证
本草分经
本草正义
本草汇笺
本草汇纂
本草发明
本草发挥
本草约言
本草求原
本草明览
本草详节
本草洞诠
本草真诠
本草通玄
本草集要
本草辑要
本草纂要
识病捷法
药性纂要
药品化义
药理近考
食物本草
见心斋药录
分类草药性
本经序疏要
本经续疏证
本草经解要
青囊药性赋
分部本草妙用
本草二十四品
本草经疏辑要
本草乘雅半偈
生草药性备要
芷园臆草题药
新刻食鉴本草
类经证治本草
神农本草经赞
神农本经会通
神农本经校注
药性分类主治
艺林汇考饮食篇
本草纲目易知录
汤液本草经雅正
新刊药性要略大全
淑景堂改订注释寒热温平药性赋

方　　书

医便

卫生编

袖珍方

仁术便览

古方汇精

圣济总录

众妙仙方

李氏医鉴

医方丛话

医方约说

医方便览

乾坤生意

悬袖便方

救急易方

程氏释方

集古良方

摄生总论

辨症良方

活人心法（朱权）

卫生家宝方

寿世简便集

医方大成论

医方考绳愆

鸡峰普济方

饲鹤亭集方

临症经验方

思济堂方书

济世碎金方

揣摩有得集

亟斋急应奇方

乾坤生意秘韫

简易普济良方

内外验方秘传

名方类证医书大全

新编南北经验医方大成

临证综合

医级

医悟

丹台玉案

玉机辨症

古今医诗

本草权度

弄丸心法

医林绳墨

医学碎金

医学粹精

医宗备要

医宗宝镜

医宗撮精

医经小学

医垒元戎

医家四要

证治要义

松厓医径

扁鹊心书

素仙简要

慎斋遗书

折肱漫录

丹溪心法附余

方氏脉症正宗
世医通变要法
医林绳墨大全
医林纂要探源
普济内外全书
医方一盘珠全集
医林口谱六法秘书

温　　病

伤暑论
温证指归
瘟疫发源
医寄伏阴论
温热论笺正
温热病指南集
寒瘟条辨摘要

内　　科

医镜
内科摘录
证因通考
解围元薮
燥气总论
医法征验录
医略十三篇
琅嬛青囊要
医林类证集要
林氏活人录汇编
罗太无口授三法
芷园素社痎疟论疏

女　　科

广生编
仁寿镜
树蕙编
女科指掌
女科撮要
广嗣全诀
广嗣要语
广嗣须知
宁坤秘籍
孕育玄机
妇科玉尺
妇科百辨
妇科良方
妇科备考
妇科宝案
妇科指归
求嗣指源
坤元是保
坤中之要
祈嗣真诠
种子心法
济阴近编
济阴宝筏
秘传女科
秘珍济阴
女科万金方
彤园妇人科
女科百效全书

叶氏女科证治

妇科秘兰全书

宋氏女科撮要

茅氏女科秘方

节斋公胎产医案

秘传内府经验女科

儿　　科

婴儿论

幼科折衷

幼科指归

全幼心鉴

保婴全方

保婴撮要

活幼口议

活幼心书

小儿病源方论

幼科医学指南

痘疹活幼心法

新刻幼科百效全书

补要袖珍小儿方论

儿科推拿摘要辨症指南

外　　科

大河外科

外科真诠

枕藏外科

外科明隐集

外科集验方

外证医案汇编

外科百效全书

外科活人定本

外科秘授著要

疮疡经验全书

外科心法真验指掌

片石居疡科治法辑要

伤　　科

伤科方书

接骨全书

跌打大全

全身骨图考正

眼　　科

目经大成

目科捷径

眼科启明

眼科要旨

眼科阐微

眼科集成

眼科纂要

银海指南

明目神验方

银海精微补

医理折衷目科

证治准绳眼科

鸿飞集论眼科

眼科开光易简秘本

眼科正宗原机启微

咽喉口齿

咽喉论

咽喉秘集

喉科心法

喉科杓指

喉科枕秘

喉科秘钥

咽喉经验秘传

养　　生

易筋经

山居四要

寿世新编

厚生训纂

修龄要指

香奁润色

养生四要

养生类纂

神仙服饵

尊生要旨

黄庭内景五脏六腑补泻图

医案医话医论

纪恩录

胃气论

北行日记

李翁医记

两都医案

医案梦记

医源经旨

沈氏医案

易氏医按

高氏医案

温氏医案

鲁峰医案

赖氏脉案

瞻山医案

旧德堂医案

医论三十篇

医学穷源集

吴门治验录

沈芊绿医案

诊余举隅录

得心集医案

程原仲医案

心太平轩医案

东皋草堂医案

冰壑老人医案

芷园臆草存案

陆氏三世医验

罗谦甫治验案

周慎斋医案稿

临证医案笔记

丁授堂先生医案

张梦庐先生医案

养性轩临证医案

养新堂医论读本

祝茹穹先生医印

谦益斋外科医案

太医局诸科程文格

古今医家经论汇编

莲斋医意立斋案疏

医　史

医学读书志

医学读书附志

综　合

元汇医镜

平法寓言

寿芝医略

杏苑生春

医林正印

医法青篇

医学五则

医学汇函

医学集成

医经允中

医钞类编

证治合参

宝命真诠

活人心法（刘以仁）

家藏蒙筌

心印绀珠经

雪潭居医约

嵩厓尊生书

医书汇参辑成

罗氏会约医镜

罗浩医书二种

景岳全书发挥

新刊医学集成

寿身小补家藏

胡文焕医书三种

铁如意轩医书四种

脉药联珠药性食物考

汉阳叶氏丛刻医集二种